医学院校护理实验教材

护理技能实验指导

主　编　郭永洪　石国凤　江智霞

副主编　刘志燕　曾芬莲　秦　莹

编　委（以姓名汉语拼音排序）

戴黎黎	贵州医科大学护理学院	秦　莹	贵阳护理职业学院
董　瑛	贵阳中医学院第二附属医院	石国凤	贵阳中医学院护理学院
付　蕾	贵州医科大学护理学院	田　晶	贵州医科大学护理学院
郭永洪	云南工商学院	王秀红	贵州医科大学护理学院
韩　樱	贵州医科大学护理学院	向　泉	贵阳护理职业学院
江智霞	遵义医学院护理学院	肖　霓	贵州医科大学护理学院
李　红	贵州医科大学护理学院	杨　英	贵州医科大学护理学院
李德婕	贵州省人民医院	原凌燕	遵义医学院护理学院
刘志燕	贵州医科大学护理学院	曾　丹	贵州医科大学护理学院
路　嘉	贵阳护理职业学院	曾芬莲	遵义医学院护理学院
陆　欣	贵阳护理职业学院	张仁莉	贵州医科大学护理学院
卢海霞	贵州医科大学护理学院	周谊霞	贵州医科大学护理学院
罗　晶	贵州医科大学护理学院	周治玉	贵州省人民医院

秘　书　王芸芸　贵州医科大学护理学院

北京大学医学出版社

HULI JINENG SHIYAN ZHIDAO

图书在版编目（CIP）数据

护理技能实验指导 / 郭永洪，石国凤，江智霞主编．
—北京：北京大学医学出版社，2017.1（2021.12 重印）
ISBN 978-7-5659-1511-6

Ⅰ．①护…　Ⅱ．①郭…②石…③江…　Ⅲ．①护理学　Ⅳ．① R47

中国版本图书馆 CIP 数据核字（2016）第 270203 号

护理技能实验指导

主　　编：郭永洪　石国凤　江智霞
出版发行：北京大学医学出版社
地　　址：（100191）北京市海淀区学院路 38 号　北京大学医学部院内
电　　话：发行部 010-82802230；图书邮购 010-82802495
网　　址：http://www.pumpress.com.cn
E - m a i l：booksale@bjmu.edu.cn
印　　刷：北京市荣盛彩色印刷有限公司
经　　销：新华书店
责任编辑：靳新强　　责任校对：金彤文　　责任印制：李　啸
开　　本：787 mm×1092 mm　1/16　印张：25.5　字数：644 千字
版　　次：2017 年 1 月第 1 版　2021 年 12 月第 5 次印刷
书　　号：ISBN 978-7-5659-1511-6
定　　价：52.00 元

前　言

本书内容为护理操作常用的 68 项技术实验指导，包括护士仪容礼仪、基础护理、专科护理三部分。供护理教师教学指导、考核及学生练习用。

本书的特点是将模拟情景动态教学应用于护理学技术操作中，采用基于问题解决的课程设计，以求达成培养学生岗位核心胜任力的目标。从护理学专业低年级学生开始，创设临床情景实验教学，采集临床案例，设置临床情景，采用模拟人，配合角色扮演或标准化病人实施情景动态实践教学。在护理学操作中培养学生人际沟通能力、评判性临床思维能力以及临床护理能力。基于问题解决的课程设计，首先设定实验教学课堂目标，也作为评价反馈的依据；根据目标进行分解细化，操作前准备包括情景设计、角色信息、标准化病人培训、医嘱、物品、视频采集等，接下来是详细的操作流程、基本的病情变化、处理措施、沟通交流的语言等，针对每一项操作配有相应的考核评分标准。教师可将操作过程结合评分标准，进行反馈性引导，以期学生能够持续改进护理能力。

在本书编写的过程中，各位编者积极努力、真诚合作。在此表示衷心感谢！由于编者水平和能力有限，本书难免会有疏漏之处。敬请各位教师、学生、读者及护理界同仁惠予指正，以使本书日趋完善。

郭永洪

2016 年 12 月

目　录

第一章 护士仪容、礼仪

项目1 护士的仪容、仪表、仪态

一、护士的仪容、仪表

护士端庄得体、简约清丽、恬淡优雅的形象不仅体现护士自身的独特气质和职业形象要求，也体现着护士爱岗敬业的精神，更是对服务对象的尊重。护士仪容仪表有其特殊的职业要求，是护士职业身份的良好展示。

（一）护士的仪容、仪表

护士仪容、仪表的修饰在于体现自然和谐，即仪容、仪表应充分体现个体的自然特征，体现与自身年龄、身份、职业及所处医疗环境等的和谐一致。通过仪容、仪表的修饰还可以在展示护士个人文化素养、审美素质和思想情操等职业美的同时带给患者心理上的美感，激发患者对美好生活的向往和追求。

1. 仪容基本要求

（1）面部 保持面部的清洁从洁面开始。洁面最佳时间为每天清晨起床后与下班进门之后。根据肤质不同选择洁面次数，干性皮肤一般一天两次，油性皮肤一天三次。洁面使用洁面乳后一定要彻底用清水冲洗干净，减少残留。洁面时，水温选择以接近体温为宜，洁面乳要选择适合自己肤质的，洁面小毛巾要专用，并定期消毒。洁面前要洗净双手，洁面时需要特别注意以下部位：脸颊、鼻翼及两侧、唇部、眼部、发际、下颌等，如涂抹了唇膏、眼影等需用卸妆液后再用洁面乳，脸颊及鼻翼两侧洁面时可用示指和中指指腹轻轻按摩。

（2）口腔 保持口腔清洁，注意牙齿保健，防止口臭牙垢。坚持用正确的方法每天早晚刷牙，餐后漱口；不吸烟、不喝浓茶以防牙齿变黄；不用牙签剔牙，尤其是当众剔牙。多吃蔬菜、水果及纤维素含量高的谷类食品。上岗前忌吃葱、蒜、韭菜之类刺激味较重的食物；每天晨起清洁口腔后空腹饮用淡盐水或温开水一杯，平时多用淡茶水或漱口液漱口。如有口臭应查明原因，治愈口臭。注意与人交往时保持一定距离，注意闭嘴呼吸，必要时用手掩口，避免呼出的不良气味影响他人。不可暴饮暴食，多吃清淡食物，戒烟限酒，必要时可以嚼口香糖或嚼几片茶叶来减少口腔异味。保持口唇滋润，多饮水，可以涂抹润唇膏或甘油，不可撕扯干裂的嘴唇。

（3）头发 头发不要有异味、头屑，要梳理顺畅，保持头皮健康清洁。养成周期性洗头的习惯，一般每周1～2次，油性头发宜2～3天洗一次。水温40℃左右，洗前洗后应将头发梳通理顺，选择适合自己发质的洗发液，用指腹按摩头皮及轻揉头发，洗后要彻底冲净避免洗发液残留。多食用对头发有营养作用的食物，如绿色蔬菜、豆类、薯类和海藻类等，去除不利于头发生长的因素，如饮用碳酸饮料、吸烟、暴晒、潮湿等。

在做好头发清洁护理的同时，注意自己的发型。女护士的规范发型应该是"前不及眉，后不及领，侧不掩耳"，即前面的头发刘海长度不可及眉，后面头发的长度不可触及衣领，侧面的头发不宜遮掩住耳朵；长发应盘起，梳理整齐，用黑色或蓝色网罩罩起，并用黑色发卡固定。男护士不宜留长发、留鬓角，后面头发不可过长，以不触及衬衫领口为宜。护士如果选择染发、烫发、选戴假发时，要力求自然、朴实，不可过于张扬。

（4）眼睛、耳、鼻　要及时清除眼睛的分泌物，不可用脏手揉搓眼睛，如患眼疾应自觉回避社交活动。如戴眼镜，应随时对其进行揩拭和清洗。不要忘了清洗耳、鼻部，保持耳、鼻清洁，及时清除耳垢和鼻腔分泌物，鼻毛不外露，必要时可修剪。不要随处吸鼻子、擤鼻涕、挖耳朵、挖鼻孔、挤鼻头等。

（5）身体及手部　身体不可有异味。夏天每天洗澡，冬天可每3～7天洗澡一次；如有腋臭应及时治疗处理，避免引起护理对象反感。工作时间最好避免使用香水，如必须用，最好选用淡淡的香水。

要随时洗净双手，尤其是指甲缝。要及时修剪指甲，不能留得过长或过度修饰，不可涂抹艳丽的指甲油或美甲装饰。不能当众修剪指甲。使用消毒液消毒手之后，可用清水冲后自然晾干，细心呵护双手，使用护手霜保持手的细腻、光滑和滋润无干裂。露出手臂时注意不可露出腋毛，必要时可使用脱毛膏。

2. 仪容的修饰

（1）日妆　以清新自然为宜，不可有过度上妆的痕迹，同时又能有掩饰不良肤色的作用，给人以亲切、靓丽、健康的感觉。打底可以施轻薄的粉底，眉毛修饰描画以浅咖啡或咖啡色为主，一般颜色应浅于头发的颜色。眼线可以适当描画，要纤细，切忌粗黑。眼影可以选择浅粉色系，切忌带荧光的或过重的金属色。腮红以浅粉色、桃红、浅桃红色为主，切忌深色。嘴唇可以涂抹润唇膏或唇彩，以接近肉色为主，如粉红色、橙色、豆沙色或透明唇膏，唇线描画自然为主，不可描画突出的唇线。此外如有黑眼圈或色斑可以使用遮瑕笔适当遮盖。

（2）晚妆　由于夜间灯光照射的原因，肤色看上去比较苍白，粉底可选暖色系，偏粉色，切忌偏黄颜色。

其他修饰：主要是提醒护士在任何时候都应养成良好的卫生习惯。

（二）护士的仪表

1. 面部表情　表情被人们称之为"世界语"，也就是说表情可以超越民族、文化、地域的界限，直观、真实、形象地反映人们的思想、情感，可以在全世界通用。护士纯洁的心灵、对患者的真诚态度都可以通过美好的表情和眼神传递给对方。微笑是护士最良好的表情。恰当场合的微笑可以显示出对他人的尊重、友好和关爱，也是护士良好教养和健康人格的展示。护士的微笑在于展现含蓄的美，微笑时双唇轻闭，牙齿含而不露，嘴角向上弯翘。眼神可以传递内心。护士不同的眼神给患者带来的信息感受是不同的。护士应通过发自内心的积极眼神，给患者传递关切、鼓励、信任的信息。

2. 护士服　护士服穿着时要求清洁、平整、无皱，庄重、大方、适体，无污渍、血渍；护士服上禁止粘贴胶布等；衣扣要扣齐，如有缺失要尽快钉上，不能用胶布、别针代替；衣服长短要适宜，传统的护士服以身长刚好过膝、袖长至手腕部为宜；腰部要用腰带调整，宽松适度；衣兜内忌乱塞鼓满；不外露内衣，不穿深色内衣，袖口保持清洁干净。长袖护士服一般配以长裤，短袖裙装护士服配以白色短裤或衬裙。平时要多备一套护士服，以便替换洗涤备急使用。护士服不可随意修改，更不能为了追求时尚加以修改。

护士进入工作场所，不能穿过分暴露不雅观的服饰，如露脐装、吊带装、超短裙、迷你裤、人字拖等，男护士注意不要穿背心、短裤等进入工作场所。

3. 护士帽　传统的护士帽有燕帽和筒帽，燕帽更是护士的职业象征。随着临床工作发展的需要，在临床工作场所护士帽更多被一次性医用帽取代。国内外部分医疗机构不再强制要求护士工作时戴燕帽，但燕帽作为护士的职业象征仍然被传承使用。

（1）戴燕帽　发型按护士规范发型要求。燕帽要洁净平整无皱折并能挺立，戴时高低适中，戴正戴稳，距发际4～5cm，用与帽子同色发卡固定于帽后，与整体装束统一和谐。

（2）戴筒帽　帽缘前达眉毛上缘，后遮发际，将头发全部包住，不戴头饰；帽缝封要放在脑后中间位置，帽子边缘要平整，帽形要端正饱满。

4. 护士袜　护士袜以白色或肉色为宜，无论穿裤装还是裙装，袜口不宜露在裤脚或裙摆外，穿裙装配短裤或衬裙时最好穿裤袜。

5. 护士鞋　护士鞋应以白色或乳白色低跟、软底防滑、大小合适，以舒适透气的真皮或布面为宜。护士鞋便于护士行走，不会发出大的声响，既使行走保持速度，又可以使脚部感觉舒适、减轻护士工作疲劳。护士鞋应保持洁白干净，并得到经常刷洗，有破损及时更换。穿着护士鞋时注意不可踩踏鞋帮后缘。穿着有搭扣的护士鞋要将搭扣扣好。

6. 口罩、胸卡的佩戴

（1）戴口罩　戴口罩时，口罩应完全遮盖口鼻，口罩的位置和松紧高低要适宜：口罩上侧边缘应戴至鼻翼上一寸，四周无空隙，吸气时以口罩内形成负压为适宜松紧，达到有效防护。如非一次性口罩应每天清洗更换，或有污染即更换，保持洁净，确保能够起到防护作用。一般情况下与人交谈要注意把口罩摘下，长时间戴着口罩与人讲话会让人觉得不礼貌。

（2）佩戴胸卡　胸卡是向人表明自己身份的标志，便于传递信息、接受监督。佩戴时要求正面向外，别在胸前，胸卡表面要保持干净，避免药液水渍沾染。胸卡上不可吊坠或粘贴其他物品。

7. 饰品　护士上岗时不宜佩戴手饰及耳饰等，包括戒指、指环、手链、手镯、耳环、耳坠、耳钉等；佩戴这些饰品不仅影响护士端庄典雅的职业形象，还会妨碍工作，会划伤患者、划破手套、脱落污染、不便于手的清洁消毒、成为医院内交叉感染的媒介。如需使用发饰有效固定头发，发卡、头花、网套等应采用与头发同色系，以素雅、大方为主色调，避免鲜艳、夸张的发饰，以免破坏整体装束的和谐，给患者带来不良刺激。

二、护士的仪态

护士良好的姿态、仪态是护士内在文化底蕴外化的表现。亭亭玉立或阳刚英武的站姿展示出护士的挺拔俊秀和潇洒干练，稳重端庄的坐姿显示出护士娴静谦虚的良好教养，轻盈机敏的步态走出护士流动的美，文雅美观的蹲姿显示出护士良好的职业素养，专业的工作体态呈现出护士精专的职业能力。

（一）站姿

1. 良好的站姿　良好的站姿以挺、直、高、稳为要领。

挺：头正颈直、双目平视、口唇微闭、下颌微收、面带微笑或面容平和、自然，双肩外展放松，两臂自然下垂，掌心向内，双手自然垂于身体两侧，或两手叠握于中腹部，叠握时以右手轻握左手4指，双手拇指自然弯曲向内；也可一臂垂于体侧衣缝、裤缝处，一臂置于侧腹。挺胸、收腹、提臀、立腰。

直：脊柱要挺直、尽量与地面垂直，双腿直立夹紧，膝部及双脚靠近。

高：站立时昂首提气，仿佛头部被一根绳索往高处牵引，颈部肌肉适度紧张，臀部肌肉用力收缩，适当提髋向上，给人以挺拔俊秀、婷婷玉立的感觉。

稳：站立时全身的重心置于双足后跟。双足并拢或"丁"字形（足跟靠紧，足尖分开呈90°）站立，也可采用"V"字形（足跟靠紧，足尖分开呈45°～60°）或"半V"字形（一足的足后跟紧靠另一足内侧中点，两足所呈角度为45°～60°）站立。如站立时间较长时，可以一腿支撑，另一腿稍放松，保持自然得体随和。女护士的站姿可采用上述姿势进行任意组合。

2. 男护士站姿　男护士在站立时可采用双脚平行，与肩同宽；上身直挺，头端颈直；双手垂于体侧裤缝处或相握于后腰或垂于下腹；也可两脚呈"V"字形。从正面看，头顶、肚脐、足跟成一条线，从侧面看，耳、肩、膝、足跟成一条线。

3. 站姿禁忌　忌身体不端正，如歪腰、耸肩等；忌表现太随意，如身体倚靠门、墙，手插衣兜或裤兜里等；忌双脚随意动，如把脚从鞋中"释放"出来等；忌双脚叉开或弯曲；忌不雅小动作，如咬唇，咬指甲等。

（二）坐姿

1. 良好的坐姿　护士工作时的坐姿要端正，所谓"坐如钟"就是指人坐姿时躯干端正，让人感到稳重舒适。护士不仅要注意坐姿，还要顾及入座和离座时的姿态，避免出现令人尴尬的场面。

入座时走到座位前方，距身后的椅子越半步距离，一腿向后撤，用腿部感觉座位的远近后，再轻稳坐下；入座时用双手抚平护士服裙摆，随后坐下，显得端庄娴雅；入座及调整坐姿过程中都要不慌不忙，悄无声息，体现出自身良好的修养。

坐定后一般只坐椅子前1/2～2/3的椅面，谈话时面向谈话对象，目光注视对方；要做到立腰、挺胸、上身正直、双肩平正放松，两手自然放在双膝部或椅子扶手上，或两手轻握置于两大腿之上端中部；坐姿时双膝并拢，小腿稍后收，双脚呈"V"形或半"V"形或"Ⅱ"形。也可采用双脚同时后收半步，双脚尖同时点地或一脚平放一脚尖点地，或两脚交叉放置，双膝并拢。

离座与入座一样需注意轻盈、稳健无声，注意使身体保持平衡、自然，可以一脚先向后方收半步，然后平稳站起再离座。切不可突然跳起，惊吓到他人，或慌慌张张发出声响、丢三落四离座又返回。如在正式场合入座，要坚持"左进左出"。

2. 男护士坐姿　男护士坐姿强调动作的潇洒、大方、洒脱、刚毅，也可略随意，双膝、双腿可略分开，显示出男士的阳刚之美。

3. 坐姿禁忌　忌半躺半坐，前倾后仰，左顾右盼；忌将两腿伸直翘起或过于分开，跷二郎腿并抖动；忌用腿钩住椅子或将腿放在桌子、椅子扶手上或随意脱鞋；忌将手放在大腿中间或垫在大腿下；忌脚尖冲着他人，不停抖动等。

（三）行姿

1. 良好的行姿　护士每天在病房巡视、给患者实施治疗、护理时都离不开行走，正确优美的行姿，不仅给人以干练、愉悦的感受，而且能节省体力。护士在行走时要精神饱满、头正肩平，双目平视，挺胸收腹，脚尖向前，脚跟先着地，迅速过渡到脚掌；膝关节放松、柔和、步伐正直，行走轨迹应呈直线，脚步不拖沓，不发出声响；双臂自然摆动，幅度以30°～35°角为宜。男子的步伐应有力、潇洒、雄健，展现英武阳刚之美。如遇抢救患者、处理急诊等时，可轻盈加快步伐，切忌慌乱奔跑。

2. 行姿禁忌　忌行走时左右晃动；身体重心不稳，弯腰驼背，步履拖沓，瞻前顾后；内、外八字脚；忌在病房重步而行或慌张急迫或与他人打闹嬉戏。

（四）蹲姿

1. 良好的蹲姿　下蹲时应注意文雅美观，体现对他人的尊重。下蹲时，两腿合力支撑身体，避免滑倒，应使头、胸、膝关节在一个角度上，使蹲姿优美。护士做操作下蹲时，应注意掌握左脚在前、右脚稍后、双脚靠紧、臀部向下的蹲姿要领。俯身拾物时，应走近物品，一脚后退半步，屈膝下蹲，左手扶住衣裙下摆，右手拾物，保持美观省力，显得自然、得体、大方，不遮遮掩掩。

2. 蹲姿禁忌　忌突然下蹲；下蹲时注意内衣"不可以露，不可以透"；忌离人过近，以防彼此"迎头相撞"或发生其他误会；忌方位失当，如正对或背对患者；忌毫无遮掩，特别是防止大腿叉开。采用蹲姿时切忌转身或弯腰撅臀。

（五）护士工作体态

护士除应注意基本体态的自然优美以外，在工作中也应注意体态的优美和安全。力求各项操作动作完美，遵循力学原理，符合规范要求，在解决好患者舒适问题的同时，尽量将自己的身体、动作调整到最佳位置，维持和掌握好身体平衡。

1. 推车体态　推治疗车、轮椅及平车时，应注意双手握好车把，身体正直；行进时面带微笑，用力适宜，动作协调一致；如推车在走廊遇到对面有患者时应先将车推至一侧，请患者先行；进出病房时，切勿用车撞门；不可一手拽着车把或一手随意推车走等。

2. 端盘体态　端治疗盘时身体应保持正直，面带微笑，按良好站姿基本要领要求；护士双手端托住治疗盘底缘中 1/3 处，拇指在盘边缘，不能跨入盘中，其他四指自然分开，托住盘底。靠近身体一侧的盘内缘距躯干 3～5cm，不可紧靠身体；上臂轻靠躯干，与前臂呈 90°角；进出房门时可用肩部或肘部轻轻将门推开或关闭，忌用脚踢开门或关门；在行进过程中遇到患者或同事要适当配合点头礼、注目礼等。

3. 持文件夹　持文件夹（病历夹）时在良好的站姿、稳健的行姿基础上要求。可以一手臂自然垂于身体一侧，一手持文件夹，使其下端在髂嵴上方，文件夹面与身体长轴呈 45°角。也可一手握文件夹于侧腰，另一手臂垂于身体一侧；或者握文件夹前臂与上臂呈 90°角，将文件夹置于侧胸，另一手臂垂于身体一侧。

4. 搬、拿椅子　护士走到椅子旁边，取右侧前位，面向椅背，以右手握住椅背下缘中段，左手扶住椅背上缘，四指并拢，拇指在内侧，向上提起椅子。搬、拿、放下动作要轻，注意节力、避免发出声响。

5. 手势的应用　护士工作中常会通过手势来传递信息，手势可以起到直接的引导和指示作用，优美正确的手势还展现出护士的动态美。应用手势引导或指示时五指需并拢微曲，腕关节伸直，手掌和前臂保持在一个平面上；动作时肘关节弯曲呈 140°，掌心向斜上方与地面呈 45°角；手臂摆动动作范围上不过肩，下不过腰际；切忌用手指和笔等尖锐物品指向别人或为他人指示方位。

三、护士仪容、仪表、仪态考核评分标准

护士仪容、仪表、仪态考核评分标准见表 1-1。

表 1-1 护士仪容、仪表、仪态考核评分标准

序号	操作要点	操作技术标准	标准分	评分
1	仪容要求（10分）	精神饱满，面带笑容，画淡妆	2	
		不留指甲，不涂指甲，头发不披肩	3	
		不戴有色眼镜、手镯、戒指、耳环	5	
2	仪表要求（20分）	工作服、帽、鞋、袜规范、整洁、无污渍，整体统一（白色护士鞋、肉色袜、燕尾帽）	8	
		工作服得体平直，不能以胶布、别针代替纽扣	4	
		自己的衣裙不露出于工作服外	3	
		正确配戴服务标志（胸）牌	5	
3	仪态要求（70分）	规范站姿：头正颈直，两眼平视，下颌微收，收腹挺胸，两臂自然下垂，右手握住左手四指，两腿直立，重心上提，双脚并拢或呈"丁"字形、"V"字形或"半V"字形站立	10	
		坐姿：入座时，要轻要稳，自然转身，右脚后撤半步，双手扶裙，坐下双手掌心左下右上重叠放于左侧大腿1/3处，躯干与大腿呈90°角，双脚平放于地面，足尖向前，双眼平视，挺胸抬头，自然大方坐在椅子上，应至少坐满椅子的1/2 ~ 2/3	10	
		行姿：行走时，双眼平视前方，收腹挺胸，双臂自然摆动，精神饱满、头正肩平、双目平视，挺胸收腹，脚尖向前，脚跟先着地，膝关节放松、步伐正直，双腿在一条直线上行走，脚步不拖沓，不发出声响；双臂自然摆动，幅度以30° ~ 35°角为宜	10	
		拾物姿：走近物品，一脚后退半步，屈膝下蹲，左手扶住衣裙下摆，右手拾物，保持美观省力，重心平稳	10	
		推车姿：双手扶住车沿把手两侧，躯干略向前倾，进病房时先停车，用手轻轻推开门，再把车推至患者床前	10	
		端盘姿：取自然站立姿态，双手端托住治疗盘底缘中1/3处，拇指在盘边缘，不能跨入盘中，其他四指自然分开，托住盘底。靠近身体一侧的盘内缘距躯干3 ~ 5cm，不可紧靠身体；上臂轻靠躯干，与前臂呈90°角	10	
		持病历夹姿：一手臂自然垂于身体一侧，一手持文件夹，使其下端在髂嵴上方，文件夹面与身体长轴呈45°角。也可一手握文件夹于侧腰，另一手臂垂于身体一侧；或者握文件夹前臂与上臂呈90°角，将文件夹置于侧胸，另一手臂垂于身体一侧	10	
	成绩		100	

（王秀红）

6

项目 2 护理服务的礼仪规范

一、教学目标

1. 掌握护理操作中的礼仪规范。
2. 学会医院护理服务礼仪。

二、实验目的

在护理实践中能够正确运用护理服务的礼仪规范，展示良好的职业形象。

三、实验内容

（一）护理操作中的礼仪规范

1. 操作前的礼仪　护士进入病房要轻声敲门后再进入，并随手关门。进入病房后，亲切礼貌地向患者问好，适当询问患者的病情、心情等，用通俗礼貌的语言解释本次操作的目的、需要患者所做的准备、操作过程中有可能出现的感觉等，以减少患者对操作的恐惧感，取得患者的合作。

2. 操作中的礼仪　在操作过程中，如涉及患者的隐私，护士应适时遮挡并注意保暖，及时与患者沟通，询问患者的感受，对待患者的态度要和蔼、真诚、通过言谈、表情和体态语言来显示对患者由衷的关心。

3. 操作后的礼仪　操作结束后，及时嘱咐、安慰、询问患者，了解患者的感受及操作效果，交代相关的注意事项。尽快安置好患者的体位，对于造成患者痛苦的操作，给予及时的安慰。对患者的合作，护士应诚恳地表达谢意。

（二）护士服务礼仪规范

1. 接待患者入病区时　病区负责接待的护士应执行"3S"程序：即起身相迎（stand up），面带微笑（smile），目视对方（see）；在自我介绍的基础上做到"五个一"：递上"一杯水"，讲上"一句暖心语"，递上"一张椅"，呈上"一张住院规则"，介绍"一套入院须知"（包括病区环境介绍、医院制度介绍、主治医生介绍、同室病友介绍等），尽快消除患者的陌生感，增加其归属感。

2. 引领患者行走时　请患者靠右侧或内侧行走，护士在患者左前方，随时关顾患者，不可左顾右盼，步速与患者保持一致，遇到拐弯或台阶时要放慢脚步示意；下台阶或过往光滑地面时，应对患者予以助臂。护士路遇患者时，靠右边行，向患者行点头礼；遇到患者轮椅从背后过来时，停步，向旁边退半步让路。

3. 回答患者问题时　要耐心倾听，耐心回答，交谈时与患者保持合适距离（60～120cm）；保持目光接触；最好是与患者的视线在同一高度，这样可以体现护士对患者的尊重以及护患之间的平等。

4. 护士巡视病房时　护士每天清晨交接班时对患者进行晨间问好，晚熄灯时道晚安；

巡视病房时主动询问患者有何事需要帮助。

5．给患者递送物品时　如递送检查单、病历等纸类物品时，护士应上身前倾，将文字正对着患者，手举的高度在肩膀和腰部之间；若需患者签字，应把笔套打开，笔尖对着自己，然后以右手递给患者。

6．陪同患者乘电梯时　以保证患者安全为原则。乘无人管理电梯时，应先进电梯，手压开关，不使梯门关闭，另一只手引导患者进入电梯；下电梯时应手压开关，让患者先下；如乘有人管理电梯，应让患者先出入电梯。

7．患者出现不礼貌行为时　护士须保持冷静和克制的态度，不与患者发生冲突。如自身有过错，应先主动道歉；如患者发脾气，待其平静后再做婉言解释；如遇患者举止轻浮，甚至动手动脚，护士态度要严肃，并迅速回避，如果情节严重，应马上向上级报告。无论何种情况，都不能与患者争吵或对骂。

8．送别患者出院时　对于即将出院的患者，护士要表示祝贺并感谢患者对自己工作的支持；征求患者对护理工作的意见和建议；耐心指导出院后的家庭服药、饮食起居、健康锻炼以及复查、咨询、随访等；热情送患者到病区门口或电梯门口，嘱咐患者多保重，并向患者道别。道别时一般不说"再见"，可以用"记得按时复诊"等代替。

四、护理服务礼仪考核评分标准

护理服务礼仪考核评分标准见表 2-1。

表 2-1 护理服务礼仪考核评分标准

序号	操作要点	操作技术标准	标准分	评分
1	操作前的礼仪（9分）	①进入病房要轻声敲门后再进入，并随手关门 ②亲切礼貌地向患者问好，适当询问患者的病情、心情等 ③用通俗礼貌的语言解释本次操作的目的、需要患者的准备、操作过程中有可能出现的感觉等，取得患者的合作	3 3 3	
2	操作中的礼仪（10分）	①涉及患者隐私时应适时遮挡并注意保暖 ②及时与患者沟通，询问患者的感受 ③对待患者的态度要和蔼、真诚、表达对患者由衷的关心	3 4 3	
3	操作后的礼仪（9分）	①操作结束后，及时嘱咐、安慰、询问患者，了解患者的感受及操作效果 ②交代相关的注意事项。尽快安置好患者的体位，安慰患者 ③对患者的合作，诚恳地表达谢意	3 3 3	
4	接待患者入病区时（10分）	①病区负责接待执行"3S"程序：即起身相迎（stand up），面带微笑（smile），目视对方（see） ②自我介绍的基础上做到"五个一"：递上"一杯水"，讲上"一句暖心语"，递上"一张椅"，呈上"一张住院规则"，介绍"一套入院须知"（包括病区环境介绍、医院制度介绍、主治医生介绍、同室病友介绍等）	5 5	
5	引领患者行走时（12分）	①请患者靠右侧或内侧行走，护士在患者左前方，步速与患者保持一致，遇到拐弯或台阶时要放慢脚步示意 ②下台阶或过往光滑地面时，应对患者予以助臂 ③护士路遇患者时，靠右边行，向患者行点头礼 ④遇到患者轮椅从背后过来时，停步，向旁边退半步让路	3 3 3 3	
6	回答患者问题时（10分）	①耐心倾听，耐心回答，交谈时与患者保持合适距离（60～120cm） ②保持目光接触；最好是与患者的视线在同一高度	5 5	
7	护士巡视病房时（10分）	①每天清晨交接班时对患者进行晨间问好，晚熄灯时道晚安 ②巡视病房时主动询问患者有何需要帮助	5 5	
8	给患者递送物品时（6分）	①递送检查单、病历等纸类物品时，上身前倾，将文字正对着患者，手举的高度在肩膀和腰部之间 ②需患者签字，把笔套打开，笔尖对着自己，然后以右手递给患者	3 3	
9	陪同患者乘电梯时（6分）	以保证患者安全为原则 ①乘无人管理电梯时，先进电梯，手压开关，不使梯门关闭，另一只手引导患者进入电梯 ②下电梯时应手压开关，让患者先下；如乘有人管理电梯，应让患者先出入电梯	3 3	

序号	操作要点	操作技术标准	标准分	评分
10	患者出现不礼貌行为时（9分）	①如自身有过错，应先主动道歉	3	
		②如患者发脾气，待其平静后再做婉言解释	3	
		③如遇患者举止轻浮，甚至动手动脚，护士态度要严肃，并迅速回避，如果情节严重，应马上向上级报告。无论何种情况，都不能与患者争吵或对骂	3	
11	送别患者出院时（9分）	①即将出院的患者，护士要表示祝贺并感谢患者对自己工作的支持，征求患者对护理工作的意见和建议	3	
		②耐心指导出院后的家庭服药、饮食起居、健康锻炼以及复查、咨询、随访等	3	
		③热情送患者到病区门口或电梯门口，嘱咐患者多保重，并向患者道别。道别时不说"再见"	3	
成绩			100	

（张仁莉）

第二章　基础护理

项目 3　患者出入院护理技术

一、教学目标

1．正确说出患者出入院护理工作内容。
2．正确说出分级护理的适用对象及护理要点。
3．正确对患者进行健康教育。

二、实验目的

1．协助患者尽快熟悉环境，消除紧张不安等不良情绪。
2．满足患者的各种合理需求，调动患者配合治疗和护理的积极性。
3．做好健康教育，满足患者对疾病信息的需求。

三、模拟情景

（一）案例

张女士，72岁，主诉"患2型糖尿病8年，近期出现左侧肢体活动不便，眼睛视物模糊"，门诊医生诊查后，建议并签发住院证。患者于2016年8月8日上午9时入院入住内分泌科。入院后经胰岛素治疗、改善微循环并配合饮食疗法10天后，病情有所好转，医嘱：2016年8月18日上午10时出院。

（二）环境准备

1．**病房情景布置**　内科病房、病床单元、设备带、窗帘或屏风、操作台、摄影设备。
2．**角色信息**
（1）护士（扮演者：教师/学生）　通过与"患者"沟通、评估、决策，执行医嘱。
（2）患者　1名教师或学生模拟患者（标准化），根据"护士"完成任务情况推进剧情，实现情景变化。
3．**标准化患者训练**　围绕案例的内容，并注意患者的情感变化。
（1）模拟患者左侧肢体活动不便。
（2）模拟患者视物不清。
4．**入院准备**
（1）病室　暂空床、设备带、窗帘或屏风、必要时备轮椅或平车。

（2）另备住院病历及有关护理表格、生命体征测量用物、血糖测量用物、手消毒液。

四、操作步骤

（有条件者拍摄操作过程。）

▲入院护理

（一）评估

内容：患者的年龄、病情、临床诊断、意识状态、心理状况、理解配合能力。

1. 护士衣帽整洁，洗手。

2. 迎接新患者

护士："您好，我是您的责任护士王某某，能告诉我您的名字吗？"

患者："我是张某某。"

护士："您好，张女士，您现在感觉怎样？医生判断可能是糖尿病并发症，需要您入院观察，根据您的情况进行后续治疗。让我扶您到您的床位好吗？需要我用轮椅推您到房间吗？不需要是吧？那我们慢慢地走过去。这里是医生办公室，您的责任医生是李某某。"

患者："哦，是李医生？"

护士："是的。来，我们慢慢走！病房到了，这是您的床位，我扶您上去。"

患者："谢谢！"

护士："不用谢！一会儿我给您做个评估和检查，请您稍等，我去准备用物。"

（二）实施操作

1. 携用物至患者床旁。

2. 有效核对患者床号姓名，协助患者佩戴腕带标识，向患者及家属介绍同室病友。

3. 为患者进行入院护理评估　测量患者的体温、脉搏、呼吸、血压、体重，并作好记录。

4. 为患者测量血糖值。

护士："张女士，我现在为您测量血糖值，需要在您的无名指上扎一针，可能会有些不适，请您配合我一下好吗？请您把手给我。"

患者："好的。"

护士："您做得很好，谢谢您的配合！"

5. 通知管床医生前来诊查患者，必要时协助体检或治疗。

6. 填写住院病历和相关表格，用蓝（黑）色墨水笔逐页填写住院病历眉栏及各种表格，用红色墨水笔在体温单40～42℃之间相应时间栏内，纵向填写入院时间。

7. 介绍环境及相关制度。

8. 根据患者入院护理评估单内容对患者进行评估。

护士："张女士，您好，您现在感觉怎么样？现在我需要咨询一些您目前的情况。您能配合一下吗？如果在这个过程中您有不舒服的时候一定要告诉我，我们就休息一下好吗？"

患者："嗯，好的。"

张某某同意并配合护士回答问题。

9. 根据医嘱执行各项治疗及护理措施，通知营养室准备膳食，对患者实施整体护理。

10. 护士洗手。

▲出院护理

（一）评估

内容：患者身体恢复状况。

1. 护士衣帽整洁。

2. 接到医嘱，打印执行单，两人共同核对无误。

3. 携带执行单至床旁。

（二）实施操作

1. 出院前的护理

（1）提前通知患者及家属。

（2）健康教育。

护士："张女士，您在饮食上注意要多样化，少食多餐，一日至少三餐，选择低糖、高蛋白、高纤维食物。糖果、糕点等含糖量偏高的食物不能吃，可以吃点紫薯、南瓜；选择鸡肉、鱼肉、虾肉等高蛋白食物；每餐都要有蔬菜，饭后可以吃点橙子、火龙果等水果。适量做些舒缓的运动，比如打太极拳，玩健身球等。"

（3）征求患者及家属对医疗和护理等各项工作的意见和建议。

2. 出院当日的护理

（1）执行出院医嘱：停止一切医嘱，遵医嘱注销各种卡片及治疗单，填写出院患者登记本，撤去诊断卡及床头（尾）卡。指导患者或家属办理出院手续，出院后需继续服药的患者，护士将药物交给患者或家属带回，并指导用药方法及注意事项。用红色墨水笔在体温单40～42℃之间相应时间栏内，纵向填写出院时间。

（2）协助患者解除腕带标识，整理用物，归还患者寄存的物品，收回住院期间借用的物品并消毒处理。根据患者病情选择适宜的方式护送患者至电梯口、病区门外或医院门口。

护士："张女士，您路上注意安全，记得按时吃药和打胰岛素，祝您早日康复！"

患者："谢谢您的精心护理和美好的祝福，再见！"

3. 出院后的护理

（1）护士按有关要求整理好出院病案后交病案室保存。

（2）撤去污被服，送洗衣房，洗衣房根据病种进行清洗和消毒；用紫外线灯消毒床垫、床褥、棉胎、枕芯；用消毒液擦拭病床、床旁桌椅与地面；消毒液浸泡非一次性面盆、痰杯、便盆等，一次性用物集中销毁。

（3）病室空气消毒后开窗通风，铺好备用床，准备迎接新患者。

（4）护士洗手。

五、操作流程

（一）入院护理

准备床单位 ⟶ 入院介绍 ⟶ 身体评估 ⟶ 通知医生 ⟶ 填写住院病历和相关护理表格 ⟶ 介绍与指导 ⟶ 入院护理评估 ⟶ 根据医嘱提供护理。

（二）出院护理

通知患者及家属 ⟶ 出院指导 ⟶ 征求意见 ⟶ 执行出院医嘱 ⟶ 填写出院评估单 ⟶ 护送患者出院 ⟶ 整理出院病案 ⟶ 用物终末处理 ⟶ 病室终末处理。

六、评价

1．接待患者热情。患者出入院程序清楚。患者感觉舒适、安全。
2．护患沟通有效。患者能理解和执行医院相关作息时间和规章制度。
3．床单位安置得当，急救物品准备齐全、迅速。
4．出院指导正确合理。患者能按时接受治疗或定期复查。

七、注意事项

1．根据患者病情选用轮椅、平车或步行护送患者出院。
2．与患者沟通时尽量使用通俗易懂的语言，加强护患沟通效果。
3．住院病历及各种护理表格的填写应符合记录要求，认真规范。

八、健康教育

1．向患者及家属讲解预防疾病并发症的重要性。
2．向患者及家属讲解保持良好生活习惯的重要性。

九、引导性反馈

见附录一。

十、患者出入院护理技术考核评分标准

患者出入院护理技术考核评分标准见表 3-1。

表 3-1 患者出入院护理技术考核评分标准

序号	操作要点	操作技术标准	标准分	评分
1	素质要求 （4分）	护士衣帽整洁，仪表端庄	4	
2	评估患者 （4分）	①有效核对患者床号姓名 ②评估患者的病情、心理状态及合作程度	2 2	
3	洗手（2分）	洗手	2	
2	入院护理			
	操作前准备 （10分）	用物准备 病室：暂空床、设备带、床帘或屏风、必要时备轮椅或平车 另备住院病历及有关护理表格、生命体征测量用物、手消毒液	6 4	
	迎接患者 （2分）	介绍自己并协助患者至病床	2	
	核对患者 （4分）	有效核对患者床号姓名、协助患者佩戴腕带标识，问候解释、向患者及家属介绍同室病友	4	
	身体评估 （4分）	测量患者的体温、脉搏、呼吸、血压、体重，及时记录在体温单上	4	
	通知医生 （2分）	通知管床医生前来诊查患者，必要时协助体检或治疗	2	
	填写表格 （3分）	蓝（黑）色墨水笔填写住院病历眉栏及各种表格，用红色墨水笔在体温单40～42℃之间相应时间栏内纵向填写入院时间	3	
	介绍与指导 （5分）	向患者及家属介绍病区环境、作息时间及医院相关制度，床单位及相关设备的使用方法	5	
	入院护理评估 （3分）	根据患者入院护理评估单内容对患者进行评估	3	
	执行医嘱 （3分）	根据医嘱执行各项治疗及护理措施，通知营养室准备膳食，对患者实施整体护理	3	
	洗手（3分）	洗手	3	
	记录（3分）	口述：询问患者感受及舒适度	3	
3	出院护理			
	核对患者 （4分）	有效核对患者床号姓名	4	
	通知患者及家属 （3分）	提前通知患者及家属出院日期，并协助患者做好出院准备	3	
	评估患者身心需要（4分）	评估患者身体恢复状况，针对患者的康复情况给予适当的健康教育	4	
	征求意见 （3分）	征求患者及家属对医疗和护理等各项工作的意见建议	3	

序号	操作要点	操作技术标准	标准分	评分
	执行出院医嘱（4分）	终止各种治疗和护理，作好出院登记	4	
	填写有关表格（3分）	按照护理程序的步骤，在体温单40～42℃之间相应时间栏内纵向填写出院时间	3	
	护送患者出院（4分）	协助患者解除腕带标识，整理用物，护送患者离开医院	4	
	整理出院病案（3分）	护士按有关要求整理好出院病案后交病案室保存	3	
	用物终末处理（2分）	对患者使用过的床单位及用物进行终末处理	2	
	病室终末处理（2分）	消毒病室空气，铺好备用床，准备迎接新患者	2	
	洗手（3分）	洗手	3	
	记录（3分）	口述：询问患者感受及舒适度	3	
4	总体评价（10分）	正确指导患者 操作规范，熟练有序 沟通合理有效 操作中体现出对患者的人文关怀 时间：10min，超时酌情扣分	2 3 2 3	
成绩			100	

（向　泉）

16

项目 4 轴线翻身法技术

一、教学目标

1．正确判断患者病情与皮肤情况，并进行相应处理。
2．能复述轴线翻身的目的和注意事项。
3．能够熟练完成轴线翻身操作。
4．恰当运用护患沟通技巧，在操作中体会和尊重患者的感受。

二、实验目的

1．满足颅骨牵引、脊柱损伤、脊柱及髋关节术后患者治疗和护理的需要。
2．避免脊柱再损伤和髋关节脱位。
3．预防压疮等并发症，促使患者舒适。

三、模拟情景

（一）案例

鲁先生，49岁。主诉：摔伤致颈部疼痛伴双上肢麻木，活动受限2天。入院体格检查：神志清楚，颈椎活动稍受限，双上肢各关节活动尚受限伴肌张力减弱，左侧肱二头肌、肱三头肌肌力2级，左侧腕屈伸肌、指屈伸肌肌力1级；右侧肱二头肌、肱三头肌肌力3级，右侧腕屈伸肌、指屈伸肌肌力2级。外院颈椎MRI示颈3～6椎管狭窄。医疗诊断为"颈椎过伸性损伤"，嘱患者卧床休息并定时轴线翻身。

（二）环境准备

1．病房情景布置 外科病房、病床单元、床帘或屏风。
2．角色信息
（1）护士（扮演者：教师/学生） 通过与"患者"沟通、评估、决策，执行医嘱。
（2）患者 1名教师或学生模拟患者（标准化），卧于病床，回应"护士"，根据"护士"完成任务情况推进剧情，实现情景变化。
3．标准化患者训练 围绕案例的内容，并注意患者的感情。
（1）模拟颈椎损伤患者活动受限、肌力减弱等无助表情。
（2）模拟患者移动翻身时担心害怕、缺乏安全感。
4．医嘱 定时轴线翻身。
5．用物准备 软枕3个，医嘱单、医嘱执行单。

四、操作步骤

（有条件者拍摄操作过程。）

（一）评估

内容：患者年龄、体重、意识状态、生命体征、损伤局部情况、四肢肌力情况、临床诊断、理解配合能力。

1. 护士衣帽整洁，洗手，戴口罩。

2. 接到医嘱，打印执行单，两人共同核对无误。

3. 携带执行单至床旁。

护士："您好，我是您的责任护士曾某某，能告诉我您的名字吗？"

患者："我叫鲁某某。"

护士："您好，鲁先生，您现在感觉怎么样？颈部还疼痛、双手还是无力是吧，医生已经来检查过，了解了您的病情，会做进一步的处理，您现在需要卧床休息，由于您活动受限，在此期间我们会每两小时协助您翻身一次，以预防压疮等并发症，并使您感觉舒适。如果没有其他事情和问题就请您稍等，我去准备一下就过来，好吗？"

（二）实施操作

1. 核对医嘱，携用物至患者床旁。

2. 再次核对患者，向患者及家属解释轴线翻身的目的及配合要点。

护士："您好，请问您叫什么名字？"

患者："鲁某某。"

护士："鲁先生，我看一下您的腕带。"核对患者床号、姓名、性别、住院号。

护士："您好，我已将用物准备好，可以给您翻身了。由于您是颈部损伤，为避免加重您的颈部损伤以及更好地保护好您的颈椎，所以在翻身过程中我们采取的是轴线翻身技术，翻身时需要使您的头颈部和躯干保持一致进行转动，您的头颈部和上肢无需扭动，我们会给予固定和安置，您的下肢可以适当配合我们。如果在这个过程中有疼痛加重等任何不适，请立即告诉我们好吗？"

患者："好的"。

3. 视病房情况移开床旁桌、椅、床头距墙约 50cm，固定病床脚轮。

4. 妥善安置各种管道，移去枕头及盖被。

5. 协助患者取仰卧位，双手置于胸腹部，双腿屈曲。

护士："鲁先生，请您的双腿稍弯曲，以便于移动。"

6. 由三名护士同时协助移动患者并完成翻身操作（以协助患者翻向左侧为例）。

（1）三名护士并列站于患者右侧，将患者平移至护士近侧床旁，拉上并固定床栏。

（2）A 护士站立于床头，固定患者头部，沿纵轴向上略加牵引，使翻身时头颈可随躯干一起缓慢移动；B、C 两护士再转至患者左侧床旁，B 护士双手分别置于患者的肩部和背部；C 护士双手分别置于患者的腰部和臀部，使患者头颈、肩、腰、髋维持在同一水平线上。

（3）由其中一名护士喊口令，三人动作一致将患者整个身体翻转至左侧。

情景Ⅰ：移动患者至近侧后准备翻身时，患者显得有些不安，身体在微微颤抖。

护士："鲁先生，您怎么了？不舒服吗？您不用担心，我们三人会动作一致，避免扭动损伤部位，请放心。"

处理：一名护士发口令，动作轻稳协调；将对侧床栏支起并固定，以增加患者安全感。

7. 观察背部和骶尾部皮肤，视具体情况予相应护理。

8．一软枕垫于患者颈背部，一软枕垫于腰背部，一软枕置于两膝间。

9．翻身后检查各管道是否扭曲、受压、牵拉，保持其通畅。

10．整理床单位，做好相关宣教。

护士："鲁先生，现在翻身结束了，您的背部和骶尾部皮肤情况良好，没有发红和破损，现在这个体位还舒适吗？这里是呼叫器，如果有需要帮助请叫我们，谢谢您的配合。"

11．洗手、记录翻身时间及皮肤观察情况，做好交接班工作。

五、操作流程

核对解释 —→ 固定安置 —→ 移动翻身 —→ 观察处理 —→ 置枕检查 —→ 整理宣教 —→ 洗手记录。

六、评价

1．动作轻稳，协调一致，患者未觉疼痛加重。

2．翻身后肢体处于功能位，体位舒适。

3．背部及骶尾部皮肤情况良好，无压疮迹象。

七、注意事项

1．协助患者翻身时，护士应注意节力原则，尽量让患者靠近自己，使重力线通过支撑面来维持平衡，缩短重力臂而省力。

2．移动患者时，动作要协调、轻稳，切忌拖、拉、推等动作，应先将患者身体稍抬起再翻身，以免擦伤皮肤。

3．翻身时应保持患者整个脊椎平直，以维持脊柱的正确生理弯曲，翻身角度不超过60°；有颈椎损伤时，勿扭曲或旋转患者的头部，保护颈部。

4．翻身时注意保暖，并加床栏保护，避免坠床。

5．根据患者病情及皮肤情况，确定翻身间隔时间。若皮肤有发红、水疱或破损应及时处理，酌情增加翻身次数，同时记录在翻身卡上，并做好交接班。

6．特殊患者翻身注意事项　对有各种导管或输液装置的患者，翻身前先将导管安置妥当，翻身后仔细检查有无脱落、移位、扭曲、受压，保持导管通畅；颈椎和颅骨牵引者，翻身时不可放松牵引，应使头、颈、躯干保持在同一条直线上翻动，翻身后注意牵引方向、位置以及牵引力是否正确；颅脑手术者翻身时注意头部不可转动过剧，并取健侧卧位或平卧位，以免引发脑疝、压迫脑干，导致患者突然死亡；石膏固定者，应注意翻身后患处位置及局部肢体的血运情况，防止受压；手术后患者伤口有渗出液时，应先更换敷料并妥当固定后再翻身，翻身后避免伤口受压；髋关节术后应注意不能翻向患侧，避免影响创口及局部血液循环，并保持患肢的外展中立位（可轻度外旋），忌内旋、内收、过度外旋。

7．固定头颈部时，可根据患者情况选择使用颈托加强保护；对于无颈椎损伤的患者，可采用二人协助轴线翻身法。

八、健康教育

1．向患者及家属讲解轴线翻身的重要性。
2．指导患者掌握轴线翻身时的配合方法。

九、引导性反馈

见附录一。

十、轴线翻身法技术考核评分标准

轴线翻身法技术考核评分标准见表 4-1。

表 4-1　轴线翻身法技术考核评分标准

序号	操作要点	操作技术标准	标准分	评分
1	素质要求 （2分）	护士衣帽整洁，仪表端庄	2	
2	核对医嘱 （4分）	核对医嘱	4	
3	评估患者 （7分）	①有效核对患者床号、姓名 ②评估患者的病情、心理状态及合作程度 ③向患者解释轴线翻身的目的、方法以取得合作 ④问候、解释	1 1 1 4	
4	洗手，戴口罩 （2分）	洗手，戴口罩	2	
5	操作前准备 （5分）	用物准备 软枕 3 个	5	
6	核对患者 （6分）	携用物至患者床旁，再次进行有效核对 酌情关闭门窗，环境安静、清洁	3 3	
7	固定床脚轮 （4分）	视病房情况移开床旁桌、椅、床头距墙约 50cm，固定病床脚轮	4	
8	安置管道和体位 （10分）	妥善安置各种管道，移去枕头及盖被 协助患者取仰卧位，双手置于胸腹部，双腿屈曲	5 5	
9	移动翻身 （29分）	由三名护士同时协助移动患者并完成翻身操作 ①一名护士站于床头，固定患者头部，沿纵轴向上略加牵引，使头颈随躯干一起缓慢移动 ②一名护士双手分别置于肩部和背部 ③一名护士双手分别置于腰部和臀部 ④三人同时用力将患者移至近侧后翻向对侧，使患者头颈、肩、腰、髋维持在同一水平线上 口述：移动患者时，动作要协调、轻稳，切忌拖、拉、推等动作，应先将患者身体稍抬起再翻身，以免擦伤皮肤	5 4 4 4 8 4	
10	观察（6分）	观察背部和骶尾部皮肤，视具体情况予相应护理 口述：根据患者病情及皮肤情况，确定翻身间隔时间，若皮肤有发红、水疱或破损应及时处理，酌情增加翻身次数，同时记录在翻身卡上，并做好交接班	4 2	
11	垫枕（5分）	一软枕垫于患者颈背部，一软枕垫于腰背部，一软枕置于两膝间	5	
12	检查管道 （3分）	翻身后检查各管道是否扭曲、受压、牵拉，保持其通畅	3	
13	整理宣教 （2分）	整理床单位，做好相关宣教	2	
14	洗手（2分）	洗手	2	

序号	操作要点	操作技术标准	标准分	评分
15	记录（3分）	口述：记录翻身时间及皮肤观察情况	3	
16	总体评价 （10分）	正确指导患者 操作规范，熟练有序 沟通合理有效 操作过程中体现出对患者的人文关怀 考核时间：8 min，超时酌情扣分	3 2 2 3	
	成绩		100	

（原凌燕）

项目 5 协助患者移向床头法技术

一、教学目标

1．正确说出协助患者移向床头法的目的、注意事项。
2．正确协助患者移向床头，各种导管及输液装置安置妥当。
3．操作中关心患者，减少暴露，保证安全。

二、实验目的

协助滑向床尾而不能自行移动的患者移向床头，提高患者舒适感。

三、模拟情景

（一）案例

赵女士，45 岁。因"子宫肌瘤"入院，今日上午 9 时进行子宫肌瘤切除术，术中顺利，患者于 11 点回到病房。护士于下午 4 时查房时发现患者滑向床尾。护理措施：协助患者移向床头。

（二）环境准备

1．病房情景布置 妇科病房、病床单元、设备带、床帘或屏风、操作台、摄影设备。
2．角色信息
（1）护士（扮演者：教师/学生） 通过与"患者"沟通、评估、决策，制定并采取相应的护理措施。
（2）患者 床上 1 名教师或学生模拟患者（标准化），用于操作并回应"护士"，根据"护士"完成任务情况推进剧情，实现情景变化。
3．标准化患者训练 围绕案例的内容，并注意患者的情感变化。
（1）模拟子宫肌瘤切除术后患者的虚弱表情。
（2）模拟患者深呼吸。
（3）模拟双手、双脚稍用力。
4．护理措施 协助患者移向床头。
5．用物准备 根据病情准备软枕，必要时备屏风或床帘，调节室温，备手消毒液。

四、操作步骤

（有条件者拍摄操作过程。）

（一）评估

内容：患者的年龄、病情、体重、临床诊断、意识状态、心理状况、活动能力、理解配合能力、有无导管及治疗。

1．护士衣帽整洁，洗手，戴口罩。

2．评估及解释

护士："您好，我是您的责任护士陈某某，能告诉我您的名字吗？"

患者："我是赵某某。"

护士："您好，赵女士，您现在感觉怎样？由于您的身体滑向床尾，容易碰撞到您的脚，也会影响您的休息。您能自己移回床头吗？伤口疼，有点困难是吗？那您现在手和脚有没有力气？还可以是吗？那我一会儿协助您移回床头好吗？那请您稍等，我去准备用物，然后过来协助您。"

（二）实施操作

1．携用物至患者床旁。

2．再次核对患者，向患者及家属解释移向床头的目的及配合要点。

3．用床帘或屏风遮挡，固定床脚轮。

护士：您好，是赵女士吗？我将协助您向床头移动，可能伤口会有点不舒服，您可以通过张口深呼吸缓解不舒服的感觉，您现在深呼吸一下给我看好吗？

情景Ⅰ：赵女士做深呼吸。

护士：您做得很好。移动时如果有不舒服的时候一定要告诉我，我会及时处理的。

4．安置好各类导管及输液装置，根据病情放平床头支架，将枕头横立于床头。必要时将被子三折于床尾或一侧。

护士："赵女士，我现在先帮您把床头支架放平，这样的速度您感觉怎么样，还合适吗？"

患者："合适。"

5．移动患者

▲一人协助移向床头法

（1）根据案例中患者的病情、体重，选择一人协助患者移向床头法。

（2）安置患者，嘱患者取仰卧屈膝位，双手抓住床头床档。

护士："赵女士，您配合我将双腿屈曲，两手抓住床头床档，我一会儿叫"1、2、3"时，您手抓紧用力拉，双腿用力蹬，挺身上移，您理解了吗？"

患者："明白。"

（3）护士双腿适度分开，一手托患者肩背部，一手托臀部。

（4）抬起患者的同时，嘱患者双脚蹬床面，挺身向上移动，协助患者移向床头。

护士："赵女士，来，您配合我，准备好，'1、2、3'，使劲，您做得很好，谢谢您的配合。我给您整理一下床和枕头，这样您会舒适一些。"

▲二人协助患者移向床头法

（1）安置患者，嘱患者双手放于腹部。

护士："赵女士，现在我们准备帮助您移向床头，请您配合我一下，好吗？"

患者："好。"

（2）同侧法　护士站同侧，护士甲一手托住患者颈肩部，一手托住患者腰部，护士乙一手托住患者臀部，一手托住患者腘窝部，两人同时抬起患者移向床头。

（3）两侧法　甲乙护士双手对向并排，交叉托住患者颈肩部和臀部，两人同时抬起患者移向床头。

护士："赵女士，您配合得很好，有没有感觉不舒服？我给您整理一下床和枕头，这样您会舒适一些。"

6．为患者将枕头放置到舒适位置，整理床单位。

护士："赵女士，谢谢您的合作。"

7．洗手、记录。

五、操作流程

核对解释 ⟶ 固定 ⟶ 安置导管 ⟶ 协助移位 ⟶ 移动患者 ⟶ 整理记录

六、评价

1．动作轻柔协调，卧位安置合理，患者感觉舒适、安全。

2．护患沟通有效，保护患者隐私。

3．各种引流管通畅，患者的治疗与病情未受影响。

4．能根据病情采取不同的协助方法。

七、注意事项

1．协助患者移向床头时，应注意保护头部，防止头部因碰撞而受伤。

2．移动患者时不可拖、拉、拽，减少患者皮肤与床之间的摩擦力，避免皮肤及关节受损。

3．在操作中运用人体力学原理，保证操作轻稳、节力、安全。二人协助移向床头时应动作协调一致。

八、健康教育

1．向患者及家属讲解维持良好卧位的重要性。

2．指导患者及家属定期更换卧位对保持皮肤完整性的重要性。

九、引导性反馈

见附录一。

十、协助患者移向床头法考核评分标准

协助患者移向床头法考核评分标准见表5-1。

表 5-1　协助患者移向床头法考核评分标准

序号	操作要点	操作技术标准	标准分	评分
1	素质要求（2分）	护士衣帽整洁，仪表端庄	2	
2	确认（2分）	确认护理措施	2	
3	评估患者（9分）	①有效核对患者床号、姓名	2	
		②评估患者的年龄、病情、体重、临床诊断、意识状态、心理状况、活动能力、理解配合能力、有无导管及治疗	3	
		③向患者解释操作的目的、方法以取得合作	2	
		④问候、解释	2	
4	洗手，戴口罩（2分）	洗手，戴口罩	2	
5	操作前准备（5分）	用物准备		
		治疗车上层：软枕	3	
		其他：屏风或床帘	2	
6	核对患者（10分）	携用物至患者床旁，再次进行有效核对	5	
		关闭门窗，拉上床帘或用屏风遮挡，环境安静、清洁	5	
7	固定准备（15分）	固定床脚轮	5	
		根据病情放平床头支架，将枕头横立于床头	5	
		将被子三折于床尾或一侧	5	
8	安置患者（6分）	安置好各类导管及输液装置，嘱患者取仰卧屈膝位，双手抓住床头床档（一人协助患者移向床头法）或嘱患者双手放于胸前（二人协助患者移向床头法）	6	
9	移动患者（20分）	▲一人协助患者移向床头法		
		①双腿适当分开，一手托患者肩背部，一手托膝盖	10	
		②抬起患者的同时，嘱患者双脚蹬床面，挺身向上移动，协助患者移向床头	10	
		▲二人协助患者移向床头法	或	
		同侧法		
		①护士站同侧	6	
		②护士甲一手托住患者颈肩部，一手托住患者腰部，护士乙一手托住患者臀部，一手托住患者腘窝部，两人同时抬起患者移向床头	14	
		或两侧法	或	
		①甲乙护士双手对向并排	10	
		②交叉托住患者颈肩部和臀部，两人同时抬起患者移向床头	10	
10	整理归位（10分）	为患者将枕头放置到舒适位置	5	
		整理床单位	5	
17	洗手（4分）	洗手	4	
18	记录（5分）	口述：询问患者感受及舒适度	5	

26

序号	操作要点	操作技术标准	标准分	评分
19	总体评价 （10分）	正确指导患者	2	
		操作规范，熟练有序	3	
		沟通合理有效	2	
		操作中体现出对患者的人文关怀	3	
		时间：5min，超时酌情扣分		
成绩			100	

（向 泉）

项目 6 协助患者由床上移至平车技术

一、教学目标

1. 能正确说出各种患者搬运法的目的及注意事项。
2. 能正确实施挪动法、一人、二人、三人、四人法搬运患者。
3. 能正确应用平车运送患者。
4. 在患者搬运过程中能正确运用人体力学原理。
5. 在搬运患者过程中护士能相互协调和配合。

二、实验目的

1. 运送不能下床的患者入院。
2. 运送不能下床的患者做各种检查、治疗、手术或转运。

三、模拟情景

（一）案例

孙先生，56 岁，主诉："车祸致人事不省 6 小时。"入院急诊颅脑 CT 检查示："右侧额颞叶脑挫裂伤伴血肿形成，右颞部硬膜外血肿"，诊断：颅脑损伤。入院后急诊手术，手术过程顺利，术后第 2 天，患者神志恢复清醒，医嘱：平车运送患者复查头部 CT。

（二）环境准备

1. 病房情景布置　外科病房、病床单元、设备带、床帘或屏风、操作台、摄影设备。
2. 角色信息
（1）护士（扮演者：教师／学生）　通过与"患者"沟通、评估、决策，执行医嘱。
（2）患者　1 名教师或学生模拟患者（标准化）卧于病床，回应"护士"，根据"护士"完成任务情况推进剧情，实现情景变化。
3. 标准化患者训练　围绕案例的内容，并注意患者的情感变化。
（1）模拟患者不能下床做各种检查。
（2）模拟右颞部硬膜外血肿术后患者的痛苦表情。
4. 医嘱　平车运送患者复查头部 CT。
5. 用物准备　平车、车垫、枕头、盖被，必要时备中单、医嘱本、医嘱执行单，手消毒液。

四、操作步骤

（一）评估

内容：患者的年龄、体重、意识状态、病情、损伤的部位及躯体活动能力、理解合作程度、有无约束，各种导管以及平车的性能、地面情况、室外温度情况。

1．护士衣帽整洁，洗手，戴口罩。

2．接到医嘱，打印执行单，两人共同核对无误。

3．携带执行单至床旁。

护士："您好，我是您的责任护士林某某，能告诉我您的名字吗？"

患者："我是孙某某。"

护士："您好，孙先生，您现在感觉怎样？昨天为您做了手术，手术过程很顺利，为了进一步观察您的病情，术后常规都要去做一个头部CT，现在我们准备用平车送您去检查，我先去取平车，等会儿请您配合我一下，好吗？"

（二）实施操作

1．检查平车性能，将平车推至患者床旁，再次核对。

护士："来，核对一下您的腕带。"核对患者床号、姓名、性别、住院号。

护士："您好，是孙先生吗？我们要送您去做CT了。现在我们来帮助您移到平车上。请您配合我一下好吗？我们会很小心的。"

患者："好，谢谢！"

2．安置好患者身上的导管，避免导管脱落、受压或液体反流。

3．搬运患者上平车

▲挪动法（适用于能在床上配合动作的患者）

（1）推平车至患者床旁，移开床旁桌、松开盖被，帮助患者移向床边。

（2）将平车与床平行并紧靠床边，大轮靠近床头，制动闸止动。

护士："请您配合我，平卧，把双腿弯曲，把身体缓慢向床边移过来些。"

（3）护士抵住平车，帮助患者按上身、臀部、下肢的顺序向平车挪动（如果从平车移向床上时，顺序是：下肢、臀部、上身）。

（4）为患者取舒适体位并盖好盖被。

▲一人法（适用于儿童或体重较轻的患者）

（1）推平车大轮端至床尾，使平车与床成钝角，制动闸止动。

（2）松开盖被，协助穿衣。

（3）协助患者移至床边。

护士："请您配合我，平卧，把双腿弯曲，把身体缓慢向床边移过来些。"

（4）协助患者屈膝，护士两脚前后分开，稍屈膝，一臂自患者近侧腋下伸至对侧肩部外侧，另一臂伸入患者大腿下，患者双臂交叉于搬运者颈后，护士抱起患者移步转身，轻轻放于平车中央，盖好盖被。

▲二人法（适用于不能自行活动或体重较重者）

（1）～（2）同一人法。

（3）两名护士（甲、乙）站于床同侧，将患者双手交叉放于胸腹前，协助其移至床边。

（4）甲一手托住患者颈肩部，另一手托住患者腰部；乙一手托住患者臀部，另一手托住腘窝，两人同时抬起，使患者身体稍向护士倾斜，同时移步转向平车，将患者轻放于平车中央，盖好盖被。

▲三人法（适用于不能自行活动或体重较重者）

（1）～（2）同一人法。

（3）三名护士（甲、乙、丙）站于床同侧，将患者双手交叉放于胸腹前，协助其移至床边。

（4）甲托住患者头颈、肩背部，乙托住患者腰部、臀部，丙托住患者腘窝、小腿部，三人同时抬起，使患者身体稍向护士倾斜，同时移步转向平车，将患者轻放于平车中央，盖好盖被。

▲四人法（适用于病情危重或颈、腰椎骨折患者）

（1）移开床旁桌、椅，推平车与床平行并紧靠床边，制动闸止动。

（2）在患者腰、臀下铺中单，将患者双手交叉放于胸腹前。

（3）甲护士站于床头，托住患者头及颈肩部；乙护士站于床尾，托住患者两腿；丙护士和丁护士分别站于床及平车两侧，紧握中单四角，四人合力同时抬起患者。

（4）将患者轻放于平车中央，协助其躺好，盖好盖被。

4．整理

（1）整理床单位，铺暂空床。

（2）询问患者感受，交代注意事项。

护士："孙先生，您现在感觉怎样？谢谢您的配合！现在您已经在平车上了，现在我都您把车旁的护栏拉上了，请您将手交叉到胸前，这样出去的时候就不会撞到门框或墙壁了，您有什么不舒服的一定要告诉我。很快就可以到 CT 室了，做 CT 时会有专门的医生护士告诉您注意事项和配合方法，请您不用紧张。"

患者："好的，谢谢！"

5．运送患者　松开平车制动闸，推患者至目的地。

6．护士洗手。

五、操作流程

核对解释 ⟶ 检查平车 ⟶ 安置导管 ⟶ 放置平车 ⟶ 选择搬运方法 ⟶ 安全搬运并安置患者 ⟶ 整理床单元 ⟶ 做好交代 ⟶ 推患者至目的地 ⟶ 整理观察（病情）并行健康教育 ⟶ 准确记录。

六、评价

1．患者安全、舒适、持续性治疗未中断，无意外发生。

2．护患沟通有效，达到预期结果。

3．护士能运用人体力学原理，操作动作规范、正确、节力，配合协调。

七、注意事项

1．搬运动作轻稳，协调一致，车速适宜，确保患者安全、舒适。

2．搬运患者时，尽量使患者身体靠近搬运者，既保持平衡又省力。

3．推车时，护士应站在患者头侧，便于观察病情。平车上下坡时，患者头应在高处一端以免引起不适。冬季注意保暖，避免受凉。

4．搬运骨折患者，车上需垫木板，并固定好骨折部位。

5．搬运有导管的患者时，应保持输液管的通畅及固定引流管，避免导管脱落、受压或液体逆流。

6．在搬运危重患者的过程中，应准备氧气袋和抢救物品。

7．推车进出门时，应先将门打开，不可用车撞门，以免震动患者及损坏建筑物。

8．搬运到目的地后严格交接班，检查皮肤是否完整，各种导管是否通畅，避免护理不良事件的发生。

八、健康教育

1．向患者及家属介绍搬运的过程、方法及注意事项，说明应如何配合搬运。

2．指导患者参与搬运过程，以维持及增强肌肉张力。

3．向患者说明如在搬运过程中有不适等感觉，应立即说明，防止意外发生。

九、引导性反馈

见附录一。

十、协助患者由床上移至平车技术考核评分标准

协助患者由床上移至平车技术考核评分标准见表6-1。

表 6-1 协助患者由床上移至平车技术考核评分标准

序号	操作要点	操作技术标准	标准分	评分
1	素质要求（2分）	护士衣帽整洁，仪表端庄	2	
2	核对医嘱（3分）	核对医嘱	3	
3	评估患者（9分）	①有效核对患者床号、姓名 ②评估患者的年龄、体重、意识状态、病情、损伤的部位及躯体活动能力、理解合作程度、有无约束，各种导管以及平车的性能、地面情况、室外温度情况 ③向患者解释操作的目的、方法以取得合作 ④问候解释	1 5 1 2	
4	洗手，戴口罩（2分）	洗手，戴口罩	2	
5	操作前准备（4分）	用物准备 平车、车垫、枕头、盖被，必要时备中单 环境准备 安全、光线充足、空间宽敞	2 2	
6	核对患者（3分）	检查平车性能，将平车推至患者床旁，核对床号及姓名	3	
7	上平车前准备（2分）	安置好患者身上的导管，避免导管脱落、受压或液体反流	2	
8	放置平车（5分）	平车放置的位置正确	5	
9	挪动法（10分）	挪动法搬运患者方法正确，配合好	10	
10	一人法搬运（10分）	一人法搬运患者方法正确，配合好	10	
11	两人法搬运（10分）	两人法搬运患者方法正确，配合好	10	
12	三人法搬运（10分）	三人法搬运患者方法正确，配合好	10	
13	四人法搬运（10分）	四人法搬运患者方法正确，配合好	10	
14	上车后安置（2分）	将患者轻放于平车中央，协助其躺好，盖好盖被	2	
15	处理（6分）	整理床单位、铺暂空床 做好交代 松开平车制动闸，推患者至目的地	2 2 2	
16	洗手（2分）	洗手	2	
17	总体评价（10分）	正确指导患者 操作规范，熟练有序 沟通合理有效 操作中体现出对患者的人文关怀 时间：15min，超时酌情扣分	2 3 3 2	
成绩			100	

（路　嘉）

32

项目 7　一般洗手

一、教学目标

1. 能说出一般洗手的目的和注意事项。
2. 能正确进行一般洗手（有效洗手）。
3. 能达到洗手的效果。各区域工作医务人员的手均不得检出致病微生物。

二、实验目的

1. 清除手部皮肤污垢和大部分暂住菌。
2. 避免污染无菌物品或清洁物品。
3. 切断通过手传播感染的途径，防止感染和交叉感染。

三、评估

1. 评估洗手时机。
2. 评估手污染的情况。

四、实验准备

1. 护士准备　衣帽整洁，举止端庄，修剪指甲。
2. 环境准备　整洁、宽敞、干燥、安全。
3. 用物准备　流动水洗手设施、肥皂液或清洁剂、干手器或纸巾、消毒小毛巾。

五、操作步骤

（有条件者拍摄操作过程。）
（一）洗手指征
1. 直接接触患者前后。
2. 无菌操作前后。
3. 处理清洁或者无菌物品之前。
4. 穿脱隔离衣前后，摘手套后。
5. 接触不同患者之间或者从患者身体的污染部位移动到清洁部位时。
6. 处理污染物品后。
7. 接触患者的血液、体液、分泌物、排泄物、黏膜皮肤或伤口敷料后。
（二）洗手要点
1. 洗手前取下手表，卷袖过肘。
2. 打开水龙头，流动水湿润双手。

3．取无菌肥皂液或清洁剂或手消毒液，均匀涂抹于双手及手腕上。

4．认真揉搓、清洗双手，具体揉搓步骤为：

（1）第一步　掌心相对，手指并拢，相互揉搓。

（2）第二步　手心对手背沿指缝相互揉搓，交换进行。

（3）第三步　掌心相对，双手交叉指缝相互揉搓。

（4）第四步　弯曲手指使关节在另一手掌心旋转揉搓，交换进行。

（5）第五步　右手握住左手大拇指旋转揉搓，交换进行。

（6）第六步　将五个手指尖并拢放在另一手掌心揉搓，交换进行。

（7）第七步　握住手腕旋转揉搓，交换进行。整个操作步骤搓洗时间 15～30s，每个部位揉搓 5～6 次。

5．流动水下彻底冲洗。

6．如水龙头为手拧式开关，则应采用防止手部再污染的方法关闭水龙头。

7．用一次性纸巾／毛巾彻底擦干或烘干机烘干双手。

六、操作流程

打开水龙头湿润双手 ── 取肥皂液或清洁剂涂抹双手 ── 按七步揉搓步骤认真洗手 ── 冲净双手 ── 擦干或烘干双手。

七、评价

1．洗手时机正确。

2．洗手方法和揉搓时间正确。

3．操作者工作服未被溅湿。

4．达到洗手的效果。各区域工作医务人员的手未检出致病微生物。

（1）Ⅰ类和Ⅱ类区域　医务人员洗手后要求手部细菌总数应 ≤ 5cfu/cm²。该类区域包括层流洁净手术室、层流洁净病房、普通手术室、产房、普通保护性隔离室、供应室洁净区、烧伤病房、重症监护病房等。

（2）Ⅲ类区域　医务人员洗手后要求手部细菌总数应 ≤ 10cfu/cm²。该类区域包括儿科病房、妇产科检查室、注射室、换药室、治疗室、供应室清洁区、急诊室、化验室及各类普通病房和房间等。

（3）Ⅳ类区域　医务人员洗手后要求手部细菌总数应 ≤ 15cfu/cm²。该类区域包括感染性疾病科、传染病科及病房。

八、注意事项

1．手部不能佩戴戒指等饰物。

2．注意调节水的温度和水的流量大小，避免污染环境及溅湿工作服。

3．手未受到患者血液、体液等物质明显污染时，可使用速干手消毒剂消毒双手代替洗手。

4．揉搓应按手指皮肤的纵横纹路揉搓。

5．冲洗时指尖应向下，注意洗净指尖、指缝、拇指、指关节等处。

九、引导性反馈

见附录一。

十、一般洗手考核评分标准

一般洗手考核评分标准见表 7-1。

表 7-1　一般洗手考核评分标准

序号	操作要点	操作技术标准	标准分	评分
1	操作前准备 （30分）	①着装整洁	5	
		②洗手前修剪指甲、锉平甲缘，清除指甲下的污垢	10	
		③取下手表，卷袖过肘	5	
		④用物：肥皂液或肥皂、毛巾（纸巾或干手器）、流动自来水及水池设备	8	
		⑤用物准备1min	2	
2	操作流程 （60分）	（1）打开水龙头，湿润双手	5	
		（2）取适量肥皂液或清洁剂	5	
		（3）双手揉搓（应用七步洗手法）：①掌心相对，手指并拢互相揉搓；②手心对手背，沿指缝互相揉搓；③掌心相对，双手交叉，沿指缝相互揉搓；④弯曲一手指关节，在另一手掌心旋转揉搓，交换进行；⑤一手握另一手大拇指，旋转揉搓，交换进行；⑥五个手指尖并拢在另一手掌心旋转揉搓，交换进行；⑦握住手腕旋转揉搓，交换进行。揉搓时使肥皂或清洁剂起沫，注意指尖、指缝、指关节等处	30	
		（4）操作总揉搓洗时间不少于15s	5	
		（5）流水冲洗干净	5	
		（6）关闭水源，如水龙头为手拧式开关，则应采用防止手部再污染的方法关闭水龙头	5	
		（7）擦干或烘干双手	5	
3	总体评价 （10分）	①操作熟练、规范	5	
		②掌握要领	5	
		③总时间不足15s酌情扣分		
成绩			100	

（肖　霓）

36

项目 8　无菌技术基本操作方法

一、教学目标

1. 能说出无菌技术的概念。
2. 能说出无菌技术（基本操作法）的目的和注意事项。
3. 能遵循无菌技术操作原则，正确完成无菌技术操作。

二、实验目的

1. 无菌持物钳的使用　用于取放和传递无菌物品。
2. 无菌包的使用　用无菌包布包裹无菌物品，用以保持物品的无菌状态，供无菌操作用。
3. 铺无菌盘　形成无菌区域以放置无菌物品，供治疗护理用。
4. 无菌容器的使用　用于盛放无菌物品并保持无菌状态。
5. 取用无菌溶液　供无菌操作使用。
6. 戴、脱无菌手套　在进行严格的医疗护理操作时确保无菌效果，保护患者和医护人员免受感染。

三、评估

1. 评估环境及操作台是否符合要求。
2. 评估物品准备是否齐全。
3. 评估所有无菌物品灭菌标识、灭菌日期、有效期、包装有无破损、潮湿等情况，不符合要求的立即更换。

四、实验准备

1. 护士自身准备　衣帽整洁，修剪指甲，洗手，戴口罩。
2. 环境准备
（1）操作环境应清洁、宽敞、定期消毒。
（2）操作台清洁、干燥、平坦、物品布局合理。
（3）无菌操作前半小时应停止清扫工作、减少走动、避免尘埃飞扬。
3. 用物准备　流动水洗手设施、肥皂液或清洁剂或免洗手消毒液、干手器或纸巾或消毒小毛巾；清洁治疗盘 1 个、无菌容器及无菌持物钳 1 套（需配套）、无菌贮槽 1 个（内置弯盘 1 个、治疗碗 1 个）、无菌治疗巾包 1 个、无菌纱布小罐 1 个（内置纱布若干）、无菌溶液 1 瓶、0.5% 聚维酮碘溶液 1 瓶、棉签 1 包、无菌手套 1 副、污物罐 1 个、记录纸、笔等。

五、操作步骤

（有条件者拍摄操作过程。）

（一）使用无菌持物钳法

1. 检查　检查灭菌标识、有效期。

2. 开盖　将容器盖打开。

3. 取钳　手持无菌持物钳上 1/3，闭合钳端，将钳移至容器中央，垂直取出，关闭容器盖。

4. 使用　保持钳端向下，在腰部以上视线范围活动，不可倒转向上。

5. 放钳　用后闭合钳端，打开容器盖，快速垂直放回容器，松开关节，关闭容器盖。

（二）使用无菌包法

1. 检查　检查无菌包的名称、灭菌日期、灭菌指示胶带（灭菌效果监测），检查有无潮湿或破损。

2. 解开封口胶带（系带）　将无菌包平放在清洁、干燥、平坦的操作台上，解开系带。

3. 取出包内部分物品

（1）取物　用无菌持物钳夹取所需物品，放在准备好的无菌区（盘）内。

（2）包扎　按原折痕包好，系带横向（一字法）扎好，注明开包日期及时间并签名。

4. 取出包内全部物品

（1）将系带卷放妥当，将包布托在手上，系带夹于指缝，另一手打开包布其余三角，并将四角抓住。

（2）放物　稳妥地将包内物品放在无菌区内，投放时，无菌面朝向无菌区域。

（3）将包布折叠放妥。

（三）铺无菌盘法

1. 检查　检查无菌包的名称、灭菌日期、灭菌指示胶带，检查有无潮湿或破损。

2. 开包　打开无菌包，用无菌持物钳取一块治疗巾放在治疗盘内。

3. 铺盘（单层底铺盘法）

（1）铺巾　双手捏住无菌巾同一边两端外面两角，轻轻抖开，双折居中铺于治疗盘上，将上层折成扇形，边缘向外。

（2）放入无菌物品。

（3）覆盖　拉开扇形折叠层遮盖于物品上，将开口处向上翻折两次，两侧边缘分别向下翻折一次，露出治疗盘边缘。

4. 记录。

（四）使用无菌容器法

1. 检查　检查无菌容器名称、灭菌日期、灭菌标识。

2. 开盖　取物时，打开容器盖，内面向上置于稳妥处或拿在手中。

3. 取钳取物　用无菌持物钳从无菌容器内夹取无菌物品。

4. 关盖　取物后，立即将盖盖严。

5. 手持容器　手持无菌容器时，应托住底部。

（五）倒取用无菌溶液法

1. 清洁　擦净瓶外灰尘。

2．查对　核对瓶签上的药名、剂量、浓度和有效期，检查瓶盖有无松动，瓶身有无裂缝；检查溶液有无沉淀、浑浊、变色、变质及絮状物。

3．开瓶塞　用启瓶器撬开瓶盖，消毒瓶盖和瓶口接缝处，持无菌持物钳或无菌持物镊揭开并夹紧瓶塞。

4．倒溶液　手握溶液瓶的标签面，倒出少许溶液旋转冲洗瓶口，再由原处倒出溶液至无菌容器中。

5．盖瓶塞　溶液倒毕塞好瓶塞并消毒。

6．记录　在瓶签上注明开瓶日期、时间并签名，放回原处。

（六）戴、脱无菌手套法

1．查对　查对手套外的号码、灭菌日期、包装完好度。

2．打开手套袋　将手套袋平放于清洁、干燥的桌面上打开。

3．戴手套

（1）一次性取手套法

1）两手同时掀开手套袋开口处，分别捏住两只手套的翻折部分，取出手套。

2）将两手套五指对准、手掌心相对，一手捏住手套翻折部分，一手对准手套五指戴上；再以戴好手套的手指插入另一只手套的翻折内面，同法将手套戴好。

（2）分次取手套法

1）一手掀开手套袋开口处，另一手捏住一只手套的翻折部分（手套内面）取出手套，对准五指戴上。

2）未戴手套的手掀起另一只袋口，戴好手套的手大拇指向后翘、其余四指并拢插入另一只手套的翻折面内（手套外面），取出手套，同法戴好。

4．调整　双手调整手套位置，将手套的翻边扣套在工作服衣袖外面。

5．冲洗　用无菌水冲净手套上的滑石粉。

6．脱手套　一手捏住另一手套口外面，翻转脱下；再将脱下手套的手插入另一手套内，将其往下翻转脱下。

7．处置　使用过的手套放入医疗垃圾袋内按医疗废物处理（清洁双手）。

六、操作流程

评估环境、清洁操作台面 —→ 操作者自身准备 —→ 备齐用物放于操作台面上 —→ 翻转清洁治疗盘备用 —→ 无菌包检查及使用 —→ 取巾铺盘（含夹取无菌物品、倒取无菌溶液）—→ 戴、脱无菌手套 —→ 用物整理

七、评价

1．铺放无菌巾的位置恰当，放入无菌物品后上下两层的边缘能对齐。

2．无菌巾上的物品放置有序，取用方便。

3．夹取、放置无菌物品时，手臂不跨越无菌区。

4．操作中的无菌巾内未被污染。

5．无菌观念强，操作熟练。

6．操作中不跨越无菌区，不污染未使用过的无菌物品。

7．操作中注意节力原则。

八、注意事项

（一）使用无菌持物钳法

1．严格遵循无菌操作原则。

2．取放无菌持物钳时钳端闭合，不可触及液面以上部分或罐口边缘；使用过程中始终保持钳端向下，不可触及非无菌区。

3．到远距离取物时，应将持物钳和容器一起移至操作处，就地取出。

4．不可用持物钳夹取油纱布，不可用持物钳换药或消毒皮肤。

5．干燥法保存应每4小时更换1次。

6．无菌持物钳一经污染或可疑污染应重新灭菌。

（二）使用无菌包法

1．严格遵循无菌操作原则。

2．打开包布时手只能接触包布四角的外面，不可触及包布内面，不可跨越无菌面，包内物品未用完，应按原折痕包好，系带横向（一字法）扎好，注明开包时期及时间，限24h内使用。

3．如包内物品超过有效期、被污染或包布受潮，则需重新灭菌。

（三）铺无菌盘法

1．严格遵循无菌操作原则。

2．铺无菌盘区域须清洁干燥、无菌巾避免潮湿、污染。

3．不可跨越无菌区。

4．铺好的无菌盘尽早使用，有效期不超过4h。

（四）使用无菌容器法

1．严格遵循无菌操作原则。

2．手指不可触及无菌容器盖的内面及边缘。

3．无菌容器应定期消毒灭菌。

（五）倒、取用无菌溶液法

1．严格遵循无菌操作原则。

2．不可将物品伸入无菌溶液瓶内蘸取溶液；倾倒液体时不可直接接触无菌溶液瓶口；已倒出的溶液不可再倒回瓶内。

3．已开启的溶液瓶内的溶液24h内有效。

（六）戴、脱无菌手套法

1．严格遵循无菌操作原则。

2．注意修剪指甲以防刺破手套，选择大小合适的手套。

3．戴手套后双手应始终保持在腰部或操作台以上范围内。如发现有破洞或可疑污染应立即更换。

4．脱手套时应翻转脱下，避免强拉。

九、引导性反馈

见附录一。

十、无菌技术操作考核评分标准

无菌技术操作考核评分标准见表 8-1。

表 8-1 无菌技术操作考核评分标准

序号	操作要点		操作技术标准	标准分	评分
1	操作前准备 (8分)		①工作衣帽，穿戴整洁	2	
			②修剪指甲，洗手，戴口罩	2	
			③所有物品齐全，放置合理	2	
			④环境准备（空气、桌面）符合要求	2	
2	操作流程 (85分)	使用无菌持物钳法	取钳端闭合	3	
			放溶液滴尽	1	
			钳不触及液面以上内壁及边缘	4	
			浸钳轴节打开	2	
			用钳 ①浸泡高度正确 ②钳端保持朝下 ③夹取无菌物品后即放回	2 3 2	
		使用无菌包法	检查名称、灭菌效果监测、有效期、责任人，包布干燥完整	2	
			分次取物 开包解带揭外、左、右、内角顺序正确	2	
			取包内物品用无菌持物钳，不可跨越无菌区	4	
			按原折痕回包	1	
			"一"字法扎好	2	
			注明开包日期、时间，签名	2	
			无污染、无受潮，无破损情况下，24h 有效	3	
			一次性取物：方法正确	4	
		铺无菌盘法	治疗盘清洁、干燥	2	
			用无菌持物钳夹取无菌治疗巾	2	
			捏无菌巾同一条边两端角外面，居中铺于治疗盘上	2	
			揭上层治疗巾扇形折叠无菌面向上，开口向外	2	
			无菌物品放置合理，不跨越	3	
			边缘反折，外观整齐美观	2	
			注明日期、时间，签名，4h 有效	2	
		使用无菌容器法	开盖内面朝上，放稳妥	2	
			取无菌治疗碗，托底部	3	
			非无菌物不得跨越无菌区	3	
			用毕即盖严	2	

序号	操作要点		操作技术标准	标准分	评分
		倒取无菌溶液法	去灰尘、查瓶签、铝盖、检查药品质量	3	
			去铝盖，开瓶塞方法正确	1	
			标签向上，倒液冲洗瓶口，从原处倒出	1	
			距离 10cm，不溅出	1	
			盖瓶塞，消毒方法正确	2	
			注明开瓶日期、时间，签名，24h 有效	2	
		戴、脱无菌手套法	洗手、剪指甲、取下手表、提袖	2	
			查手套灭菌日期、尺码、包布无破损	2	
			避开无菌面，正确取用滑石粉	1	
			戴手套无污染	2	
			检查无破损，去掉滑石粉	2	
			清洗，脱手套翻转无污染手指	2	
		操作后	用物处理	2	
3	总体评价（7分）		掌握无菌操作原则，无菌意识好、无菌观念强	3	
			动作轻巧、稳重、准确、熟练	2	
			注意节力原则	2	
			考核时间 10min，超时酌情扣分		
成绩				100	

（肖　霓）

43

项目9 患者保护性约束技术

一、教学目标

1. 能正确说出使用约束带的目的和注意事项。
2. 能正确使用约束带，操作熟练、程序清楚。
3. 在操作中能与患者或家属进行良好的沟通交流，并进行健康教育。

二、实验目的

1. 防止小儿、高热、谵妄、昏迷、躁动及危重患者因虚弱、意识不清或其他原因而发生坠床、撞伤、抓伤等意外，确保患者安全。
2. 确保治疗、护理的顺利进行。

三、模拟情景

（一）案例

陈先生，50岁。主诉"乏力、食欲缺乏2个月，腹胀2周"，既往有肝硬化病史。体格检查：T37℃，P 88次/分，R22次/分，BP 90/70mmHg，腹水、双下肢水肿。患者以肝硬化腹水收入院治疗。患者入院第6天，出现意识模糊，行为异常，定向力障碍，烦躁不安，欲要把输液针头拔掉。护理措施：保护性约束带使用。

（二）环境准备

1. 病房情景布置　内科病房、病床单元、设备带、床帘或屏风、操作台、摄影设备。
2. 角色信息
（1）护士（扮演者：教师/学生）　通过与"患者"沟通、评估、决策。
（2）患者　1个模拟人卧于病床，用于操作；床旁1名教师或学生模拟患者（标准化），回应"护士"，根据"护士"完成任务情况推进剧情，实现情景变化。
3. 标准化患者训练　围绕案例的内容，并注意患者的情感变化。
（1）模拟患者意识模糊、行为异常，欲把输液针头拔掉。
（2）模拟患者不配合医务人员操作。
4. 护理措施　保护性约束带使用。
5. 用物准备　宽绷带约束带、肩部约束带、膝部约束带、尼龙褡扣约束带、棉垫，手消毒液。

四、操作步骤

（一）评估

内容：患者的年龄、病情、意识状态、生命体征及肢体活动度；有无皮肤破损及血液循环障碍等；理解和合作程度，有无使用保护具而出现异常的心理反应。

1. 护士衣帽整洁，洗手，戴口罩。

2. 评估及解释

护士："您好，我是陈某某的责任护士谢某某，您是陈先生的家属吗？"

患者家属："是的。"

护士："由于陈先生异常烦躁，没法用药，现在要将陈先生四肢约束起来，防止他拔针和坠床，请您不用担心，这项约束对他没有任何的影响，在约束的过程中我们会对他加强巡视并观察他约束部位的情况，如果有异常我们会及时处理，请问您同意吗？"

患者家属："同意。"

护士："请您签约束同意书，谢谢。"

护士："您的心情我理解，只要患者安静下来，我会及时解除约束带，我会经常过来观察约束部位情况。"

患者家属："好。"

（二）实施操作

1. 核对床号、姓名、安置患者卧位，使用约束带。

2. 保护性约束带使用

护士："您好，是陈先生的家属吗？我现在要为陈先生取平卧位。请您配合我一下好吗？我们会很小心的。"

▲宽绷带约束带（用于固定手腕及踝部，限制患者四肢活动）

（1）用棉垫包裹手腕部或踝部。

（2）宽绷带打成双套结，套在棉垫外。

（3）稍拉紧，松紧以肢体不脱出和不影响血液循环为宜。

（4）宽绷带系于床缘。

▲肩部约束带（用于固定肩部，限制患者坐起）

（1）腋窝衬棉垫。

（2）将袖筒分别套于患者两侧肩部。

（3）两袖筒上的细带在胸前打结固定。

（4）将两长带系于床头。

（5）必要时将枕头横立于床头。

▲膝部约束带（用于固定膝部，限制患者下肢活动）

（1）膝部衬棉垫。

（2）将约束带横放于两膝上。

（3）两条双头带各缚住一侧膝关节。

（4）将长带两端系于两侧床缘。

▲尼龙褡扣约束带（用于固定手腕、上臂、膝部、踝部，限制固定部位活动）

（1）将约束带置于所固定关节处。

（2）约束部位衬棉垫。

（3）对合约束带上尼龙褡扣，松紧适宜。

（4）将带子系于床缘。

3. 整理

（1）协助患者取舒适卧位，保持肢体及关节处于功能位。

（2）整理床单位、交代注意事项。

护士："您好，我已经为陈先生固定好了约束带，我会定时过来观察病情和肢体血液循环情况，并会定时解松约束带。你们有空的话可以帮助经常按摩患者的手和脚，有利于血液循环。有什么需要可按呼叫铃，我会立即过来的，谢谢配合。"

4．洗手记录

五、操作流程

核对解释 —→ 安置体位 —→ 约束带使用 —→ 整理床单元 —→ 交代注意事项 —→ 整理观察并行健康教育 —→ 准确记录。

六、评价

1．患者安全、舒适，无血液循环不良及皮肤损伤、坠床；持续性治疗未受影响。
2．护患沟通有效，达到预期结果。

七、注意事项

1．严格掌握保护具的应用指征，保护患者的自尊。使用前应向患者及家属说明保护具使用的目的、操作要点及注意事项，如非必须使用，则尽可能不用。
2．保护具只宜短期使用。用时须注意患者的卧位，保持肢体及关节处于功能位，并协助患者经常更换体位。
3．使用时，约束带下应放衬垫，松紧适宜并定时松解。注意观察受约束部位的末梢循环情况，发现异常及时处理。必要时进行局部按摩，促进血液循环。
4．记录使用保护具的原因、时间、观察结果、相应的护理措施及解除约束的时间。
5．随时评价保护具的使用情况。
6．确保患者随时与医务人员取得联系，如呼叫器的位置适宜或有陪护人员监测等，保障患者的安全。

八、健康教育

向患者及家属介绍保护具使用的必要性，消除其心理障碍；介绍保护具应用的操作程序，说明操作要领及注意事项，防止并发症的发生。

九、引导性反馈

见附录一。

十、患者保护性约束技术考核评分标准

患者保护性约束技术考核评分标准见表9-1。

表 9-1 患者保护性约束技术考核评分标准

序号	操作要点	操作技术标准	标准分	评分
1	素质要求 (2分)	护士衣帽整洁，仪表端庄	2	
2	核对医嘱 (3分)	核对医嘱	3	
3	评估患者 (6分)	①有效核对患者床号姓名 ②评估患者的年龄、病情、意识状态、生命体征及肢体活动度；有无皮肤破损及血液循环障碍等；理解和合作程度，有无使用保护具而出现异常的心理反应 ③向患者解释操作的目的、方法以取得合作 ④问候解释	1 2 1 2	
4	洗手戴口罩 (2分)	洗手，戴口罩	2	
5	操作前准备 (7分)	用物准备 宽绷带约束带、肩部约束带、膝部约束带、尼龙褡扣约束带、棉垫 环境准备 安全、光线充足	5 2	
6	核对患者 (3分)	核对床号及姓名	3	
7	约束前（3分）	携用物至床旁、安置患者卧位	3	
8	宽绷带约束带 (14分)	①用棉垫包裹手腕部或踝部 ②打成双套结在棉垫外 ③约束带松紧适宜 ④约束带系于床缘	4 4 4 2	
9	肩部约束带 (12分)	①腋窝衬棉垫 ②将袖筒分别套于患者两侧肩部 ③两袖筒上的系带在胸前打结固定 ④约束带两长带系于床头 ⑤必要时将枕头横立于床头	4 2 2 2 2	
10	膝部约束带 (14分)	①膝部衬棉垫 ②将约束带横放于两膝上 ③两条双头带各缚住一侧膝关节 ④约束带松紧适宜 ⑤约束带两长带系于两侧床缘	4 2 2 4 2	
11	尼龙褡扣约束带 (14分)	①约束带置于所固定关节处 ②约束部位衬棉垫 ③对合约束带上尼龙搭扣 ④约束带松紧适宜 ⑤带子系于床缘	2 4 2 4 2	

序号	操作要点	操作技术标准	标准分	评分
12	处理（10分）	①患者取舒适卧位，肢体处于功能位	3	
		②整理床单位、交代注意事项	3	
		③观察约束部位	2	
		④洗手、记录	2	
13	总体评价 （10分）	正确指导患者及家属	2	
		操作规范，熟练有序	3	
		沟通合理有效	2	
		操作中体现出对患者的人文关怀	3	
		时间：10min，超时酌情扣分		
成绩			100	

（路　嘉）

项目 10 患者跌倒的预防技术

一、教学目标

1. 正确说出患者跌倒的危险因素。
2. 正确说出患者跌倒预防的观察要点。
3. 能正确运用跌倒危险因素评估表。
4. 正确说出跌倒预防的指导要点。

二、实验目的

1. 提高住院患者的安全性，有效预防患者跌倒的发生。
2. 对存在跌倒风险的患者采取相应的保护措施，确保患者安全。
3. 让学生熟知预防跌倒的观察要点，作好患者及家属的健康宣教。

三、模拟情景

（一）案例

周先生，67 岁。因"突发右侧肢体无力伴言语不清 4 小时，感头晕，无恶心、呕吐"入院。体格检查：神志清楚，言语含混，双侧瞳孔圆形等大，光反射灵敏。右上肢肌力 4 级，右下肢肌力 4 级，肌张力适中。四肢腱反射（−），双下肢未引出病理征。诊断：脑梗死。护理措施：预防跌倒。

（二）环境准备

1. 病房情景布置 内科病房、病床单元、设备带、摄影设备、靠椅、杂物等。
2. 角色信息

（1）护士（扮演者：教师／学生） 通过与"患者"沟通、评估、决策，制定并实施预防跌倒的护理措施。

（2）患者 由教师或学生模拟患者（标准化），回应"护士"，根据"护士"完成任务情况推进剧情，实现情景变化。

3. 标准化患者训练 围绕案例内容，并注意患者的情感变化。

（1）模拟脑梗死患者紧张、焦虑、烦躁表情。

（2）模拟患者肢体无力行走姿势。

（3）模拟患者语言含混不清。

4. 护理措施 预防跌倒。

5. 用物准备 治疗车上层：跌倒危险因素评估表；治疗车下层：医用垃圾容器、生活垃圾容器。另备防滑提示牌、防跌倒警示牌、手消毒液。

四、操作步骤

（有条件者拍摄操作过程。）

（一）评估

内容：评估住院患者的基本情况：年龄、意识状态、自理能力、步态等；评估病情、用药、既往病史、目前疾病状况等；评估环境因素：地面、各种标识、灯光照明、病房设施、患者衣着等。

1. 护士衣帽整洁，洗手，戴口罩。

2. 评估及解释。

护士："您好！我是您的责任护士李某某，能告诉我您的名字吗？"

患者："我是周某某。"

护士："您好，周先生，您现在感觉怎样？头还晕吗？右侧的肢体还是感觉没有力气，是吧？根据您的情况，我将给您做一个跌倒风险的评估，目的是为了保障您在住院期间的安全，防止发生跌倒的意外。我会询问您一些问题，请配合回答，好吗？"

患者："好。"

（二）实施操作

1. 再次核对患者、床头卡及手腕带。

2. 向患者及家属解释操作的目的及配合要点。

护士："您好，周先生，我现在用跌倒危险因素评估表对您发生跌倒的可能性进行评估，请您根据我的问题进行回答，如果有不清楚的地方请告诉我，好吗？如果您觉得讲话很费力，也可以请家属协助回答，您点头或摇头表示赞同或反对，好吗？"

患者："好。"

情景Ⅰ：护士使用跌倒危险因素评估表对患者进行相关因素评估，患者及家属回答提问。

护士："周先生，您配合得非常好，谢谢！辛苦您了！您现在可以稍作休息一下，喝口水吧。"

患者："我现在不想喝水。"

护士："周先生，通过刚才的评估，提示您有跌倒的风险存在，为了防止发生跌倒的意外，我将向您提供一些有关方面的指导，并采取一些相关的护理措施，请您理解和配合我，好吗？"

患者："嗯。"

护士：由于您的肢体活动不便，又有头晕的症状，所以您起床的时候不要突然起身和立即下床，您的拖鞋我已经请家属换成了防滑的。卫生间有防滑提示牌、防滑垫和扶手，您起身时请先拉住扶手后再慢慢起来，呼叫铃在扶手边上，您有事可以直接按铃呼叫。另外，我已经告知您的家属，地面有水渍要及时清理，保持干燥。"

患者："好。"

3. 将病床调至最低位置，拉上床栏，固定好床脚刹车，移去周围障碍物。

情景Ⅱ：护士拉上床栏，固定好床脚刹车，并指导患者及家属怎样正确使用床栏。

护士："周先生，我已经把两边的床栏拉上了，主要是为了防止您翻身时不小心坠床。您起床时可以先按呼叫铃，我们会来协助您的，请不要直接翻越床栏下床，好吗？"

患者："好。"

4．告知患者及家属怎样使用病房的照明设施、设备带上的照明灯、呼叫铃。

护士："周先生，您记住夜间或房间光线较暗的时候，一定要先打开照明灯，以防您看不清楚而发生跌倒。如果您家属不在的时候您有什么需要，请一定要先按呼叫铃，我们来协助您。另外，请您一定要留一个家属陪护，谢谢您的合作。"

情景Ⅲ：护士再次嘱咐家属，一定要确保患者涉及移动的所有活动得到协助及监护。

5．搬运患者时将平车固定，防止滑动，就位后拉好护栏。

6．呼叫铃、便器放在患者易取之处。

7．将预防跌倒的警示牌悬挂于床头设备带上醒目位置，并告知患者及家属不要随意摘取。

8．患者服用的药物遵医嘱按时给予，并告知服药的注意事项，服药后密切观察患者用药后的反应。

9．将患者情况列入交班内容，加强巡视，防止意外。

10．洗手，记录患者病情、跌倒危险因素评分情况、采取的措施及指导要点。

五、操作流程

核对解释 —→ 进行跌倒危险因素评分 —→ 采取相应措施 —→ 指导说明 —→ 健康教育 —→ 准确记录。

六、评价

1．护士解释、指导清楚，患者及家属能理解和配合。

2．护理措施有效，患者在住院期间未发生跌倒。

七、注意事项

1．做好患者跌倒预防的风险评估，确定有跌倒风险应告知患者及家属，并在告知书上签字。

2．定时巡视患者，严密观察生命体征及病情变化。加强与患者及家属的沟通，及时了解需求，给予相应的协助及护理。

3．创造良好的病区安全环境，光线明亮、整洁、畅通、无障碍物。地面干燥无水渍，卫生间有防滑设施等。

4．根据患者情况，作好跌倒预防危险因素的动态评估。如病情发生变化、服用某些药物、手术等，应及时或重新给予评估。

5．作好患者及家属的安全宣教，尤其是患者下床前应先放下床栏，切勿翻越或由床尾下床。使用平车或轮椅外出检查的患者，应加安全带并拉上护栏。

八、健康教育

1．让患者及家属熟悉住院环境，正确使用助步器，穿大小合适的衣物及防滑鞋。

2．年老、行走不稳的患者，行动时应有人照顾或搀扶。上下床、轮椅时要先固定好轮子，防止滑动。

3．避免突然变换体位的动作，体位改变时应缓慢。如有不适，应及时通知护士协助。

4．病室光线充足，无障碍物，地面干燥无水渍。

九、引导性反馈

见附录一。

十、患者跌倒预防技术考核评分标准

患者跌倒预防技术考核评分标准见表 10-1。

表 10-1 患者跌倒预防技术考核评分标准

序号	操作要点	操作技术标准	标准分	评分
1	素质要求（2分）	护士衣帽整洁，仪表端庄	2	
2	确认（2分）	确认护理措施	2	
3	评估（8分）	①评估住院患者的基本情况：年龄、意识状态、自理能力、步态等	2	
		②评估病情、用药、既往病史、目前疾病状况等	2	
		③评估环境因素：地面、各种标识、灯光照明、病房设施、患者衣着等	4	
4	洗手戴口罩（2分）	洗手，戴口罩	2	
5	操作前准备（6分）	用物准备 治疗车上层：跌倒危险因素评估表 治疗车下层：医用垃圾容器、生活垃圾容器 另备防滑提示牌、防跌倒警示牌、手消毒液	2 2 2	
6	使用评估表（8分）	评估患者易跌倒的因素	8	
7	巡视（7分）	定时巡视患者，严密观察患者的生命体征及病情变化，合理安排陪护	7	
8	用药观察（7分）	遵医嘱按时给药，告知患者服药后注意事项，患者服药后，密切观察患者用药后反应	7	
9	病床安全（8分）	将病床调至最低位置，固定好床脚刹车，必要时加床栏 患者下床前先放下床栏，切勿翻越	8	
10	搬运安全（6分）	搬运患者时将平车固定，防止滑动，就位后拉好护栏	6	
11	地面安全（8分）	保持地面干燥无水渍。病区及走廊畅通、无障碍物、光线明亮	8	
12	就近取物（7分）	呼叫器、便器放在患者易取处	7	
13	安全指导（12分）	①对患者进行安全事项的指导 ②对有跌倒风险患者及家属进行具体指导	6 6	
14	洗手（2分）	洗手	2	
15	记录（5分）	口述：患者病情、跌倒预防危险因素评估情况、存在问题及隐患、采取的具体措施	5	
16	总体评价（10分）	正确指导患者 操作规范，熟练有序 沟通合理有效 操作中体现出对患者的人文关怀 时间：5min，超时酌情扣分	2 3 2 3	
成绩			100	

（秦 莹）

项目 11　特殊患者的口腔护理技术

一、教学目标

1. 能说出口腔护理的目的和注意事项。
2. 能正确评估患者口腔卫生状况，并能根据评估选择合适的口腔护理液。
3. 能正确进行口腔护理操作。
4. 在操作过程中动作轻柔，能与患者进行良好的沟通。

二、实验目的

1. 保持口腔清洁、湿润，使患者舒适，预防口腔感染等并发症。
2. 预防或减轻口腔异味，清除牙垢，增进食欲，确保患者舒适。
3. 评估口腔内的变化（如黏膜、舌苔及牙龈等），提供患者病情动态变化的信息。

三、模拟情景

（一）案例

王先生，64 岁。主诉：咳嗽、咳痰、气喘加重 3 周，诊断为"慢性支气管炎急性发作"入院，入院后经头孢拉定、氧氟沙星等药物治疗 5 周。今晨查房患者主诉右脸颊部有疼痛感，体格检查：口腔干裂、口腔黏膜干燥，右颊黏膜面有一个乳状斑块，用棉签擦去后有一溃疡面，伴口臭，诊断：慢性支气管炎急性发作、口腔真菌感染。医嘱：2.5% 碳酸氢钠溶液口腔护理，bid。

（二）环境准备

1. 病房情景布置　外科病房，病床单元、设备带、操作台、调节室温。
2. 角色信息
（1）护士（扮演者：教师／学生）　通过与"患者"沟通交流评估决策，执行医嘱。
（2）患者　1 个模拟人卧于病床，用于操作；床旁 1 名教师或学生模拟患者，回应"护士"，根据"护士"完成任务情况推进剧情，实现情景变化。
3. 标准化患者的训练　围绕案例的内容，并注意患者的情感变化。
（1）模拟患者咳嗽、咳痰、气喘症状。
（2）模拟患者右脸颊部疼痛状。
4. 医嘱　2.5% 碳酸氢钠溶液口腔护理。
5. 用物准备　治疗车上层：治疗盘内放置口腔护理包或口腔护理盘（内置：治疗碗 1 个，内盛棉球 16 个以上，弯盘 1 个、弯止血钳 1 把、镊子 1 把、压舌板 1 块）、水杯（内盛温开水）、吸水管、治疗巾、手电筒、棉签、液状石蜡、2.5% 碳酸氢钠、口腔外用药（按需备用，常用的有口腔溃疡膏、锡类散等）、开口器（必要时），手消毒剂。
治疗车下层：医疗垃圾桶、生活垃圾桶。

四、操作步骤

（有条件者拍摄操作过程。）

（一）评估

内容：年龄、病情、意识、治疗情况、心理状态和合作程度；口唇有无干裂、出血，牙龈、口腔黏膜及舌有无水疱、溃疡、肿胀或出血，有无口臭，有无活动义齿。

1. 护士衣帽整洁，洗手，戴口罩。

2. 接到医嘱，打印执行单，两人共同核对无误。

3. 携带执行单至床旁。

护士："您好！我是您的责任护士小李，能告诉我您的名字吗？"

患者："我是王某某。"

护士："您好！王先生，我核对一下您的床尾卡和手腕带。您现在还有一些发热，根据您的口腔情况，医生诊断为口腔真菌感染，为了保持您口腔的清洁、治疗口腔感染，我会为您进行口腔护理，希望您配合。您有活动的假牙吗？如果有假牙，请先取下来泡在冷开水杯里，等清洁完后再给您装上去。您先休息一下，我去准备用物。"

患者："好的。"

（二）实施操作

1. 携用物至患者床旁。

2. 再次核对患者、床尾卡和手腕带。向患者及家属解释口腔护理的目的及配合要点。

护士："您好，请问您叫什么名字？"

患者："王某某。"

护士："来，我再核对一下您的腕带。"核对患者床号、姓名、性别、住院号。

护士："王先生，现在我要为您做口腔护理了，请您配合我把头偏向我这一侧好吗？"（或取侧卧位，面向操作者）。

患者："好的。"

3. 治疗巾铺于患者颌下。

4. 口腔评估（检查口腔）

（1）检查口腔护理包并打开，置弯盘于口角旁，倒漱口液湿润并清点棉球，口唇干裂者先湿润口唇。

（2）协助清醒患者用吸水管吸水漱口（昏迷患者禁忌漱口），漱口水吐入弯盘。

护士："王先生，请您吸口水，漱漱口。"

（3）一手用压舌板撑开面颊部，一手用手电筒检查口腔黏膜有无溃疡、出血等。

护士："您好！王先生，请您慢慢张口，我看一下您的口腔情况。"

5. 擦洗口腔。

护士："王先生，现在我要给您擦洗口腔了，时间不长，我动作会很轻稳，如果擦洗过程中有什么不舒服的话，您可以举手示意一下！"

患者："好的。"

（1）用弯血管钳夹取含有口腔护理液的棉球，拧至不滴水。

（2）嘱患者咬合上下齿，用压舌板撑开左侧颊部，擦洗牙齿的左外侧面，由内（臼齿）向外纵向擦洗直至门齿，同法擦洗对侧。

（3）嘱患者张开上、下牙齿，依次擦洗牙齿左上内侧面、左上咬合面、左下内侧面、左下咬合面、左侧颊部（每擦洗一个面换一个棉球）。同法擦洗对侧。

（4）擦洗硬腭部、舌面及舌下（每擦洗一个面换一个棉球）。

（5）擦洗完毕，再次清点棉球数量。

6．再次协助患者漱口（昏迷患者禁忌漱口）、擦净口唇、面部水渍。

7．再次评估口腔状况（评价擦洗情况）。

护士："王先生，您口腔里有溃疡，我给您涂点药。"

患者："好的，谢谢你！"

（1）口腔溃疡处涂口腔外用药，如口腔溃疡膏。

护士："王先生，您口唇比较干，我再给您涂点润滑剂，防止口唇干裂出血。"

（2）口唇干裂涂液体石蜡油或润唇膏。

8．操作后处理

（1）撤去弯盘及治疗巾。

护士："王先生，口腔擦洗完了，您感觉怎么样？"

患者："很好，感觉舒服多了。"

护士："您配合得很好，谢谢！平时您可以多漱口刷牙，对您的口腔卫生有好处。您还有其他需要吗？"

患者："没有了。"

护士："如果没有请好好休息！如果您有什么需要可以按床铃，我们也会随时巡视病房，谢谢您的配合！"

（2）协助患者取舒适卧位、整理床单位、确认患者无需要后离开病室。

（3）整理用物。

（4）洗手、做好记录。

五、操作流程

核对解释 —→ 安置体位 —→ 铺巾置盘 —→ 清点棉球数量 —→ 润唇 —→ 观察口腔 —→ 漱口 —→ 擦洗口腔各部 —→ 再次清点棉球数量 —→ 再次漱口 —→ 再次观察口腔情况 —→ 必要时涂抹药物 —→ 撤盘撤巾 —→ 整理观察 —→ 用物处置 —→ 准确记录。

六、评价

1．患者口唇润泽，口腔感觉清洁、舒适、无异味。

2．护士操作方法正确、规范，动作轻柔。

3．护患沟通有效，患者能积极配合，同时获得口腔卫生保健的知识与技能。

七、注意事项

1．操作时避免弯钳触及牙龈或口腔黏膜。

2．昏迷或意识模糊的患者棉球不能过湿，操作中注意夹紧棉球，防止遗留在口腔内，禁止漱口，以免引起误吸。

3．有活动性义齿的患者协助清洗义齿。

4．使用开口器时从臼齿处放入。

5．对长期使用抗生素和激素的患者，应注意观察口腔内有无真菌感染。

6．使用压舌板、弯止血钳时动作轻柔，用棉球裹住止血钳尖端擦洗；尤其是对凝血功能差者，应防止损伤口腔黏膜及牙龈，引起出血。

7．擦洗硬腭及舌面时，勿过深触及咽部引起恶心。

8．取下的义齿应冷水冲刷干净后，浸泡在做有标记的冷水杯中，勿浸泡于热水或乙醇溶液中，以免变色、变形及老化。

9．操作中注意与患者的沟通，注重患者的感受。

八、健康教育

1．向患者解释保持口腔卫生的重要性。

2．介绍口腔护理的相关知识，并根据患者存在的问题进行有针对性的指导。

九、引导性反馈

见附录一。

十、特殊患者的口腔护理考核评分标准

特殊患者的口腔护理考核评分标准见表 11-1。

表 11-1 特殊患者的口腔护理考核评分标准

序号	操作要点	操作技术标准	标准分	评分
1	素质要求（2分）	护士衣帽整洁，仪表端庄	2	
2	核对医嘱（2分）	核对医嘱	2	
3	评估患者（4分）	①有效核对患者床号、姓名 ②评估患者的病情、意识、心理状态及合作程度 ③向患者解释口腔护理的目的、方法以取得合作 ④湿润口唇、口角，检查口腔情况，有无义齿	1 1 1 1	
4	洗手，戴口罩（2分）	洗手，戴口罩	2	
5	操作前准备（10分）	用物准备 治疗盘内置：口腔护理包1个、漱口杯1个（盛温开水）、棉签1包、手电筒1把、必要时备开口器1把、拉舌钳1把，口腔外用药、正确选择漱口液 环境准备 床旁无多余用物、光线充足	6 4	
6	操作过程（70分）	核对床号、姓名、床头卡、腕带、称呼、解释取得合作，嘱患者有不适告诉护士	5	
		正确打开口腔护理包、清点棉球个数，使用漱口液浸湿棉球	5	
		患者体位摆放正确，铺治疗巾于颌下，置弯盘于口角	3	
		湿润口唇，观察口腔（用手电筒和压舌板），有活动义齿者取下	4	
		协助漱口　　口述：昏迷患者禁忌漱口	4	
		持镊子和血管钳手法正确	6	
		拧棉球动作规范	6	
		擦洗棉球湿度适宜、擦洗面积有效	6	
		擦洗顺序正确、无遗漏	10	
		协助漱口，拭去口角水渍	3	
		再次观察口腔，酌情使用外用药	4	
		撤去治疗巾，佩戴义齿，清点棉球个数	3	
		整理床单位，感谢配合	3	
		用物处理符合要求	5	
		洗手、记录	3	
7	总体评价（10分）	动作熟练、轻、稳、准，口腔黏膜无损伤	2	
		患者口腔清洁，感觉舒适，无口腔感染、溃疡等情况	3	
		患者安全，清洁，无交叉污染。操作前后棉球数量正确	2	
		操作过程中体现出对患者的人文关怀	3	
		考核时间15min，超时酌情扣分		
成绩			100	

（肖　霓）

58

项目 12　压疮的预防及护理技术

一、教学目标

1．正确说出压疮的概念、发生原因、好发部位、预防及护理。
2．正确说出压疮的预防，并能运用压疮风险评估表对患者进行有效评估。
3．能正确实施压疮预防的护理技术操作。
4．操作中关心患者、减少暴露、保护隐私。

二、实验目的

1．保持患者皮肤的完整性，无压疮发生。
2．促进患者已受损的皮肤逐渐愈合，减少并发症发生。
3．满足患者安全舒适的需要。

三、模拟情景

（一）案例

潘女士，76 岁。因"脑梗死后反复抽搐 2 年伴排尿排便失禁，进食困难半个月"入院。体格检查：一般情况差，全身消瘦，贫血貌。双肺呼吸音低，心界不大，心率 90 次 / 分，律不齐，未闻及杂音。神志清楚，双瞳孔圆形等大，光反射灵敏。左上、下肢肌力 3 级，右上、下肢肌力 4 级。双上肢肌张力增高，双下肢肌张力低。四肢腱反射（++），双下肢未引出病理征。护理措施：压疮预防护理。

（二）环境准备

1．病房情景布置　内科病房、病床单元、设备带、床帘或屏风、操作台、摄影设备。
2．角色信息
（1）护士（扮演者：教师 / 学生）　通过与"患者"沟通、评估、决策，执行医嘱。
（2）患者　"患者"由 1 个模拟人充当并卧于病床，用于操作。床旁 1 名教师或学生模拟患者（标准化），回应"护士"，根据"护士"完成任务情况推进剧情，实现情景变化。
3．标准化患者训练　围绕案例内容，并注意患者情感变化。
（1）模拟脑梗死患者的痛苦表情和呻吟。
（2）模拟患者肢体无力、全身软弱。
4．护理措施　压疮预防护理。
5．用物准备　治疗车上层：治疗盘内备浴巾一条、毛巾两条（或患者自备）、橡胶单一张及治疗巾一条、沐浴露、50% 乙醇溶液、爽身粉、治疗盘外备脸盆、水壶（盛 50 ～ 52℃ 水）、水温计、必要时备清洁衣裤和被单、翻身记录卡、手消毒液。
治疗车下层：水桶（盛污水用）、便盆及便盆巾、医用垃圾容器、生活垃圾容器。

四、操作步骤

（一）评估

内容：患者的年龄、病情（是否年老体弱、营养不良、长期卧床、瘫痪、制动、有无石膏、夹板固定等情况）、受压部位皮肤有无发红、缺血、破溃；患者及家属对压疮的认知及心理反应；对预防压疮知识的了解及合作程度。

1. 护士衣帽整洁，洗手，戴口罩。

2. 评估及解释

护士："您好！您是潘女士吗？"

患者："是的。"

护士："我是您的责任护士张某某，能告诉我您的名字吗？"

患者："潘某某。"

护士："来，核对一下您的腕带。"核对患者床号、姓名、性别、住院号。

护士："您好！潘女士，由于您长期卧床，又有排尿排便失禁，为了防止您的皮肤出现压疮，我将要为您进行压疮的预防处理，请您配合我一下好吗？"

患者："好的。"

护士："那请您稍等，我去准备用物，然后过来给您进行压疮的预防处理。"

（二）实施操作

1. 核对护理措施，携用物至患者床旁。

2. 再次核对患者，向患者及家属解释压疮预防的目的和配合要点。

护士："您好，潘女士！我再次核对一下您的名字是潘某某吧？我现在先给您翻身侧卧，检查一下您的皮肤受压情况，请您配合一下，好吗？"

3. 护士协助患者仰卧，双手放于腹部，双下肢屈曲。先将枕头移向近护士一侧，然后分别将患者的肩部、臀部、双下肢移向近护士一侧，护士一手扶肩、一手扶膝轻轻推患者转向对侧，背向护士，用软枕将患者背部、胸前和膝部垫好，使之舒适、安全。

情景Ⅰ：护士用床帘遮挡，使用对侧床栏，按协助患者翻身侧卧法将患者翻身侧卧于对侧，检查患者受压部位的皮肤情况。

护士："谢谢潘女士。您配合得很好。您受压部位的皮肤有些发红，主要是在髋部和外踝处，我先给您进行床上擦浴。擦浴过程中如果您有什么不适的话，请及时告诉我，好吗？"

患者："好的。"

4. 关好门窗，调节室温为 22 ~ 26℃。松开床尾盖被，将面盆放于床旁椅上，倒入热水 2/3 满，测试水温（水温应为 50 ~ 52℃）。

5. 按床上擦浴步骤，擦洗面颈、上肢、胸腹、背部，背部擦洗后用 50% 乙醇溶液按摩受压部位，护士斜站在患者右侧，左腿弯曲在前，右腿伸直在后，用双手大小鱼际，从患者尾骶部开始以环形动作沿脊椎两侧边缘向上按摩（力量要足够刺激肌肉组织），至肩部后转向下至腰部，按摩后，手再轻轻滑至臀部、尾骨及髋部，此时护士姿势改变为左腿伸直，右腿弯曲。如此有节奏地反复按摩数次，再用拇指指腹从尾骶部开始沿脊柱按至第七颈椎处。全背按摩完毕，酌情给患者涂上爽身粉。协助患者更衣平卧，换水并调好水温后擦洗下肢、浸泡并清洗双足、清洗会阴，换上清洁裤子，外踝处用 50% 的乙醇溶液按摩。必要时修剪指（趾）甲。

情景Ⅱ：护士一边擦浴，一边与患者沟通，了解患者的感受，观察有无病情变化。

6．整理床单位，清理用物。

7．洗手。

护士："潘女士，我已经为您擦浴和按摩完毕，您有什么不舒服吗？您感觉累吗？"

患者："不累。"

护士："那您稍休息一会儿，接下来我为您安置一个舒适的卧位，然后把预防压疮的防护垫给您垫上，垫好后如果您觉得哪儿不舒服就告诉我。好吗？"

患者："好。"

8．按协助患者翻身侧卧法检查另一侧部位皮肤受压情况。在患者尾骶部和易受压部位垫上海绵垫或其他减压装置，在身体空隙处垫上软枕。

情景Ⅲ：护士一边放置防护垫，一边与患者沟通，了解患者感受。沟通过程中进行压疮预防的健康宣教。

9．整理床单位，整理用物，开窗通风。洗手，记录翻身时间及卧位、受压部位皮肤情况、患者反应。

五、操作流程

核对解释 —→ 安置体位 —→ 协助患者翻身侧卧 —→ 检查受压部位皮肤情况 —→ 床上擦浴 —→ 按摩受压部位 —→ 观察患者反应 —→ 放置防护垫 —→ 健康教育 —→ 整理床单位 —→ 准确记录。

六、评价

1．护士动作轻柔，患者无不适，使用减压装置得当。

2．护士观察和处理及时有效，患者住院期间未发生压疮。

3．患者压疮得到控制，创面愈合，护理措施有效。

4．患者及家属对压疮的认知增强，能参与管理及护理。

七、注意事项

1．对危重、年老体弱、长期卧床、消瘦、营养不良、制动的患者均应进行压疮风险评分，确定有风险者应采取积极有效的防护措施。

2．翻身的间隔时间根据病情及受压处皮肤情况决定，一般每2小时一次，如翻身后受压部位在解除压力后30min压红不褪者，应缩短翻身时间。禁止按摩压红部位皮肤。

3．正确使用压疮预防减压装置，不宜使用可引起溃疡的橡胶类圈状物。

4．感觉障碍的患者避免使用热水袋或冰袋，防止烫伤或冻伤。

5．长期卧床的患者，护士应协助或鼓励其进行主动或被动全范围关节运动，翻身后应将肢体置于功能位置，防止关节僵硬、粘连和挛缩。

八、健康教育

1．告知患者及家属压疮的危害性及定时更换体位的重要性。

2．告知患者及家属发生压疮的危险因素和预防措施。

3．保持皮肤清洁干爽，排尿排便失禁患者及时清洁局部皮肤、更换床单及衣物。床单位保持清洁、平整、无渣屑，肛周皮肤可涂皮肤保护剂。

4．指导患者增加营养的摄入，给予高蛋白、高热量、高维生素饮食，并适当补充矿物质，如口服硫酸锌可促进慢性溃疡的愈合。对不能进食者可使用鼻饲或静脉营养。

5．指导患者及家属进行功能锻炼，防止肌肉萎缩及关节僵硬、挛缩。

九、引导性反馈

见附录一。

十、压疮的预防及护理技术考核评分标准

压疮的预防及护理技术考核评分标准见表12-1。

表 12-1　压疮的预防及护理技术考核评分标准

序号	操作要点	操作技术标准	标准分	评分
1	素质要求（2分）	护士衣帽整洁、仪表端庄	2	
2	确认（2分）	确认护理措施	2	
3	评估（4分）	①有效核对患者床号、姓名 ②正确评估皮肤情况 ③了解知识水平及其需要	1 2 1	
4	洗手，戴口罩 （2分）	洗手，戴口罩	2	
5	操作前准备 （10分）	用物准备 治疗车上层：治疗盘内备浴巾一条、毛巾两条（或患者自备）、橡胶单一张及治疗巾一条、沐浴露、50%乙醇溶液、爽身粉、治疗盘外备脸盆、水壶（内盛50～52℃水）、水温计、必要时备清洁衣裤和被单、翻身记录卡、手消毒液 治疗车下层：水桶（盛污水用）、便盆及便盆巾、医用垃圾容器、生活垃圾容器	7 3	
6	安全与舒适 （10分）	①保持环境安静、清洁、舒适 ②预防新的损伤（烫伤、擦伤） ③患者体位正确、舒适，注意保暖及保护隐私	2 4 4	
7	翻身法（14分）	①翻身方法正确，符合人体力学原理 ②患者体位稳当，支撑合理 ③动作轻稳、协调，无拖、拉、拽患者动作 ④各种治疗措施安置妥当（导管、石膏、牵引等）	4 3 4 3	
8	擦洗法（5分）	①水温适宜（50～52℃） ②擦洗方法正确，擦洗后床单未浸湿	2 3	
9	按摩法（20分）	①全背或局部按摩手法正确 ②时间适当（局部按摩3～5min）	14 6	
10	防护垫使用法 （3分）	防护垫使用、放置方法正确	3	
11	整理（8分）	①床铺整洁、干燥、无皱折、无渣屑 ②衣物整理平整、卧位舒适	4 4	
12	处理（5分）	整理用物、开窗通风 口述：用物分类消毒处理	3 2	
13	洗手（2分）	洗手	2	
14	记录（3分）	口述：翻身时间及卧位、受压部位皮肤情况、患者反应	3	
15	总体评价 （10分）	正确指导患者 操作规范，熟练有序 沟通合理有效 操作中体现出对患者的人文关怀 时间：15min，超时酌情扣分	2 3 2 3	
成绩			100	

（秦　莹）

项目 13 生命体征监测技术

一、教学目标

1. 能掌握生命体征的正常值、测量方法，测量生命体征的目的及注意事项。
2. 能够正确测量和记录生命体征，并对生命体征异常患者给予相应护理。
3. 能正确对脉搏短绌患者进行测量。
4. 具有较强的人际沟通能力和严谨求实的工作态度，操作规范、数值准确。
5. 操作中关心患者，减少患者的暴露。

二、实验目的

1. 判断体温、脉搏、呼吸、血压有无异常。
2. 协助诊断，为预防、治疗、康复和护理提供依据。

三、模拟情景

（一）案例

刘先生，72 岁，大专文化，自由职业者。患者主诉 10 年来每于冬季或受凉后出现咳嗽、咳痰，为黄白色黏痰，伴喘息，不伴发热，既往有高血压、冠心病史 15 年。3 天前受凉后再次出现咳嗽、咳痰、心悸、乏力、气促，晕厥 1 次。诊断为：慢性支气管炎、高血压、冠心病。医嘱：一级护理，生命体征测量。

（二）环境准备

1. 病房情景布置 心内科病房、病床单元、设备带、床帘或屏风、操作台、摄影设备。
2. 角色信息

（1）护士（扮演者：教师 / 学生） 通过与"患者"沟通、交流、评估、决策，执行医嘱。

（2）患者 1 个模拟人卧于病床，用于操作；床旁 1 名教师或学生模拟患者，回应"护士"，根据"护士"完成任务情况推进剧情，实现情景变化。

3. 标准化患者训练 围绕案例的内容，并注意患者的情感变化。

（1）模拟患者咳嗽、咳痰。

（2）模拟患者心悸、乏力、气促。

4. 医嘱 一级护理，生命体征测量。

5. 用物准备

（1）治疗车上层 治疗盘内备容器 2 个（一个为清洁容器，盛放已消毒的体温计，另一个盛放测温后的体温计，体温计甩至 35℃ 以下），血压计和听诊器（检查血压计的袖带宽窄是否合适，水银是否充足，玻璃管有无裂缝，玻璃管上端是否和大气相通，橡胶管和输气球有无漏气，听诊器是否完好），手消毒液、纱布、秒表，必要时备棉花，若测肛温，另备润滑油、棉签、卫生纸。治疗盘外：清洁干燥弯盘、记录本、医嘱单、医嘱执行单、笔。

（2）治疗车下层　医疗垃圾桶、生活垃圾桶。

6. 核对　医嘱执行单与医嘱核对准确无误。

四、操作步骤

（有条件者拍摄操作过程。）

（一）评估

内容：患者的年龄、病情、意识、治疗情况，心理状态及合作程度；有无影响患者生命体征的因素，比如运动，进食，冷热饮，情绪激动等；理解配合能力。

1. 护士衣帽整洁，洗手，戴口罩。

2. 接到医嘱，打印执行单，两人共同核对无误。

3. 携带执行单至床旁。

护士："您好，我是您的责任护士吴某某，能告诉我您的名字吗？"

患者："我是刘某某。"

护士："您好，刘先生，我核对一下您的床尾卡和手腕带。您现在感觉怎样？觉得头晕、心慌、乏力、气促，是吗？"

患者："是的，感觉不太舒服。"

护士："您目前的诊断是冠心病和高血压，医生要给您用药，为了能准确用药，我要给您测量体温、血压、脉搏和呼吸，请问在此之前的半小时之内您运动过吗？有没有喝热、冷饮料？腋下有汗吗？您的手腕和手臂有受过伤吗？"

患者："都没有。"

护士："好的，那需要我协助您上厕所吗？"

患者："不用了。"

护士："现在请您暂时不要喝热冷饮，在床上休息一下，我去准备一下用物。"

（二）实施操作

1. 核对医嘱，携用物至患者床旁。

2. 再次核对患者、床尾卡及手腕带。向患者及家属解释吸痰的目的及配合要点。

护士："您好，请问您是刘先生吗？我先给您测量体温，采取什么姿势您会比较舒服？躺着是吗？"

患者："是的，躺着比较舒服一些。"

▲ 测量口温

护士："刘先生，来，张口，对，您做得很好。请您务必闭紧口唇，像我这样用鼻呼吸，不要用牙齿咬体温计，测量三分钟。"

3. 检查体温计有无破损，水银柱是否在35℃以下。将体温计水银端斜放于舌下。

情景Ⅰ：患者不慎咬碎体温计。

处理：首先应立即清除口腔内玻璃碎屑，防止损伤唇、舌、口腔、食管、胃肠道黏膜，然后口服蛋清或者牛奶以延缓汞的吸收，若患者的病情允许，可食用粗纤维食物（如韭菜），加速汞的排泄。

▲测量腋温

护士："刘先生，让我帮您把衣服解开，替您擦干腋下汗液，我将体温计放在您左边的腋下了，请把您的左手屈臂过胸夹紧10min，手放到右侧肩膀，对了，您做得非常好。"

4．用干纱布擦干腋下汗液，将体温计水银端放于腋窝正中紧贴皮肤。

▲测量肛温

5．床帘或者屏风遮挡患者，注意保护患者的隐私。

护士："刘先生，我现在要给您测量一下肛温。我帮您取左侧位，要露出臀部。在测量肛温时，由于要将肛表插入您的肛门，所以可能会有些不舒服，但我会尽量轻柔一点，请您忍耐3min，好吗？"

患者："好的。"

6．用润滑剂润滑肛表水银端，将肛表轻轻插入肛门3～4cm并固定，测量3min。

7．取出体温计，用消毒液纱布擦拭。

8．读数，将体温计甩至35℃以下，放入消毒液中浸泡消毒。

▲测量脉搏

9．协助患者手腕伸展，手臂放于舒适位置。

护士："刘先生，请您放松，暂时不要说话，我给您数脉搏（测量脉搏后继续测呼吸）。"

10．以示指、中指、环指指腹按压桡动脉处，按压力量适中，以能清楚测得脉搏搏动为宜。测量30s，测得数值乘以2。异常脉搏计时1min，若发现患者脉搏短绌，应由2名护士同时测量，一人听心率，另一人测脉率，由听心率者发出"起"和"停"口令，计时1min。

▲测量呼吸

11．将手放在患者的诊脉部位似诊脉状，眼睛观察患者胸部或腹部的起伏。

12．观察：呼吸频率（一起一伏为一次呼吸）、深度、节律、音响、形态及有无呼吸困难等。正常呼吸测30s，乘以2。若异常呼吸患者或婴儿应测1min。

13．洗手并记录。

▲测量血压

护士："现在给您测血压，让我帮您把右侧衣袖脱下来好吗？等会儿我充气的时候您会感觉手臂有点胀，不要紧张，很快就会好的。"

患者："好的，我知道了。"

14．暴露患者一侧上臂、伸肘、手掌向上。

15．血压计　打开垂直放好血压计，开启水银槽开关。

16．缠袖带　驱尽袖带内空气，测量肱动脉时置于上臂中部，下缘距肘窝2～3cm，松紧可容1指为宜。

17．戴听诊器，听诊器胸件置于肱动脉搏动最明显处。

18．充气　一手固定听诊器，另一手握加压气球，关气门，打气至动脉搏动音消失再升高20～30mmHg。

19．放气　缓慢放气，速度以每秒水银柱下降4mmHg为宜，听肱动脉搏动声音变化的同时两眼平视水银柱所指刻度。

20．判断　当听到第一声搏动音，此时水银柱所对应刻度即为收缩压，当搏动音突然减弱明显或消失，此时水银柱所对应刻度即为舒张压。

21．整理血压计　排尽袖带内的空气，拧紧压力活门，整理后放入盒内，右倾血压计

45°使水银全部回到水银槽内，关闭水银槽开关，盖上盒盖，平稳放置。

22．协助患者穿衣，取舒适体位，整理床单位。

23．整理用物，洗手，摘口罩，记录。

护士："刘先生，您的体温是 36.8℃、脉搏是 90 次／分、呼吸是 22 次／分，血压有点高，收缩压 166mmHg，舒张压 106 mmHg，您不要紧张，我会将生命体征值告诉医生的，我将呼叫铃放在您的枕边，如果您有什么不适，请按呼叫铃通知我，我会及时来巡视的，您好好休息，谢谢您的配合！"

患者："好的，谢谢您！"

24．在体温单上绘制生命体征曲线。

五、操作流程

核对解释 ⟶ 安置体位 ⟶ 测量体温 ⟶ 测量脉搏 ⟶ 测量呼吸 ⟶ 测量血压 ⟶ 安置患者 ⟶ 整理观察并行健康教育 ⟶ 准确记录。

六、评价

1．患者安全，无损伤，无其他不适。

2．护士测量方法正确，测量结果准确。

3．护士能与患者或家属有效沟通，得到理解与配合。

七、注意事项

1．在甩体温计时用腕部力量，不能触及他物，以防撞碎，切忌把体温计放在热水中清洗或沸水中煮，以防爆裂。

2．精神异常、昏迷、婴幼儿、口鼻腔手术或张口呼吸及不能配合者，均不宜采用口腔测温；直肠或肛门手术、腹泻者，禁忌肛温测量；心肌梗死患者不宜测肛温，以免刺激肛门引起迷走神经反射，导致心动过缓；刚进食或面颊部热敷后、运动、冷热饮、洗澡、坐浴、灌肠等，应间隔 30min 方可测量。

3．排除影响血压值的外界因素，袖带不可过窄或过宽，过松或过紧而造成血压值误差。

4．需密切观察血压者，测血压应做到"四定"：定时间，定部位，定体位，定血压计。

5．对血压有疑惑或未听清血压搏动者，应重新测量，但需驱尽袖带内的空气，使汞柱降为零，同时嘱患者休息 2 ～ 3min，必要时，做双侧对照。

6．测量脉搏时，勿用拇指诊脉，因拇指小动脉的搏动较强，易与患者的脉搏混淆。脉搏细弱难以触诊时，应测心尖搏动 1min。

八、健康教育

1．教导患者注意保暖，不要受凉。指导患者正确使用血压计和测量血压，帮助患者创造在家中自测血压的条件，以便患者能够及时掌握自己血压的动态变化。

2．降压药不能随便服用，需按医生的医嘱服药，不能擅自停药或减药。饮食上尽量清淡，低盐低脂。

3．解释监测生命体征的重要性，指导患者学会自我监测生命体征，学会正确的测量方法，保证测量结果的准确性。

4．向患者及家属介绍生命体征的正常值及测量过程中的注意事项。

5．教会患者对生命体征的动态观察，如果测量值异常，给患者及家属提供相应的护理指导，增强患者自我保护能力。

九、引导性反馈

见附录一。

十、生命体征监测技术考核评分标准

生命体征监测技术考核评分标准见表 13-1。

表 13-1 生命体征监测技术考核评分标准

序号	操作要点	操作技术标准	标准分	评分
1	素质要求 （2分）	护士衣帽整洁，仪表端庄	2	
2	核对医嘱 （2分）	核对医嘱	2	
3	评估患者 （4分）	①有效核对患者床号姓名 ②评估患者的病情、心理状态及合作程度 ③向患者解释测生命体征的目的、方法以取得合作 ④问候解释	1 1 1 1	
4	洗手，戴口罩 （2分）	洗手，戴口罩	2	
5	操作前准备 （10分）	用物准备 治疗车上层：治疗盘内备容器2个（一个盛放消毒的体温计、一个盛放测量体温后的体温计）、血压计、听诊器、消毒液、纱布、秒表，必要时备棉花，若测肛温，另备润滑油、棉签、卫生纸。治疗盘外，清洁干燥弯盘、医嘱单、医嘱执行单、记录本、笔 治疗车下层：医疗垃圾桶、生活垃圾桶	6 4	
6	核对患者 （6分）	①携用物至患者床旁，再次进行有效核对 ②关闭门窗，环境安静、清洁	3 3	
7	取体位（5分）	协助患者取适宜体位（坐位或卧位）	5	
8	测量体温 （9分）	①测口温：嘱患者张口，将体温计汞端斜放入舌下热窝，嘱患者口唇紧闭，用鼻呼吸，测量3min ②测腋温：擦干腋下汗腺，将水银端放于腋窝处，紧贴皮肤，嘱患者屈臂过胸夹紧体温计，测量10min ③测肛温：润滑汞端插入肛门3～4cm，测量3min	3 3 3	
9	测量脉搏 （11分）	①用示指、中指、环指指腹按压桡动脉处 ②一般情况下测量30s，测得数值乘以2，口述：危重患者或脉搏异常者应测1min ③口述：出现绌脉时由两人同时测量，一人听心率，一人测脉搏，由听心率者发出"开始"和"停止"口令，计时1min	3 4 4	
10	测量呼吸 （11分）	①测脉搏后护士手仍然似诊脉状 ②观察患者胸部或腹部起伏（一起一伏为一次） ③一般情况测量30s，口述：婴儿或异常呼吸者应测1min	3 4 4	

序号	操作要点	操作技术标准	标准分	评分
11	测量血压 (15分)	①准备测量肢体，被测肢体的肱动脉位置与心脏同一水平	2	
		②打开血压计并开启水银槽开关，驱尽袖带内空气，缠袖带平整，袖带下缘距离肘窝正中 2～3cm，松紧以能插入 1 指为宜	4	
		③戴听诊器方法正确，触摸肱动脉，听诊器胸件置于肱动脉搏动最明显处，一手固定、关闭气门，注、放气平稳	4	
		④眼睛平视刻度，读数正确	3	
		⑤取下袖带，排尽余气，关闭气门，倾斜45°关闭水银槽开关，整理关盒	2	
12	处理（8分）	协助穿好衣裤，取舒适卧位，再次核对患者	4	
		整理床单位	3	
		口述：用物分类消毒处理	1	
13	洗手（2分）	洗手，脱口罩	2	
14	记录（3分）	口述：生命体征值并准确记录	3	
15	总体评价 （10分）	正确指导患者	2	
		操作规范，熟练有序	3	
		沟通合理有效	2	
		操作过程中体现出对患者的人文关怀	3	
		考核时间 18min，超时酌情扣分		
成绩			100	

（杨　英）

项目 14 鼻导管吸氧技术

一、教学目标

1. 能正确说出给氧的目的、注意事项。
2. 能正确进行鼻导管吸氧操作。
3. 能掌握执行安全吸氧的原则。
4. 能说出氧气筒供氧装置的性能并进行正确安装。
5. 能对缺氧程度进行判断。
6. 能说出氧疗的副作用。
7. 动作轻柔、规范、关爱患者。

二、实验目的

1. 纠正各种原因造成的缺氧状态，提高 PaO_2 和 SaO_2，增加 CaO_2。
2. 促进组织的新陈代谢，维持机体生命活动。

三、模拟情景

（一）案例

李先生，75 岁，小学文化，农民。因"慢性咳嗽、咳痰 20 年，加重伴喘息 3 天"收住入院。3 天前因受凉咳嗽加重，夜间尤甚，咳大量黄脓痰，伴气急。体格检查：T 37.4 ℃，P 96 次 / 分，R 22 次 / 分，BP 130/90mmHg，神志清楚，双肺呼吸音减弱，可闻及少许湿性啰音、散在干性啰音，口唇发绀，桶状胸，两肺叩诊过清音，血气分析示：PaO_2 50mmHg，$PaCO_2$ 60 mmHg。入院诊断："慢性阻塞性肺疾病（急性加重期）"。医嘱：持续低流量吸氧。

（二）环境准备

1. 病房情景布置 呼吸内科病房、病床单元、室温适宜、光线充足、环境安静、远离火源。
2. 角色信息
（1）护士（扮演者：教师 / 学生） 通过与"患者"沟通、交流、评估、决策，执行医嘱。
（2）患者 1 个模拟人卧于病床，用于操作；床旁 1 名教师或学生模拟患者，回应"护士"，根据"护士"完成任务情况推进剧情，实现情景变化。
3. 标准化患者训练 围绕案例的内容，并注意患者的情感变化。
（1）模拟慢性阻塞性肺疾病（急性加重期）患者的痛苦表情。
（2）模拟患者的喘息、气促。
（3）模拟患者的咳嗽、咳痰。
4. 医嘱 持续低流量吸氧。

5．用物准备

（1）氧气筒及氧气表装置一套。

（2）治疗车上层　治疗盘内置小量杯1个（内盛冷开水）、鼻导管、纱布、弯盘、灭菌注射用水、棉签、扳手、手电筒、笔、用氧记录单、医嘱单、医嘱执行单、手消毒液。

（3）治疗车下层　医用垃圾桶、生活垃圾桶。

6．核对　医嘱执行单与医嘱核对准确无误。

四、操作步骤

（有条件者摄制操作过程。）

（一）评估

内容：患者的年龄、病情、意识、治疗情况，心理状态及合作程度；缺氧程度判断，根据患者临床表现及血气分析的 PaO_2 和 SaO_2 来确定；血气分析检查是监测用氧效果的客观指标，当患者的 PaO_2 低于 50mmHg（6.6kPa）时，应给予吸氧。

1．护士衣帽整洁，洗手，戴口罩。

2．接到医嘱，打印执行单，两人共同核对无误。

3．携带执行单至床旁。

护士："您好！我是您的责任护士陈某某，能告诉我您的名字吗？"

患者："我叫李某某。"

护士："李先生，您好！我核对一下您的床尾卡和手腕带。您现在感觉怎么样？觉得呼吸有点困难是吗？根据肺部感染和缺氧情况，需要吸氧，这样可以让您呼吸更顺畅，对提高血液含氧量、改善病情有好处。一会儿我会过来给您上氧，需要将一根鼻导管插入您鼻腔内少许，希望能得到您的配合，让我检查一下您的鼻腔好吗？"

患者："好的"。

护士用手电筒查看患者鼻腔情况，用手压住患者一侧鼻腔，嘱患者"大爷，请用鼻腔呼气，很好"，交换，按压另一鼻腔，嘱患者"再呼气，您的双侧鼻腔通气良好，鼻中隔无偏曲，无息肉，您鼻子有没有什么不舒服？"

患者："没有。"

护士："我将选择您的右侧鼻腔进行吸氧，好吗？"

患者："好的。"

护士："您先休息，我去准备用物。"

（二）实施操作

▲装氧气表

1．先打开氧气筒总开关，放出少量氧气，以冲掉气门上的灰尘，立刻关好。

2．接上氧气表，并旋紧（拧时先用手，后用扳手），使氧气表直立于氧气筒旁。

3．接湿化瓶　湿化瓶内放 1/2～2/3 满的灭菌注射用水。

4．关掉流量表开关，开总开关测得氧气筒氧气压力。

5．开流量开关，检查氧气流出是否通畅，关流量表开关待用。

▲上氧

6．核对医嘱，携用物至患者床旁。

7. 核对患者、床尾卡和手腕带，向患者及家属解释吸氧的目的及配合要点。

护士："您好，李先生！现在我都您清洁鼻腔。"

患者："好的。"

8. 用棉签蘸水清洁右侧鼻腔，将鼻导管与氧气表连接，开流量表，根据病情调节氧流量，在小量杯内的清水中检查鼻导管是否通畅，同时润滑前端。

情景Ⅰ：在冷开水中未看见气泡溢出，原因：管道打折或堵塞。

处理：检查管道是否打折、整理鼻导管或更换鼻导管。

9. 将鼻导管轻轻插入鼻腔，固定鼻导管，查看吸氧时间。

情景Ⅱ：嘱患者用鼻吸气，张口呼气。

护士："您做得很好，如果鼻腔干燥请告诉我，我会及时处理的。"

患者："好的。"

10. 询问患者的感受，做好宣教，整理床单位和用物。

护士："李先生，现在氧气给您用上了，氧气流量的大小已经帮您调节好了，请您和您的家人不要随意调节，如有什么不舒服可以按呼叫铃呼叫我们，我们也会随时来观察您的情况。因为氧气是易燃易爆品，所以请您和您的家属都要注意安全，在这里不能吸烟，不要摇动氧气筒以免发生危险，也请您告诉来探视的朋友注意安全，谢谢您的配合。"

患者："好的，我记住了。"

11. 洗手，记录吸氧时间、氧流量及氧浓度。

12. 观察　密切观察缺氧症状及改善情况，实验室指标，氧气装置是否漏气及畅通，有无出现氧疗副作用。

▲停氧

情景导入：2天后，患者胸闷、气促明显好转，口唇、脸色红润，检查：T：36.9℃,P：70次/分，R：20次/分，BP：126/88mmHg，$PaCO_2$ 45mmHg，PaO_2 80mmHg，SaO_2 95%。医嘱：停止吸氧。

13. 核对医嘱，携用物至患者床旁。

14. 核对患者、床尾卡及手腕带，向患者及家属解释停氧的目的及配合要点。

护士："李先生，现在您看上去脸色红润些了。呼吸也顺畅多了，根据医嘱现在为您停止吸氧。"

患者："谢谢，感觉确实比之前好多了。"

15. 用纱布包住鼻导管前端并取下，擦净患者鼻腔周围，将鼻导管与氧气表分离放入医疗垃圾桶中。

16. 关闭总开关，放出余气后，再关闭流量开关，看停止吸氧的时间。

17. 卸表　卸下湿化瓶，放入治疗车下层，卸下氧气表。

18. 询问患者感受，进行宣教，整理病床单位和用物。

护士："李先生，现在氧气管已经拔除，有没有觉得舒服一点？平时要多动动，咳嗽时用点力，这样排痰效果比较好，也可以经常到户外空气较好的地方休息，那样可以改善您的呼吸，您现在还有什么需要吗？"

患者："没有了，谢谢！"

护士："那您好好休息，这里是呼叫铃，如果您需要帮助请呼叫我们，谢谢您的配合。"

19．洗手、记录停氧时间、吸氧总量及病情。

五、操作流程

▲装氧气表

一吹（尘）──→二上（表）──→三紧（拧紧）──→四查（检查）。

▲上氧

核对解释──→清洁检查──→连接鼻导管──→检查管道通畅、调节流量──→润管、插管、固定──→记录观察。

▲停氧

核对解释──→取下鼻导管──→清洁鼻部分泌物──→安置患者──→关闭氧气开关──→卸表──→用物处理──→准确记录。

六、评价

1．患者能配合操作并了解安全用氧的相关知识，缺氧状态得到改善，无呼吸道损伤及其他意外发生。

2．护士能安全用氧，操作熟练，迅速，手法正确，程序规范。

3．护患沟通有效，患者积极配合操作，彼此需要得到满足。

七、注意事项

1．用氧前，检查氧气装置有无漏气，是否通畅；吸氧时，先调好流量后应用；停用氧气时，先拔出导管，再关闭各个开关，中途改变流量时，先分离鼻导管与湿化瓶连接处，调好流量后再接上，以免一旦开关出错，大量氧气进入呼吸道而损伤肺组织。

2．严格按照操作规程，切实做好"四防"，即防火、防油、放热、防震。注意用氧安全。

3．常用湿化液有灭菌注射用水和蒸馏水，急性肺水肿用20%～30%乙醇溶液，具有降低肺泡内泡沫的表面张力，使肺泡泡沫破裂，消散，改善肺部气体交换，减轻缺氧症状的作用。

4．氧气筒内的氧气不能用空，当压力表指针至 $5kg/cm^2$（0.5MPa）时，不能再用，以防灰尘入内，再次充气时引起爆炸。

5．对未用完或已用空的氧气筒，应分别标"满"或"空"的标志，以免急救时搬错。

6．用氧过程中加强监测，观察患者生命体征，判断用氧的疗效。

7．观察氧疗的副作用，及时预防。当吸氧浓度高于60%，持续时间超过24h，会出现氧疗的副作用。常见副作用有氧中毒、肺不张、呼吸道分泌物干燥等。

八、健康教育

1．向患者及家属讲解氧气吸入的重要性。

2．告知患者及家属在氧疗过程中不要自行调节氧流量，以免影响氧疗效果。

3．告知患者及家属氧疗过程中如有不适，及时呼叫医护人员。

九、引导性反馈

见附录一。

十、鼻导管吸氧评分标准

鼻导管吸氧评分标准见表 14-1。

表 14-1　鼻导管吸氧评分标准

	操作要点	操作技术标准	标准分	评分
1	素质要求 （2分）	护士衣帽整洁，仪表端庄	2	
2	核对医嘱 （3分）	核对医嘱	3	
3	评估患者 （3分）	①有效核对患者床号姓名 ②评估患者的病情、心理反应及合作程度 ③向患者解释吸氧的目的、方法以取得合作	1 1 1	
4	洗手，戴口罩 （2分）	洗手，戴口罩	2	
5	操作前准备 （10分）	用物准备 ①氧气筒及氧气表装置一套 ②治疗车上层：治疗盘内置小量杯1个（内盛冷开水）、鼻导管、纱布、弯盘、灭菌注射用水、棉签、扳手、手电筒、医嘱单、医嘱执行单、笔、用氧记录单、安全别针、手消毒液 ③治疗车下层：医用垃圾桶、生活垃圾桶	1 3 1	
		装氧气表 ①先打开氧气筒总开关，放出少量氧气，以冲掉气门上的灰尘，立刻关好 ②接上氧气表，并旋紧（拧时先用手，后用扳手），使氧气表直立于氧气筒旁 ③接湿化瓶：湿化瓶内放 1/2 ～ 2/3 满的灭菌注射用水 ④关掉流量表开关，开总开关测得氧气筒氧气压力 ⑤开流量开关，检查氧气流出是否通畅，关流量表开关待用	1 1 1 1 1	
		口述：禁止明火、避开热源，有"用氧安全"的标记	2	
6	核对患者 （6分）	①携用物至患者床旁，再次进行有效核对 ②环境安静、清洁，协助患者取舒适体位	3 3	
7	清洁鼻腔 （3分）	用湿棉签清洁鼻孔，观察鼻腔情况	3	
8	连接导管 （6分）	连接鼻导管，打开流量表开关，调节氧流量，将鼻导管置于小量杯清水中检查导管是否通畅，润滑鼻导管前端	6	
9	调节流量 （6分）	根据医嘱调节流量，成年人轻度缺氧或小儿 1 ～ 2L/min，中度缺氧者 2 ～ 4L/min，严重缺氧者 4 ～ 6L/min	6	
10	插管固定 （8分）	①将鼻导管插入患者鼻孔 1cm ②固定：将鼻导管环绕患者耳部向下放置，根据情况调整松紧度	4 4	
11	注意事项 （6分）	告知患者及家属有关用氧安全的知识及注意事项	6	

	操作要点	操作技术标准	标准分	评分
12	整理用物 （3分）	整理床单位及用物，垃圾分类处置	3	
13	洗手（3分）	洗手，脱口罩	3	
14	记录（3分）	记录用氧开始时间，氧流量	3	
15	观察（6分）	口述：密切观察缺氧症状及改善情况，实验室指标，氧气装置是否漏气及畅通，有无出现氧疗副作用	6	
16	判断停氧 （9分）	①评估患者生命体征，报告患者缺氧状况明显改善，遵医嘱予以停止吸氧，并解释取得合作	3	
		②取下鼻导管，用纱布擦净鼻腔分泌物，将鼻导管与氧气表分离放入医疗垃圾桶中	3	
		③关闭总开关，放出余气后，再关闭流量开关，看停止吸氧的时间	3	
17	卸表（4分）	卸下湿化瓶，放入治疗车下层，卸下氧气表	4	
18	整理用物 （4分）	整理床单位及用物，垃圾分类处置，洗手	4	
19	记录（3分）	记录停氧时间及瓶内剩余氧气量	3	
20	总体评价 （10分）	正确指导患者	2	
		操作规范，熟练有序	3	
		沟通合理有效	3	
		操作过程中体现出对患者的人文关怀	2	
		时间：15min，超时酌情扣分		
成绩			100	

（杨　英）

项目 15　经鼻/口腔吸痰技术

一、教学目标

1. 正确说出吸痰法的目的、注意事项。
2. 正确清理患者呼吸道分泌物。
3. 熟练进行吸痰操作。
4. 正确进行中心负压吸引器和电动吸引器的使用。

二、实验目的

1. 清除呼吸道分泌物，保持呼吸道通畅。
2. 促进呼吸功能，改善肺通气。
3. 预防并发症发生。

三、模拟情景

（一）案例

张女士，60 岁，初中文化，退休。患者因"脑梗死"入住神经内科 6 床，神志清楚，持续低流量吸氧，体质虚弱，咳嗽无力，痰液不易咳出。体格检查：T：37.9℃，P：90 次/分，R：22 次/分，BP：130/78mmHg，SaO$_2$：89%，神志清楚，听诊双肺可闻及痰鸣音，血常规示：WBC 12.8×10^3/L，N 75.2%。诊断：脑梗死，肺部感染。医嘱：吸痰，prn。

（二）环境准备

1. 病房情景布置　神经内科病房、病床单元、设备带、床帘或屏风、操作台、摄影设备。
2. 角色信息
（1）护士（扮演者：教师/学生）　通过与"患者"沟通、交流、评估、决策，执行医嘱。
（2）患者　1 个模拟人卧于病床，用于操作；床旁 1 名教师或学生模拟患者，回应"护士"，根据"护士"完成任务情况推进剧情，实现情景变化。
3. 标准化患者的训练　围绕案例内容，并注意患者的情感变化。
（1）模拟患者体质虚弱，咳嗽无力。
4. 医嘱　吸痰，prn。
5. 用物准备
（1）治疗车上层　治疗盘内备有盖罐两只（试吸罐和冲洗罐，内盛无菌生理盐水）、一次性无菌吸痰管数根、无菌纱布、无菌血管钳或镊子、无菌手套、弯盘。必要时备压舌板、张口器、舌钳、电插板。治疗盘外备：手电筒、听诊器、治疗巾、记录单、手消毒液。
（2）治疗车下层　医疗垃圾桶、生活垃圾桶。

（3）电动吸痰器包括连接管、干燥无菌的空瓶（均备于床头）。

6．核对　治疗单与医嘱核对准确无误。

四、操作步骤

（有条件者摄制操作过程）

（一）评估

内容：患者的年龄、病情、意识、治疗情况、有无将呼吸道分泌物排出的能力，心理状态及合作程度。

1．护士衣帽整洁，洗手，戴口罩。

2．接到医嘱，打印执行单，两人共同核对无误。

3．携带执行单至床旁。

护士："您好！我是您的责任护士王某某，能告诉我您的名字吗？"

患者："我叫张某某。"

护士："您好，张女士，我核对一下您的床尾卡和手腕带。您现在感觉怎样，是不是痰挺多又不容易咳出来？您的检查结果提示有肺部感染，需要及时把痰液排出，我先为您翻身拍背，促进您咳痰。"

患者："好的，麻烦您了护士。"

护士为患者翻身拍背：操作者用一手掌心中空，由下而上，由外向内拍击患者后背部。拍背完毕，嘱患者咳嗽，患者无力咳出，向患者解释，"张阿姨，我将使用吸痰器帮您把痰液吸出来，就是将一根吸痰管从您口鼻插到气管里，将痰液吸出来的方法，虽然暂时有点不舒适，但清除痰液可以减轻您的肺部感染，让您呼吸更顺畅，更舒服一些。因为吸痰时会加重缺氧，所以我将吸氧浓度提高，让您吸一会儿再开始，您口鼻有没有不舒服的地方，能让我检查一下吗？"

患者："好的。"

护士："您的鼻中隔无偏曲，鼻黏膜无充血、无息肉，您有没有活动的假牙，如果有，需要取下。您先休息，我去准备用物。"

患者："嗯，好的。"

（二）实施操作

1．核对医嘱，携用物至患者床旁。

2．再次核对患者、床尾卡和手腕带。

护士："您好，张女士，现在我帮您吸痰。"协助患者取舒适体位，头部转向一侧，面向操作者（如有昏迷患者，用张口器帮助张口），连接、检查并调节负压吸引器（中心负压吸引器或电动吸引器），快速手消毒。

3．吸痰

（1）打开治疗盘，戴上无菌手套，用无菌技术取出吸痰管，将吸痰管与吸引管对准衔接，在其中一个无菌治疗碗中试吸无菌生理盐水，检查吸痰管是否通畅。

（2）将吸痰管反折插入气管，插管过程中不可有负压。

▲ 经口吸痰

将吸痰管插入口咽部 10 ~ 15 cm 以上，昏迷患者可用压舌板或张口器帮助张口。

情景Ⅰ：插入吸痰管过程中，患者发生呛咳，原因：可能是吸痰管未反折，打开负压插管。

处理：立即反折吸痰管阻断负压，拔出，让患者休息15s以后再次吸痰。

▲经鼻吸痰

将吸痰管由鼻腔插入20～25cm以上。

▲经人工气道吸痰

将吸痰管插入至气管隆突处，气管插管应插入30～35cm以上，气管套管应插入10～15cm以上。

（3）左右旋转，边吸边退，边观察吸出液的性状，每次吸痰时间不超过15s，每吸痰1次应更换吸痰管。

情景Ⅱ：吸痰过程中患者出现面色青紫，呼吸困难，原因：吸痰管插入过深，堵塞呼吸道。

处理：立即拔出吸痰管。

（4）退出后吸取另一无菌治疗碗中的生理盐水抽吸冲洗导管，分离吸痰管置于医疗垃圾桶中，脱去手套。擦净患者面部。

4. 观察气道是否通畅，患者的一般情况如面色、呼吸、心率、血压是否改善；询问患者的感受；进行健康教育。

护士："张女士，痰液吸出来不少，您感觉怎样？氧饱和度也提高了，平时您要注意多喝水，在床上时也要尽量翻身多动动手脚，这样有利于排痰。咳嗽时应该深呼吸，然后憋气一会儿，再咳。这样效果会好一点，如果您怕痛，可用枕头抱在胸口，双手抱住膝部，再咳，这样会减轻疼痛，有利于咳嗽。这里是呼叫器，如果需要帮助请呼叫我们。"

患者："现在感觉好多了，谢谢你！"

5. 协助患者取舒适体位，整理床单位，调节氧流量至正常水平。关闭负压吸引器开关，及时倒掉贮液瓶内的液体。

6. 整理用物，洗手，记录吸痰时间和痰液的颜色、性质及量。

五、操作流程

核对解释 ⟶ 调节负压 ⟶ 检查口鼻 ⟶ 安置体位 ⟶ 连接吸痰管 ⟶ 按序吸痰 ⟶ 抽吸冲洗 ⟶ 观察情况 ⟶ 安置患者 ⟶ 整理用物 ⟶ 准确记录。

六、评价

1. 患者能有效配合，呼吸道痰液及时吸出，气道通畅，呼吸功能改善，呼吸道黏膜未发生机械性损伤。

2. 护士操作熟练、迅速，手法正确，程序规范。

3. 护患沟通有效，患者积极配合操作，彼此需要得到满足。

七、注意事项

1. 严格执行无菌操作，治疗盘内吸痰用物应每天更换1～2次，吸痰管每次更换。气管切开者，每进入气管抽吸一次更换导管一根。

2．每次吸痰时间＜15s，以免造成缺氧。

3．选择粗细适宜的吸痰管，吸痰管不宜过粗，特别是小儿吸痰。

4．吸痰动作轻稳，防止呼吸道黏膜损伤。

5．痰液黏稠时，可配合叩击、雾化吸入等方法，提高吸痰效果。

6．贮液瓶内的液体应及时倾倒，不得超过瓶的2/3。贮液瓶内应放少量消毒液，使吸出液不致黏附于瓶底，便于清洗消毒。

八、健康教育

1．教会清醒患者吸痰时正确配合的方法，向患者和家属宣传呼吸道疾病的预防保健知识。

2．教育患者呼吸道分泌物应及时吸出，确保气道通畅，呼吸改善，缺氧纠正。

九、引导性反馈

见附录一。

十、经鼻/口腔吸痰技术考核评分标准

经鼻/口腔吸痰技术考核评分标准见表15-1。

表 15-1 经鼻 / 口腔吸痰技术考核评分标准

序号	操作要点	操作技术标准	标准分	评分
1	素质要求（2分）	护士衣帽整洁，仪表端庄	2	
2	核对医嘱（2分）	核对医嘱	2	
3	评估患者 （4分）	①有效核对患者床号、姓名	1	
		②评估患者的年龄、病情、意识、治疗情况、有无将呼吸道分泌物排出的能力、心理状况、理解和配合能力	2	
		③向患者解释吸痰的目的、方法以取得合作	1	
4	洗手，戴口罩 （2分）	洗手，戴口罩	2	
5	操作前准备 （10分）	用物准备 ①治疗车上层：治疗盘内备有盖罐两只（试吸罐和冲洗罐，内盛无菌生理盐水）、一次性无菌吸痰管数根、无菌纱布、无菌血管钳或镊子、无菌手套、弯盘。必要时备压舌板、张口器、舌钳、电插板。治疗盘外备：手电筒、听诊器、治疗巾、记录单、手消毒液	4	
		②治疗车下层：医疗垃圾桶、生活垃圾桶	2	
		③检查各处连接是否严密、有无漏气，打开吸痰器开关，反折连接管前端，调节负压，打开瓶装生理盐水	4	
6	核对患者 （7分）	携用物至患者床旁，再次进行有效核对	4	
		关闭门窗，环境安静、清洁	3	
7	吸痰操作 （39分）	①协助患者头部转向操作者，并稍向后仰	3	
		②检查吸痰管型号、有效期	3	
		③打开吸痰管包装，戴无菌手套，取出吸痰管	5	
		④吸引管与吸痰管连接，在生理盐水中试吸，润滑吸痰管前端	4	
		⑤阻断负压，将吸痰管插入患者鼻腔 —→ 咽喉部 —→ 气管	5	
		⑥吸痰时左右旋转，自深部向上吸净痰液，每次吸痰 < 15s	5	
		⑦抽吸生理盐水冲洗吸痰管，同法再吸痰 2 次	5	
		⑧吸痰过程中密切观察患者的痰液情况（口述心率和 SaO_2）	4	
		⑨肺部听诊判断吸痰效果	5	
8	整理记录 （14分）	①将吸痰管与连接管断开	3	
		②将吸痰管连同手套弃于污染垃圾桶内，关闭吸引器	4	
		③妥善安置患者，整理用物	3	
		④洗手，记录痰液量、色、黏稠度	4	
9	总体评价 （10分）	正确指导患者	2	
		操作规范，熟练有序	3	
		沟通合理有效	2	
		操作中体现出对患者的人文关怀	3	
		考核时间 8min，超时酌情扣分		
成绩			100	

（杨　英）

项目 16 气管切开（呼吸机）患者吸痰技术

一、教学目标

1．正确说出气管切开（呼吸机）吸痰技术的适应证和注意事项。
2．能正确实施气管切开（呼吸机）吸痰技术。
3．能与患者和家属进行良好的沟通交流，取得患者和家属的理解、配合。

二、实验目的

1．清除呼吸道分泌物，保持呼吸道通畅。
2．促进呼吸功能，改善通气。
3．预防并发症发生。

三、模拟情景

（一）案例

陈先生，68 岁。患者既往多年支气管哮喘，咳嗽、咳痰，咳黄色黏痰，痰不易咳出，6h 前因突发意识丧失，呼之不应急诊入院，收入呼吸内科后给予气管切开连接呼吸机辅助呼吸，经抢救患者现已恢复意识。体格检查：T 39.0℃，P108 次 / 分，R 30 次 / 分，BP 140/90mmHg，喉头及双肺部可闻及痰鸣音。辅助检查：血气分析，PaO_2 50mmHg，$PaCO_2$ 72mmHg。医嘱：吸痰，prn。

（二）环境准备

1．病房情景布置 内科病房、病床单元、设备带、床帘或屏风、操作台、摄影设备。
2．角色信息
（1）护士（扮演者：教师 / 学生） 通过与"患者"沟通、评估、决策，执行医嘱。
（2）患者 1 个模拟人卧于病床，用于操作；床旁 1 名教师或学生模拟患者（标准化），回应"护士"，根据"护士"完成任务情况推进剧情，实现情景变化。
3．标准化患者训练 围绕案例的内容，并注意患者的情感变化。
（1）模拟气管切开患者的痛苦表情。
（2）模拟患者不能言语，用点头或眨眼示意的动作。
4．医嘱 吸痰，prn。
5．用物准备 治疗车上层：清洁治疗盘（按无菌原则铺治疗巾，盘内放无菌治疗碗 2 个，注明一个口鼻吸痰用，另一个气管切开用，碗内分别倾倒无菌生理盐水、无菌纱布 2 块，无菌治疗巾遮盖用物，注明铺盘时间）。盘外备吸痰管数根、无菌手套、无菌生理盐水（注明开启时间）、听诊器、胶布、医嘱单、医嘱执行单、手消毒液。
治疗车下层：医用垃圾容器、生活垃圾容器。

四、操作步骤

（有条件者拍摄操作过程。）

（一）评估

内容：患者的年龄、病情、意识、治疗情况、心理状态及合作程度；有无呼吸道分泌物排出的能力。

1．护士衣帽整洁，洗手，戴口罩。

2．接到医嘱，打印执行单，两人共同核对无误。

3．携带执行单至床旁。

（患者此时不能说话，但可点头、眨眼示意。）

护士："您好，我是您的责任护士王某某，您是陈某某吗？"

患者：轻轻点头，护士核对床尾卡、手腕带。

护士："您好，陈先生，您现在感觉怎么样？让我检查一下您的肺部情况好吗？"

患者：点头示意。

护士：听诊（方法，从肺尖开始自上而下，分别检查前胸、侧胸及后背，左右部位进行对比听诊，注意呼吸音的变化。）

护士："您的肺部可以听见痰鸣音，遵医嘱我要给您吸痰，吸痰过程中您可能会有短暂的憋气感，但我会尽量轻柔、迅速地完成，尽量减轻您的不舒适感，请您配合好吗？"

患者：点头示意。

（二）实施操作

1．核对医嘱，携用物至患者床旁。

2．再次核对患者、床尾卡和手腕带。向患者及家属解释吸痰的目的及配合要点。

3．设置呼吸机功能键，设置吸纯氧 2min。

4．打开吸引器负压开关调至 0.02 ～ 0.04MPa。口述：小儿＜ 0.02MPa。

5．吸痰前再次观察心电监护各项指标情况。

6．准备吸痰　检查包装（完整、型号符合要求、有效期内）打开吸痰管包装，暴露开口端；打开无菌盘，戴无菌手套，按无菌操作原则取出吸痰管，连接负压吸引管，用吸痰管吸无菌生理盐水，试负压，检查管道是否通畅。

护士："陈先生，我即将要为您吸痰，如果操作过程中有什么不适，请摇头示意好吗？"

患者：点头示意。

7．左手断开呼吸机接头，将接头或吸氧管置于无菌治疗巾上。

8．吸痰（先吸气管切开处）　左手反折吸痰管末端，右手将吸痰管迅速并轻轻地沿气管导管送入，吸痰管遇到阻力时退回 1 ～ 2cm 后加负压，边上提边旋转边吸引，避免吸痰管在气管内上下提插。吸痰过程中密切观察生命体征和病情变化。

9．更换吸痰管　吸痰后立即连接呼吸机接头。吸痰管取出后观察痰液的性状，取下吸痰管盘于右手，脱手套，并包裹吸痰管放入医疗垃圾中。冲洗连接装置。同法取另一吸痰管，依次吸引鼻腔、口腔等分泌物，同法弃去吸痰管，冲洗连接装置。关闭负压吸引器。若需要再次吸痰时应更换吸痰管。吸痰完毕取无菌纱布或无菌包布包裹吸引管接头。

10．吸氧　按功能键再次吸纯氧 2min，（或打开氧气开关，加大吸氧流量），旋紧呼吸机接头（或固定吸氧管），撤去无菌治疗巾。观察生命体征和血氧饱和度的变化。

11．调节氧流量至原来水平。

护士："您好，您现在感觉怎么样，从监测仪器上看您的血氧饱和度有所提高，我再检查一下您的肺部情况"（再次听诊）。

护士：“现在痰鸣音已经消失，请您尽量多咳痰，保持呼吸道通畅，减轻肺部感染，争取早日康复，您今天配合得很好，非常感谢！我把呼叫铃放在您的枕边，如果您有什么不适请立即呼叫我们，我会及时来处理的，您先休息一下。”

12．协助患者取安全、舒适体位。

13．整理用物　贮痰瓶不超过 2/3 满及时倾倒，清水冲刷净，用 0.1% 含氯消毒剂浸泡。负压连接管 24h 更换消毒。

14．洗手，取口罩。

15．准确记录痰液性质、量及吸痰效果。

五、操作流程

核对解释 ⟶ 设置呼吸机功能键吸氧 ⟶ 调节负压 ⟶ 连接吸痰管 ⟶ 吸痰（气管切开处）⟶ 更换吸痰管 ⟶ 吸鼻腔、口腔等分泌物 ⟶ 观察血氧饱和度 ⟶ 调节氧流量 ⟶ 整理用物并行健康教育 ⟶ 准确记录。

六、评价

1．动作轻柔，患者无不适。

2．患者呼吸道分泌物吸出，缺氧得到改善。

七、注意事项

1．吸痰前，检查吸引器性能是否良好，连接是否正确。

2．严格执行无菌操作，每次吸痰应更换吸痰管。

3．每次吸痰时间 < 15s，以免造成患者缺氧，吸痰前后给予纯氧 2min 吸入。

4．吸痰动作轻稳，防止呼吸道黏膜损伤。

5．痰液黏稠时，可配合叩击、蒸汽吸入、雾化吸入，提高吸痰效果。

6．电动吸引器连续使用时间不宜过久；贮液瓶内液体达 2/3 满时，应及时倾倒。

八、健康教育

1．教会清醒患者吸痰时正确配合的方法，向患者及家属讲解呼吸道疾病的预防保健知识。

2．指导患者呼吸道分泌物时应及时吸出，确保气道通畅，改善呼吸，纠正缺氧。

九、引导性反馈

见附录一。

十、气管切开（呼吸机）吸痰技术考核评分标准

气管切开（呼吸机）吸痰技术考核评分标准见表 16-1。

表 16-1 气管切开（呼吸机）吸痰技术考核评分标准

序号	操作要点	操作技术标准	标准分	评分
1	素质要求 （2分）	护士衣帽整洁，仪表端庄	2	
2	核对医嘱 （2分）	核对医嘱	2	
3	评估患者 （4分）	①有效核对患者床号姓名 ②评估患者的病情、心理状态及合作程度 ③向患者解释吸痰的目的、方法以取得合作 ④问候解释	1 1 1 1	
4	洗手，戴口罩 （2分）	洗手，戴口罩	2	
5	操作前准备 （10分）	用物准备 治疗车上层：清洁治疗盘（按无菌原则铺治疗巾，盘内放无菌治疗碗2个，注明一个口鼻吸痰用，另一个气管切开用，碗内分别倾倒无菌生理盐水、无菌纱布2块，无菌治疗巾遮盖用物，注明铺盘时间）。盘外备吸痰管数根、无菌手套、无菌生理盐水（注明开启时间）、听诊器、胶布、医嘱单、医嘱执行单、手消毒液 治疗车下层：医用垃圾容器、生活垃圾容器	6 4	
6	核对患者 （4分）	携用物至患者床旁，再次进行有效核对 环境安静、清洁	2 2	
7	吸氧（3分）	按呼吸机功能键，设置吸纯氧2min	3	
8	调节负压 （3分）	打开吸引器负压开关调至 0.02 ~ 0.04MPa 口述：小儿 < 0.02MPa	3	
9	观察指标 （3分）	吸痰前再次观察心电监护各项指标情况	3	
10	试吸（7分）	检查包装（完整、型号符合要求、有效期内）打开吸痰管包装，暴露开口端 打开无菌盘，戴无菌手套，按无菌操作原则取出吸痰管，连接负压吸引管，用吸痰管吸无菌生理盐水，试负压，检查管道是否通畅	3 4	
11	吸痰（9分）	左手断开呼吸机接头，将接头或吸氧管置于无菌治疗巾上 左手反折吸痰管末端，右手将吸痰管迅速并轻轻地沿气管导管送入，吸痰管遇到阻力时退回 1 ~ 2cm 后加负压，边上提边旋转边吸引，避免吸痰管在气管内上下提插 吸痰过程中密切观察生命体征和病情变化	2 5 2	

序号	操作要点	操作技术标准	标准分	评分
12	更换吸痰管（11分）	吸痰管取出后观察痰液的性状，取下吸痰管盘于右手，脱手套，并包裹吸痰管放入医疗垃圾容器中	3	
		冲洗连接装置	2	
		同法取另一吸痰管，依次吸引鼻腔、口腔等分泌物，同法弃去吸痰管，冲洗连接装置	2	
		关闭负压吸引器	2	
		如果需要再次吸痰时应更换吸痰管。吸痰完毕取无菌纱布或无菌包布包裹吸引管接头	2	
13	吸氧（6分）	按功能键再次吸纯氧2min（或打开氧气开关，加大吸氧流量）	3	
		旋紧呼吸机接头（或固定吸氧管），撤去无菌治疗巾	3	
14	观察（5分）	观察生命体征和血氧饱和度的变化	2	
		调节氧流量至原来水平	3	
15	处理（4分）	协助取安全、舒适卧位	2	
		整理床单位	2	
16	整理用物（10分）	贮痰瓶不超过2/3满，及时倾倒	4	
		清水冲刷净	2	
		用0.1%含氯消毒剂浸泡	2	
		口述：负压连接管24h更换消毒	2	
17	洗手（2分）	洗手	2	
18	记录（3分）	口述：痰液性质、量及吸痰效果	3	
19	总体评价（10分）	正确指导患者	2	
		操作规范，熟练有序	3	
		沟通合理有效	2	
		操作过程中体现出对患者的人文关怀	3	
		考核时间10min，超时酌情扣分		
成绩			100	

（王芸芸）

项目 17　温水擦浴降温技术

一、教学目标

1. 正确复述温水擦浴的目的和注意事项。
2. 正确叙述冷疗禁忌部位并能解释原因。
3. 能够规范进行温水擦浴操作。
4. 在温水擦浴过程中，能与患者进行有效的沟通交流。

二、实验目的

为高热、中暑患者降温。

三、模拟情景

（一）案例

夏某某，女，11岁。主诉：右小腿擦伤出现创面15天，伴红肿热痛功能障碍4天。入院体格检查：T 39.2℃，P 92次/分，R 23次/分，BP 114/70mmHg，血氧饱和度98%，神志清楚，精神萎靡，痛苦面容；右小腿可见 5cm×3cm 大小创面，运动受限，血运可。辅助检查：暂缺。初步诊断为"1.右小腿皮肤软组织感染；2.脓毒血症"。医嘱：温水擦浴降温。

（二）环境准备

1. 病房情景布置　外科病房、病床单元、床帘或屏风。
2. 角色信息
（1）护士（扮演者：教师/学生）　通过与"患者"沟通、评估、决策，执行医嘱。
（2）患者　1名教师或学生模拟患者（标准化），卧于病床，回应"护士"，根据"护士"完成任务情况推进剧情，实现情景变化。
3. 标准化患者训练　围绕案例的内容，并注意患者的感情。
（1）模拟高热患者精神萎靡、乏力及痛苦面容。
（2）模拟擦浴下肢时患者对右小腿的担心。
4. 医嘱　温水擦浴降温。
5. 用物准备　治疗盘内：大毛巾、小毛巾、热水袋（内装 60～70℃热水）及套、冰袋（内装1/2满冰块）及套，医嘱、医嘱执行单。
治疗盘外：治疗车、手消毒液，水盆内（盛 32～34℃温水，2/3满），必要时备大单、清洁衣裤、屏风与便器。

四、操作步骤

（有条件者拍摄操作过程。）

（一）评估

内容：患者年龄、病情、体温、意识状态、临床诊断及治疗情况、皮肤状况、理解配合能力、有无感觉障碍及对冷过敏。

1．护士衣帽整洁，洗手，戴口罩。

2．接到医嘱，打印执行单，两人共同核对无误。

3．携带执行单至床旁。

护士："您好，我是您的责任护士曾某某，能告诉我您的名字吗？"

患者："我是夏某某。"

护士："您好，夏女士，您现在感觉怎么样？"

患者："我感觉有点热及头痛。"

护士："喔，刚才医生也已经来看过了，说让我们先给您用温水擦浴，来进行降温，这样会让您感觉舒服一点儿及头痛症状会有所好转，请问您现在需要上厕所吗？"

患者："谢谢，我现在不需要。"

护士："好的，那请您稍等，我先去准备用物，然后再过来给您擦浴降温。"

（二）实施操作

1．携用物至患者床旁。

2．再次核对。

护士："您好，请问您叫什么名字？"

患者："夏某某。"

护士："来，请让我看一下您的腕带。"核对患者床号、姓名、性别、住院号。

护士："您好，夏女士，我已将用物准备好，可以给你擦浴降温了。温水擦浴可以起到较好的降温效果，一会儿我会协助您把衣裤脱去，当然会想办法遮挡一下的，您好好配合我就好了，我知道您很累，没有力气，有我和您妈妈在，我们坚持一下，好吗？"

患者："好的。"

3．用床帘遮挡，移去盖被，协助患者脱去上衣并松解腰带，置冰袋于头部，热水袋于足底。

护士："放热水袋的目的是为了促进足底血管扩展而减轻头部充血，这样您会感觉更舒适的。"

4．擦浴

（1）方法　暴露擦浴部位，将大毛巾垫于擦浴部位下方，防止浸湿，保护床单位；小毛巾放入温水中浸湿，拧至半干，缠于手上成手套状，以离心方向擦浴，擦浴结束后用大毛巾擦干皮肤。

（2）顺序

①上肢：颈外侧 ─→ 手臂外侧 ─→ 手背

　　　　侧胸 ─→ 腋窝 ─→ 手臂内侧 ─→ 手心

②背腰部：颈下肩部 ─→ 臀部

③下肢：髂骨 ─→ 下肢外侧 ─→ 足背

　　　　腹股沟 ─→ 下肢内侧 ─→ 内踝

　　　　臀下 ─→ 下肢后侧 ─→ 足跟

情景Ⅰ：当准备擦浴下肢时，患者及家属有点担心右小腿受伤处，问："能不能别擦右小腿啊,我怕痛。"

护士:"您放心,右小腿我都不擦,这样就没问题啦。"

处理:按擦浴顺序擦拭,但避开右小腿。

5．操作后处理

(1)擦浴毕,取下热水袋,根据需要更换清洁衣裤。

(2)协助患者取舒适卧位,整理床单位,开窗,拉开床帘或撤去屏风。

(3)处理用物,清洁消毒后备用。

护士:"擦浴结束了,您坚持下来了,真棒!不过您额头上的冰袋还得放着,我半小时后来给您测体温,看看效果。这里是床旁铃,有什么事可以按这个叫我哟,我先走了,您好好休息吧,谢谢您的配合。"

6．洗手,记录擦浴时间、患者反应。

7．测体温　擦浴后30min测体温,如低于39℃撤去冰袋。

8．记录体温、擦浴护理效果。

五、操作流程

核对解释 ⟶ 移盖被,脱衣解带 ⟶ 置冰袋、热水袋 ⟶ 擦浴降温 ⟶ 操作后处理 ⟶ 洗手、记录 ⟶ 测体温 ⟶ 评价护理效果。

六、评价

1．操作熟练有序,擦浴过程中患者无不适反应。

2．用冷时间正确,患者达到冷疗目的,自觉身体舒适,无冷疗并发症。

3．擦浴过程中,与患者及家属交流良好,患者能够配合完成操作。

七、注意事项

1．擦浴过程中观察局部皮肤情况及注意患者反应,如出现寒战、面色苍白、呼吸异常等,应立即停止操作,并与医生联系,给予相应处理。

2．擦浴到腋窝、肘窝、手心、腹股沟、腘窝处稍用力,并延长停留时间,以促使散热;避免擦浴胸前区、腹部、枕后及足底等禁忌部位。

3．双上肢及背腰部擦浴完毕后,应穿好上衣后再擦浴双下肢,以保护患者隐私并注意保暖。

4．擦浴全程不宜超过20min,以防患者着凉或产生继发效应。

5．擦浴时,以轻拍方式进行,避免摩擦方式,因摩擦易生热。

八、健康教育

1．向患者及家属讲解温水擦浴的目的、作用和方法。

2．向患者及家属讲解温水擦浴应达到的治疗效果。

3．指导患者掌握温水擦浴时的配合方法。

九、引导性反馈

见附录一。

十、温水擦浴降温技术考核评分标准

温水擦浴降温技术考核评分标准见表 17-1。

表 17-1　温水擦浴降温技术考核评分标准

序号	操作要点	操作技术标准	标准分	评分
1	素质要求（2分）	护士衣帽整洁，仪表端庄	2	
2	核对医嘱（2分）	核对医嘱	2	
3	评估患者（4分）	①有效核对患者床号、姓名	1	
		②评估患者的病情、心理状态及合作程度	1	
		③向患者解释温水擦浴的目的、方法以取得合作	1	
		④问候解释	1	
4	洗手，戴口罩（2分）	洗手，戴口罩	2	
5	操作前准备（10分）	用物准备		
		治疗盘内：大毛巾、小毛巾、热水袋（内装 60～70℃热水）及套、冰袋（内装 1/2 满冰块）及套	5	
		治疗盘外：手消毒液、水盆内（盛 32～34℃温水，2/3 满），必要时备大单、清洁衣裤、屏风与便器、治疗车	5	
6	核对患者（3分）	携用物至患者床旁，再次进行有效核对	2	
		酌情关闭门窗，拉上床帘或用屏风遮挡，保持环境安静、清洁	1	
7	移盖被，脱衣解带（2分）	移去盖被，协助患者脱去上衣并松解腰带	2	
8	置冰袋、热水袋（5分）	置冰袋于头部，热水袋于足底	5	
9	擦浴降温（35分）	方法：暴露擦浴部位，将大毛巾垫于擦浴部位下方，防止浸湿，保护床单位；小毛巾放入温水中浸湿，拧至半干，缠于手上成手套状，以离心方向擦浴，擦浴结束后用大毛巾擦干皮肤	5	
		顺序：		
		①上肢：颈外侧 → 手臂外侧 → 手背	2	
		侧胸 → 腋窝 → 手臂内侧 → 手心	2	
		②背腰部：颈下肩部 → 臀部	2	
		③下肢：髂骨 → 下肢外侧 → 足背	2	
		腹股沟 → 下肢内侧 → 内踝	2	
		臀下 → 下肢后侧 → 足跟	2	
		口述：		
		①擦浴过程中观察局部皮肤情况及注意患者反应，如出现寒战、面色苍白、呼吸异常等，应立即停止操作，并与医生联系，给予相应处理	5	
		②擦浴到腋窝、肘窝、手心、腹股沟、腘窝处稍用力，并延长停留时间，以促使散热	3	
		③避免擦浴胸前区、腹部、枕后及足底等禁忌部位	2	
		④双上肢及背腰部擦浴完毕后，应穿好上衣后再擦浴双下肢，以保护患者隐私并注意保暖	2	
		⑤擦浴全程不宜超过 20min，以防患者着凉或产生继发效应	3	
		⑥擦浴时，以轻拍方式进行，避免摩擦方式，因摩擦易生热	3	

序号	操作要点	操作技术标准	标准分	评分
10	操作后处理 （10分）	擦浴毕，取下热水袋，根据需要更换清洁衣裤	6	
		协助患者取舒适卧位，整理床单位，开窗，拉开床帘或撤去屏风	2	
		处理用物，清洁消毒后备用	2	
11	洗手（2分）	洗手	2	
12	记录（6分）	口述：记录擦浴时间、患者反应	6	
13	测体温（3分）	擦浴后30min测体温，如低于39℃撤去冰袋	3	
14	记录（4分）	记录体温、擦浴护理效果	4	
15	总体评价 （10分）	正确指导患者	2	
		操作规范，熟练有序	4	
		沟通合理有效	2	
		操作过程中体现出对患者的人文关怀	2	
		时间：10min，超时酌情扣分		
成绩			100	

（曾芬莲）

项目 18 鼻饲技术

一、教学目标

1．根据患者的病情选择合适的营养供给方式。

2．正确实施鼻饲法。

3．针对患者的文化程度、心理状态向患者解释操作的过程及必要性，在此过程中表现出良好的沟通交流技巧。

4．在操作过程中体现爱伤观念。

二、实验目的

对下列不能自行经口进食的患者以鼻胃管供给食物和药物，以维持患者营养和治疗的需要。

1．昏迷患者。

2．口腔疾患或口腔术后患者，上消化道肿瘤引起吞咽困难患者。

3．不能张口的患者，如破伤风患者。

4．其他患者，如早产儿、病情危重者，拒绝进食者。

三、模拟情景

（一）案例

张先生，67 岁，中学文化，退休干部。患者于 2 周前无明显诱因下出现肢体偏瘫，吞咽困难。测血压 170/80mmHg，CT 检查示：基底节出血，破入脑室，出血量 30ml 左右。予止血、营养支持、防止并发症治疗。医嘱：内科护理常规；一级护理；鼻饲饮食；肠内营养混悬液（能全力）500ml/d。

（二）环境准备

1．病房情景布置　内科病房、病床单元、设备带、床帘或屏风、操作台、摄影设备。

2．角色信息

（1）护士（扮演者：教师/学生）　通过与"患者"沟通、评估、决策，执行医嘱。

（2）患者　1 个模拟人卧于病床，用于操作；床旁 1 名教师或学生模拟患者（标准化），回应"护士"，根据"护士"完成任务情况推进剧情，实现情景变化。

3．标准化患者训练　围绕案例的内容，并注意患者的情感变化。

（1）模拟患者的深呼吸。

（2）模拟患者的吞咽动作。

4．医嘱

（1）插胃管。

（2）鼻饲饮食。

5．用物准备　治疗车上层：治疗盘、鼻饲无菌盘（内置一次性胃管、纱布、20ml注射器2支、50ml注射器1支、压舌板、小量杯内盛石蜡油纱布）、治疗碗（内盛温开水）、无菌罐［内盛鼻饲液（38～40℃）］、一次性治疗巾、弯盘、水温计、听诊器、棉签、别针、手电筒、无菌手套、胶布、橡皮筋、标示贴、剪刀、笔、医嘱单、医嘱执行单、根据病情需要备漱口水、手消毒液。

治疗车下层：医用垃圾容器、生活垃圾容器。

四、操作步骤

（有条件者拍摄操作过程。）

（一）评估

内容：

（1）患者的年龄、病情、临床诊断及治疗情况，是否能承受导管的刺激。

（2）患者的心理状态与合作程度，是否接受过类似治疗，是否紧张，是否了解插管的目的，是否愿意配合和是否明确如何配合插管。

（3）患者鼻黏膜有无炎症、肿胀、鼻中隔弯曲、鼻息肉等。

1．护士衣帽整洁，洗手，戴口罩。

2．接到医嘱，打印执行单，两人共同核对无误。

3．携带执行单至床旁。

护士："您好，我是您的责任护士王某某，能告诉我您的名字吗？"

患者："我是张某某。"

护士："您好，张先生，我核对一下您的床尾卡和手腕带。您现在感觉怎样？觉得吞咽困难是吗？"

患者："是的，感觉吞不下东西。"

护士："为了让您能够进食，一会儿要帮您上一根胃管，管子从鼻腔插入胃内，这段时间水和食物要从胃管末端注入您的胃里，保证每天的营养需求。您身体有没有不舒服？"

患者："没有。"

护士："没有是吗？请问您现在需要我协助您上厕所吗？"

患者："不用了，谢谢！"

护士："那请您稍等，我去准备用物，然后过来给您上胃管。"

（二）实施操作

1．核对医嘱，携用物至患者床旁。

2．再次核对患者、床尾卡和手腕带，向患者及家属解释鼻饲术的目的及配合要点。

3．询问或检查患者有无义齿，若有义齿应取下，防止脱落、误咽。

护士："您好，是张先生吗？我先检查一下您的鼻腔，上胃管是将胃管从鼻腔经咽喉部插入至胃内，胃管通过咽喉部时有点难受，但不用紧张，只要您配合我做吞咽动作，难受的时候做深呼吸，张口哈气，这样就会缓解您的不适。您是否佩戴有义齿呢？"

患者："没有佩戴。"

情景Ⅰ：张先生做吞咽动作、深呼吸练习。

护士："您做得很好。插胃管时如果有恶心或不舒服的时候一定要告诉我，我会及时处理。"

患者："好的，我知道了。"

4．用床帘遮挡患者，协助患者右侧卧位，头偏向操作者一侧。

护士："请您面对我，右侧卧，头偏向我。"

5．垫巾铺于患者胸前、弯盘放于颌下垫巾上。

6．棉签蘸水，清洁双鼻腔。

7．备胶布。

8．打开无菌盘。

9．戴手套后将注射器连接胃管，推入空气，检查胃管是否通畅。

10．插胃管。

（1）测量插入胃管长度，由前额发际至胸骨剑突下，成人为 45～55cm。

（2）用石蜡油纱布润滑胃管前端。

（3）左手托住胃管，右手持胃管前端沿一侧鼻孔缓缓插入，插至鼻咽部时（约 10～15cm）嘱患者做吞咽动作。

护士："张先生，请您配合我做吞咽动作，有点难受，请忍耐一下。"

情景Ⅱ：患者出现恶心、呕吐。

处理：暂停插管。

护士："张先生，请您深呼吸，张口哈气。"

（4）待患者休息片刻后护士将胃管送至所需长度。

11．验证胃管是否在胃内的方法：一抽、二听、三看。

（1）抽　用注射器抽吸有胃液。

（2）听　置听诊器于患者胃部，快速经胃管向胃内注入 10ml 空气，可听到气过水声。

（3）看　将胃管末端置于盛水的治疗碗中，应无气泡逸出。

12．固定胃管　取胶布 2 条分别固定于鼻翼两侧和面颊部。

13．鼻饲

（1）确认胃管在胃内后，先注入少量温开水（20～30ml），关闭胃管末端。

（2）缓慢注入鼻饲液和药液。

（3）鼻饲毕，再次注入少量温开水，冲洗管腔。每次鼻饲量不超过 200ml，间隔时间大于 2h。

14．封管固定　将胃管反折，用纱布包裹，以橡皮圈系紧，固定于患者枕旁、大单或患者衣领处，胃管远端贴上标示贴注明上管时间。

15．整理　将一次性治疗巾弃至治疗车下层黄色垃圾袋中，脱手套，洗手。协助患者取舒适卧位，再次查对患者姓名、床号。

护士："张先生，这次灌食已经结束，这样躺着还好吗？"

患者："还行。"

护士："请您保持现在的卧位 20～30min，防止呕吐及餐后不适，活动的时候注意勿将胃管拔出。我将呼叫铃放在您的枕旁，有事请按中间的按钮，我也会经常来巡视病房的，请您放心。感谢您的配合，再见！"

五、操作流程

核对解释 ⟶ 安置体位 ⟶ 铺巾、置弯盘 ⟶ 测量长度、润滑 ⟶ 插管 ⟶ 验证 ⟶ 固定 ⟶ 注食 ⟶ 封管固定 ⟶ 安置患者 ⟶ 整理观察并行健康教育 ⟶ 准确记录。

六、评价

1. 留置过程顺利，插入位置及长度适宜。
2. 固定牢固，未发生胃管脱出及移位。
3. 患者进食量及营养状况好。

七、注意事项

1. 插入胃管至 10～15cm（咽喉部）时，若为清醒患者，嘱其做吞咽动作；若为昏迷患者，则用左手将其头部托起，使下颌靠近胸骨柄，以利插管。

2. 插管时动作应轻柔，避免损伤食管黏膜，尤其是通过食管 3 个狭窄部位（环状软骨水平处，平气管分叉处，食管通过膈肌处）时。

3. 插入胃管过程中如果患者出现呛咳、呼吸困难、发绀等，表明胃管误入气管，应立即拔出胃管。

4. 每次鼻饲前应证实胃管在胃内且通畅，并用少量温水冲管后再进行喂食，鼻饲完毕后再次注入少量温开水，防止鼻饲液凝结。

5. 鼻饲液应保持在 38～40℃，避免过冷或过热；新鲜果汁与奶液应分别注入，防止产生凝块；药片应研碎溶解后注入。

6. 有食管静脉曲张、食管梗阻的患者禁忌使用鼻饲法。

7. 长期鼻饲者应每天进行 2 次口腔护理，并定期更换胃管，普通胃管每周更换一次，硅胶胃管每月更换一次。

八、健康教育

告知患者在带管和鼻饲过程中要适度活动，避免胃管脱出。

九、引导性反馈

见附录一。

十、鼻饲技术考核评分标准

鼻饲技术考核评分标准见表 18-1。

表 18-1　鼻饲技术考核评分标准

序号	操作要点	操作技术标准	标准分	评分
1	素质要求 （2分）	仪表端庄，服装整洁	2	
2	核对医嘱 （2分）	核对医嘱	2	
3	评估患者 （4分）	①有效核对患者床号、姓名 ②评估患者年龄、病情、临床诊断及治疗情况、心理状态及合作程度 ③患者鼻黏膜有无炎症、肿胀、鼻中隔弯曲、鼻息肉 ④向患者解释鼻饲的目的、方法及配合要点	1 1 1 1	
4	洗手，戴口罩 （2分）	洗手，戴口罩	2	
5	操作前准备 （10分）	用物准备 治疗车上层：治疗盘、鼻饲无菌盘（内置有一次性胃管、纱布、20ml注射器2支、50ml注射器1支、压舌板、小量杯内盛液状石蜡纱布）、治疗碗（内盛温开水）、无菌罐［内盛鼻饲液（38～40℃）］、治疗巾、弯盘、水温计、听诊器、棉签、别针、手电筒、无菌手套、胶布、橡皮筋、标示贴、笔、剪刀、医嘱单、医嘱执行单、根据病情需要备漱口水、手消毒液 治疗车下层：医用垃圾容器、生活垃圾容器	6 4	
6	核对患者 （4分）	携用物至患者床旁，再次进行有效核对 保持环境安静、清洁；核查有无不安全隐患（查对、插管、喂食全过程）	2 2	
7	安置体位 （3分）	有义齿者取下义齿 能配合者取半坐位或坐位，无法坐起者取右侧卧位，昏迷患者取去枕平卧位，头向后仰	1 2	
8	铺巾、置弯盘 （4分）	颌下铺巾 清洁并检查鼻腔 备胶布 打开无菌盘	1 1 1 1	
9	戴手套（2分）	无菌手套戴法正确并检查胃管是否通畅	2	
10	测量长度、润滑 （3分）	测量胃管长度方法正确 用液状石蜡纱布润滑胃管前端适宜长度	2 1	
11	插胃管（22分）	插管方法正确，深度适宜（清醒者、昏迷者） 正确处理插管中出现的情况（恶心、咳嗽等） 判断胃管的位置方法正确 胃管固定牢固、美观	10 5 5 2	

98

序号	操作要点	操作技术标准	标准分	评分
12	鼻饲 （18分）	喂食步骤正确、速度适宜（先抽试，再冲水、灌食）	10	
		每次食量不超过 200ml，间隔大于 2h；温度 38 ~ 40℃	4	
		操作中注意观察患者反应	2	
		完毕用适量温水冲洗、清洁管腔	2	
13	封管固定 （5分）	正确处理管端（管子末端反折，纱布包好夹紧），固定于患者枕旁、大单或患者衣领处	3	
		胃管远端贴上标示贴注明上管时间	2	
14	整理 （6分）	将一次性治疗巾弃至治疗车下层黄色垃圾袋中，脱手套，洗手	2	
			2	
		嘱患者保持现在的卧位 20 ~ 30min、整理床单位	1	
		再次查对患者床号、姓名	1	
		口述：用物分类消毒处理		
15	洗手、记录 （3分）	洗手、记录	3	
16	总体评价 （10分）	正确指导患者	2	
		操作步骤正确、规范，熟练有序	3	
		沟通合理有效	2	
		操作过程中体现出对患者的人文关怀	3	
		考核时间 20min，超时酌情扣分		
成绩			100	

（曾　丹）

99

项目 19 女患者留置导尿管技术

一、教学目标

1. 在留置导尿管操作中进行无菌操作，防止感染。
2. 正确说出留置导尿管的目的、操作注意事项。
3. 保护患者隐私并为患者保暖。
4. 加强语言沟通技巧训练，让患者及家属充分理解和配合留置导尿期间的护理方法。
5. 能正确进行留置导尿管操作。

二、实验目的

1. 抢救危重、休克患者时正确记录每小时尿量、测量尿比重，以密切观察患者的病情变化。
2. 为盆腔手术排空膀胱，使膀胱持续保持空虚状态，避免术中误伤。
3. 某些泌尿系统疾病手术后留置导尿管，便于引流和冲洗，并能减轻手术切口的张力，促进切口的愈合。
4. 为尿失禁或会阴部有伤口的患者引流尿液，保持会阴部的清洁干燥。
5. 为尿失禁患者行膀胱功能训练。

三、模拟情景

（一）案例
李女士，女，58岁。患者1小时前因车祸致右下肢受伤入院。神志模糊，表情痛苦，极度烦躁，双上肢不断地抓空。入院体格检查：T 35.8℃，HR 115次/分，R28次/分，BP70/40mmHg，呼吸浅促；皮肤苍白，口唇发绀，全身冰冷；双侧瞳孔等大等圆，直径约3mm，对光反射灵敏；不断有血从右下肢流出。CT示头胸腹未见明显异常，右下肢股骨颈骨折。血常规化验结果示：血红蛋白72g/L，血型"O"型，Rh阳性。入院诊断：失血性休克。入院后给予抗休克、包扎止血等治疗，拟急诊手术。医嘱：留置导尿管术。

（二）环境准备
1. 病房情景布置 外科病房、病床单元、设备带、床帘或屏风、操作台、调节室温。
2. 角色信息
（1）护士（扮演者：教师/学生） 通过与"患者"沟通交流评估决策，执行医嘱。
（2）患者和患者家属 "患者"由1个模型人充当并置于病床，用于操作；床旁1名教师或学生模拟患者和患者家属，回应"护士"，根据"护士"完成任务情况推进剧情，实现情景变化。
3. 标准化患者训练 围绕案例的内容，并注意患者的情感变化；模拟外伤患者的痛苦表情和烦躁不安。

4. 医嘱　留置导尿管术。

5. 用物准备

治疗车上层：

一次性导尿包1个（包内置有初步消毒用物：小方盘，内盛数个消毒液棉球袋、镊子、纱布、手套；再次消毒及导尿用物：弯盘，内盛数个消毒液棉球袋、气囊导尿管、镊子2把、自带无菌液体的10ml注射器、润滑油棉球袋、标本瓶、纱布、集尿袋、方盘、孔巾、手套、外包治疗巾）、医嘱单、医嘱执行单、标示贴、一次性垫巾、浴巾、别针、手消毒液。

治疗车下层：

医疗垃圾桶、生活垃圾桶、便盆及便盆巾。

四、操作步骤

（一）评估

内容：患者的年龄、病情、临床诊断、留置导尿的目的，意识状态、生命体征、合作程度、心理状况、生活自理能力、膀胱充盈度及会阴皮肤黏膜情况。

1. 护士衣帽整洁，洗手，戴口罩。

2. 接到医嘱，打印执行单，两人共同核对无误。

3. 携带执行单至床旁。

护士："您好，我是您的责任护士罗某某，能告诉我您的名字吗？"

患者："......"（因病情重说不出话，由家属回答）。

家属："您好，她叫李某，是我母亲，我是她女儿，我姓张。"

护士："小张，您好！我核对一下您母亲的床尾卡和手腕带。根据您母亲的病情，医生开了医嘱，需留置导尿，就是将一根导管经尿道插到膀胱里，引流尿液。"

家属："为什么？"

护士："您母亲病情很重，留置导尿，是为了记录每小时尿量，观察病情变化。"

家属："嗯，好！"

护士："稍候，我去准备用物。"

（二）实施操作

1. 携用物至患者床旁。

2. 再次核对患者、床尾卡和手腕带。向患者及家属解释留置导尿的目的及配合要点。

护士："您好，请问患者叫什么名字？"

家属："李某。"

护士："来，我再核对一下患者的手腕带。"核对患者床号、姓名、性别、住院号。

3. 床帘遮挡患者。

4. 准备体位　松开床尾盖被。脱去患者对侧裤子，盖在近侧腿部，并盖上浴巾，取屈膝仰卧位，两腿分开，对侧腿部用被子盖好。

5. 臀下铺一次性垫巾　一次性垫巾垫于臀下，弯盘置于会阴处。

6. 消毒双手，核对检查并打开导尿包，取出初步消毒用物。

7. 初步消毒

（1）护士一手戴手套，另一手持镊子夹取消毒液棉球进行消毒。初步消毒外阴顺序：由外向内，自上而下（阴阜—对侧大阴唇—近侧大阴唇—戴手套的手撑开大阴唇—对侧小阴唇—近侧小阴唇—尿道口、肛门），进行消毒，每个棉球只用一次，污棉球置于弯盘内。

（2）消毒完毕，脱下手套至弯盘，将弯盘放在床尾。

8．消毒双手。

9．开包铺巾。

护士："小张，现在我要打开无菌包，铺无菌洞巾，为避免污染，请注意您母亲的双手，不要乱动，以免污染"

家属："好！"

将无菌导尿包放在患者两腿间，按无菌原则要求打开导尿包。戴无菌手套，铺洞巾于患者外阴处，暴露会阴部，使洞巾与治疗巾内层形成一连续无菌区域。

10．整理用品　检查导尿管气囊有无漏气，润滑导尿管前端。将导尿管与引流袋相连，取消毒液棉球放于弯盘内。

11．再次消毒。

（1）弯盘置于外阴处，用左手示、拇指分开并固定小阴唇，右手持镊子夹取消毒液棉球，自上而下、内—外—内（尿道口—对侧小阴唇—近侧小阴唇—尿道口）顺序进行消毒，每个棉球只用一次。

（2）污棉球、方盘、镊子放于床尾弯盘内。

12．导尿。

（1）将无菌盘置于洞巾口旁，嘱患者深呼吸。用另一镊子夹持导尿管对准尿道口轻轻插入 4～6cm，见尿液流出后再插入 7～10cm。

（2）左手固定导尿管，引出尿液。

（3）向导尿管气囊内注入无菌生理盐水并固定尿管。轻拉导尿管有阻力感，即证实导尿管固定于膀胱内。

（4）夹闭引流管，撤去洞巾，擦净会阴，脱手套。引流袋固定于床边，开放引流管并注明置管日期。

13．整理宣教。

（1）清理用物。

（2）协助患者穿好裤子，取舒适卧位，整理床单位。

护士："小张，现在您母亲的导尿管已经插好了，在翻身、移动时一定要注意动作不要太大、过猛，以免扯断或打折；要注意尿袋不要高于膀胱区，以免尿液反流引起感染。导尿管应保持通畅，尿袋里尿液如果满了要及时倒掉或者通知我们来处理。"

家属："好的，谢谢您！"

14．处理用物，洗手、记录。

五、操作流程

核对解释 ⟶ 洗手戴口罩 ⟶ 用物准备 ⟶ 核对患者 ⟶ 安置体位 ⟶ 垫巾开包 ⟶ 初次消毒 ⟶ 开包铺巾 ⟶ 润滑尿管 ⟶ 管管连接 ⟶ 再次消毒 ⟶ 插导尿管 ⟶ 固定导尿管 ⟶ 撤去洞巾 ⟶ 整理 ⟶ 准确记录。

六、评价

1．患者痛苦减轻或消失，感觉舒适、安全。

2．护士操作方法正确，符合无菌操作要求，达到导尿的目的。

3．护患沟通有效，患者积极配合护士，护士也保护了患者的自尊，满足了患者的生理需要。

七、注意事项

1．严格执行查对制度和无菌操作原则。

2．在操作过程中注意保护患者的隐私，并采取适当的保暖措施防止患者着凉。

3．对膀胱高度膨胀且极度虚弱的患者，第一次放尿量不得超过1000ml。大量放尿可使腹腔内压急剧下降，大量血液滞留于腹腔血管内，导致血压下降，出现虚脱；另外膀胱内压突然降低，还可导致膀胱黏膜急剧充血，发生血尿。

4．老年女性尿道口回缩，插管时，应仔细观察、辨认，避免误入阴道。

5．为女患者导尿时，如导尿管误插入阴道，应立即拔出，重新更换无菌导尿管后再插入。

6．为避免损伤和导致泌尿系统的感染，必须掌握男性和女性尿道的解剖特点。

7．气囊导尿管固定时要注意不能过度牵拉尿管，以防膨胀的气囊卡在尿道内口，压迫膀胱壁或尿道，导致黏膜组织的损伤。

八、健康教育

1．指导长期留置尿管的患者进行膀胱功能训练及骨盆底肌的锻炼，以增强控制排尿的能力。

2．告知患者尿袋高度低于耻骨联合水平，防止逆行感染。

3．告知患者在留置尿管期间防止尿管打折、弯曲、脱出、受压等，保持其通畅。

九、引导性反馈

见附录一。

十、女患者留置导尿管技术考核评分标准

女患者留置导尿管技术考核评分标准见表19-1。

表 19-1 女患者留置导尿管技术考核评分标准

序号	操作要点	操作技术标准	标准分	评分
1	素质要求 （2分）	护士衣帽整洁，仪表端庄	2	
2	核对解释 （2分）	携用物至床旁，认真核对患者信息并做好解释	2	
3	评估患者 （4分）	①有效核对患者床号、姓名 ②评估患者的病情、心理状态及合作程度 ③向患者解释留置导尿目的、方法以取得合作 ④做好解释	1 1 1 1	
3	洗手，戴口罩 （2分）	洗手，戴口罩	2	
4	用物准备 （10分）	治疗车上层 一次性导尿包1个（包内置有初步消毒用物：小方盘，内盛数个消毒液棉球袋、镊子、纱布、手套；再次消毒及导尿用物：弯盘，内盛数个消毒液棉球袋、气囊导尿管、镊子2把、自带无菌液体的10ml注射器、润滑油棉球袋、标本瓶、纱布、集尿袋、方盘、洞巾、手套。外包治疗巾），医嘱单、医嘱执行单、标示贴、一次性垫巾、浴巾、别针、手消毒液 治疗车下层 医疗垃圾桶、生活垃圾桶、便盆及便盆巾	6 4	
5	核对患者 （3分）	携用物至患者床旁，核对床号、姓名 告知患者操作方法，关闭门窗，注意遮挡患者，保持温度适宜（必要时屏风遮挡）	1 2	
6	安置体位 （4分）	协助患者取屈膝仰卧位，两腿略外展，暴露外阴。帮助患者脱去对侧裤子，盖在近侧腿部并盖上浴巾，对侧腿用盖被遮住	4	
7	垫巾开包 （3分）	一次性垫巾垫于臀下，弯盘置于会阴处，消毒双手，核对检查并打开导尿包，取出初步消毒用物，将消毒液棉球倒入小方盘内	3	
8	初次消毒 （8分）	①操作者一手戴手套，另一手持镊子夹消毒棉球初步消毒阴阜、大阴唇，戴手套的手分开大阴唇，消毒小阴唇及尿道口，顺序由外向内、自上而下，每个棉球用一次 ②消毒完毕，脱下手套至弯盘内，并将弯盘及小方盘移至床尾	6 2	
9	开包铺巾 （7分）	①消毒双手后，取无菌导尿包置于患者两腿之间，按无菌要求打开导尿包 ②戴无菌手套，铺洞巾于患者的外阴处，暴露会阴部，使洞巾与治疗巾内层形成一连续无菌区域	3 4	
10	润滑尿管 （3分）	按操作顺序排列好用物，取出导尿管，润滑导尿管前端	3	

序号	操作要点	操作技术标准	标准分	评分
11	管管连接 (3分)	根据需要将导尿管和引流袋连接，取消毒液棉球放于弯盘内	3	
12	再次消毒 (8分)	①方盘置于外阴处，左手拇指与示指分开并固定小阴唇，右手持镊子夹取消毒液棉球，自上而下、内—外—内（尿道口—对侧小阴唇—近侧小阴唇—尿道口）顺序进行消毒，每个棉球只用一次 ②污棉球、方盘、镊子放床尾弯盘内	6 2	
13	插导尿管 (8分)	将方盘置于洞巾口旁，嘱患者深呼吸，用另一镊子夹持导尿管，轻轻插入 4～6cm，见尿液流出后再插入 7～10cm	8	
14	固定尿管 (5分)	气囊内注入无菌生理盐水或空气，轻拉导尿管有阻力感，确定尿管固定稳妥	5	
15	撤去洞巾 (7分)	撤去洞巾，擦净会阴，脱手套 引流袋固定床边，并注明置管日期	3 4	
16	整理 (6分)	协助患者穿裤，取舒适体位 整理床单位和用物 口述：用物分类消毒处理	2 2 2	
17	准确记录 (5分)	洗手，记录（尿液颜色、量、性质）	5	
18	总体评价 (10分)	正确指导患者 操作规范，熟练有序 沟通合理有效 操作过程中体现出对患者的人文关怀 考核时间 30min，超时酌情扣分	2 3 2 3	
成绩			100	

（郭永洪　董　瑛）

项目 20 大量不保留灌肠技术

一、教学目标

1．正确说出常用灌肠液种类、浓度、温度、量及灌肠的适应证和禁忌证。
2．能根据患者病情进行灌肠液的配制。
3．正确说出大量不保留灌肠的目的、注意事项。
4．正确进行大量不保留灌肠操作。
5．操作中关心患者，减少患者的暴露。

二、实验目的

1．解除便秘、肠胀气。
2．清洁肠道 为肠道手术、检查或分娩做准备。
3．稀释并清除肠道内的有害物质，减轻中毒。
4．灌入低温液体，为高热患者降温。

三、模拟情景

（一）案例
刘先生，48岁，因"双侧额、颞、顶部开颅术后7个月"入院。7个月前因高处坠落伤致弥漫性脑肿胀形成，于全麻下行"额、颞、顶部开颅血肿清除术＋去骨瓣减压术"，术后恢复较好，遗留双侧额、颞、顶部大小约11cm×12cm颅骨缺损，为行颅骨修补术就诊。入院诊断：额、颞、顶部开颅术后。入院体格检查：神志清楚，T 36.7℃，HR 88次/分，R21次/分，BP130/77mmHg。入院第5天，患者仍未排便，诉腹胀，有便意，排便困难，见腹部稍膨隆，全腹软。医嘱：肥皂水灌肠。

（二）环境准备
1．病房情景布置 外科病房、病床单元、设备带、床帘或屏风、操作台、摄影设备。
2．角色信息
（1）护士（扮演者：教师/学生） 通过与"患者"沟通、评估、决策，执行医嘱。
（2）患者 "患者"由1个模型人充当并置于病床，用于操作；床旁1名教师或学生模拟患者（标准化），回应"护士"，根据"护士"完成任务情况推进剧情，实现情景变化。
3．标准化患者训练 围绕案例的内容，并注意患者的情感变化。
（1）模拟便秘患者的痛苦表情。
（2）模拟患者深呼吸。
（3）模拟患者腹胀有便意。
4．医嘱 肥皂水灌肠。
5．用物准备 治疗车上层：一次性肠道冲洗袋、无菌棉签、一次性手套、石蜡油、量杯、灌肠液、水温计、20% 的肥皂液、弯盘、一次性垫巾、卫生纸、医嘱单、医嘱执行单、手消毒液。

治疗车下层：医用垃圾容器、生活垃圾容器。

另备便盆、便盆巾、输液架。

用量杯量取温开水，再取 20% 肥皂液 5 ～ 10ml 放于量杯内，配制为 0.1% ～ 0.2% 肥皂液并用水温计测量灌肠液温度。

灌肠溶液：常用 0.1% ～ 0.2% 肥皂液，生理盐水。成人每次用量为 500 ～ 1000ml，小儿 200 ～ 500 ml。溶液温度一般为 39 ～ 41℃，降温时用 28 ～ 32℃，中暑时用 4℃。

四、操作步骤

（有条件者拍摄操作过程。）

（一）评估

内容：患者的年龄、病情、临床诊断、意识状态、心理状况、排便情况、理解配合能力。

1．护士衣帽整洁，洗手，戴口罩。

2．接到医嘱，打印执行单，两人共同核对无误。

3．携带执行单至床旁。

护士："您好，我是您的责任护士王某某，能告诉我您的名字吗？"

患者："我是刘某某。"

护士："您好，刘先生，我核对一下您的床尾卡和手腕带。您现在感觉怎样？觉得腹部很胀是吗？医生判断可能是便秘了，一会儿要帮您灌肠，以解除便秘，减轻痛苦。您肛门周围皮肤有没有不舒服？"

患者："没有。"

护士："没有是吗？灌肠前最好排空尿液，请问您现在需要我协助您上厕所吗？"

患者："不需要，谢谢！"

护士："好的，那请您稍等，我去准备用物，然后过来给您灌肠。"

（二）实施操作

1．携用物至患者床旁。

2．再次核对患者、床尾卡和手腕带。向患者及家属解释灌肠的目的及配合要点。

护士："您好，请问您叫什么名字？"

患者："刘某某。"

护士："来，我再核对一下您的腕带。"核对患者床号、姓名、性别、住院号。

护士："刘先生，您已经排尿了是吗？现在我帮您灌肠。灌肠过程中有便意是正常的，如果憋不住就张口深呼吸，您现在深呼吸一下给我看好吗？

情景Ⅰ：刘先生做深呼吸。

护士："您做得很好。灌肠时如果有腹胀或不舒服的时候一定要告诉我，我会及时处理。"

3．床帘遮挡患者。

4．准备体位　解开患者裤带，脱裤子到膝下，协助患者左侧卧位，双腿屈曲，棉被盖住患者胸、背及下肢，臀部移至床沿，暴露臀部。

护士："请您背对我，左侧卧，把双腿弯曲，臀部向床边移过来些。"

5．臀下铺垫巾　一次性垫巾铺在患者臀下，弯盘置于臀旁，取出卫生纸置于一次性垫巾上。

6．准备肠道冲洗袋　移输液架至患者床旁，调整输液架高度；将一次性肠道冲洗袋悬挂于输液架上；关闭肠道冲洗袋的引流管的开关，将灌肠液倒至一次性肠道冲洗袋内，液面高度至肛门距离为 40 ～ 60cm。

7．戴手套。

8．润滑肛管排气　用棉签蘸石蜡油润滑肛管前端，排尽管内气体，关闭开关。

9．插肛管　左手持卫生纸分开臀部暴露肛门，嘱患者张口深呼吸，右手将肛管轻轻插入直肠 7 ～ 10 cm，左手固定肛管。

10．灌液　右手打开一次性冲洗袋开关，使溶液缓缓流入。

11．观察液体流动及患者的反应（口述）

（1）如果液体未下降，原因可能是肛管前端孔道被阻塞。处理：左右移动肛管或挤捏肛管。

（2）如果在液体未流完之前，患者出现的腹胀、便意，可嘱患者张口深呼吸或降低冲洗袋的高度。

（3）患者出现了脉速、面色苍白、大汗、剧烈腹痛、心慌气促，应停止灌肠，与医生联系，给予及时处理。

12．拔管　待灌肠液即将流尽时，关闭开关，用卫生纸包裹肛管轻轻拔出，弃于医用垃圾桶内，擦净肛门，撤用物。

13．脱手套，消毒双手。

14．整理患者衣裤，协助患者取舒适卧位，嘱患者保留 5 ～ 10min 再行排便。

护士："刘先生，现在灌肠结束了，请您尽量保留 5 ～ 10min，这样效果才好，这里是卫生纸和呼叫器，如果需要帮助，请呼叫我们。谢谢您的配合！"

15．处理用物，收起床帘，开窗通风，洗手，记录灌肠时间和粪便的颜色、性质及量。

五、操作流程

核对解释 —→ 安置体位 —→ 垫巾挂筒 —→ 润管排气 —→ 插管灌液 —→ 观察处理 —→ 拔出肛管 —→ 安置患者 —→ 整理观察并进行健康教育 —→ 准确记录。

六、评价

1．动作轻柔，患者无不适，灌肠后腹胀减轻。
2．灌肠速度适宜，患者未出现心慌、气促。
3．灌肠液在患者肠道的保留时间符合要求。

七、注意事项

1．妊娠、急腹症、严重心血管疾病等患者禁忌灌肠。

2．伤寒患者灌肠时溶液不得超过 500ml，压力要低（液面与肛门的距离不得超过 30cm）。

3．肝性脑病患者灌肠，禁用肥皂水，以减少氨的产生和吸收；充血性心力衰竭和水钠潴留患者禁用 0.9% 氯化钠溶液灌肠。

4．准确掌握灌肠溶液的温度、浓度、流速、压力和溶液的量。

5．灌肠时患者如有腹胀或便意时，应嘱患者做深呼吸，以减轻不适。

6．灌肠过程中应随时注意观察患者的病情变化，如发现脉速、面色苍白、出冷汗、剧烈腹痛、心慌气急时，应立即停止灌肠并及时与医生联系，采取急救措施。

八、健康教育

1．向患者及家属讲解维持正常排便习惯的重要性。

2．指导患者及家属保持健康的生活习惯以维持正常排便。

3．指导患者掌握灌肠时的配合方法。

九、引导性反馈

见附录一。

十、大量不保留灌肠技术考核评分标准

大量不保留灌肠技术考核评分标准见表 20-1。

表 20-1　大量不保留灌肠技术考核评分标准

序号	操作要点	操作技术标准	标准分	评分
1	素质要求 （2分）	护士衣帽整洁，仪表端庄	2	
2	核对医嘱 （2分）	核对医嘱	2	
3	评估患者 （4分）	①有效核对患者床号、姓名 ②评估患者的病情、心理状态及合作程度 ③向患者解释灌肠目的、方法以取得合作 ④做好解释	1 1 1 1	
4	洗手，戴口罩 （2分）	洗手，戴口罩	2	
5	操作前准备 （10分）	用物准备 治疗车上层：一次性肠道冲洗袋、无菌棉签、一次性手套、石蜡油、量杯、灌肠液、水温计、20%肥皂液、弯盘、一次性垫巾、卫生纸、医嘱单、医嘱执行单、手消毒液 治疗车下层：医用垃圾容器、生活垃圾容器 另备便盆、便盆巾、输液架。 用量杯量取温开水，取20%肥皂液5～10ml放于量杯内，配制为0.1%～0.2%肥皂液并用水温计测量灌肠液温度 口述：常用溶液及量、温度、浓度	2 2 2 4	
6	核对患者 （6分）	携用物至患者床旁，再次进行有效核对 关闭门窗，用床帘或屏风遮挡患者，保持环境安静、清洁	3 3	
7	取体位及插管前 准备（6分）	协助患者取适宜体位，脱裤至膝部，臀部移近床沿，垫巾于臀下，放弯盘于臀旁，取出卫生纸置于尿垫上	6	
8	挂筒 （10分）	将配好的灌肠液倒入一次性肠道冲洗袋，灌肠袋内液面距肛门高度：40～60cm 口述：伤寒患者液面与肛门距离不得超过30cm	6 4	
9	戴手套（2分）	一次性手套戴法正确	2	
10	润滑肛管 （2分）	用棉签蘸石蜡油润滑肛管前端适宜长度	2	
11	排气（2分）	向弯盘内排尽肛管内气体，关闭调节器	2	
12	插管 （6分）	左手分开臀部，暴露肛门，嘱患者深呼吸，右手将肛管轻轻插入直肠7～10cm	6	
13	固定肛管 （4分）	固定肛管，开放调节器	4	

序号	操作要点	操作技术标准	标准分	评分
14	观察 （8分）	口述 ①观察筒内灌肠液下降情况及患者的反应 ②如灌肠途中液体流入受阻可稍转动肛管或挤捏肛管使堵塞管孔的粪块脱落 ③如患者感觉腹胀或有便意，可降低冲洗袋高度以减慢液体流速或暂停片刻，并嘱患者张口呼吸以减轻腹压 ④如患者出现面色苍白、出冷汗，剧烈腹痛，心慌气急，应立即停止灌肠，并及时报告医生，配合处理	2 2 2 2	
15	拔管 （10分）	观察液体将流尽时关闭调节器，拔出肛管，用卫生纸擦净肛门，撤用物，脱手套。告知患者保留灌肠液 5～10min，再行排便	10	
16	处理 （8分）	协助患者穿好衣裤，取舒适卧位 整理床单位，便盆置于床尾椅上，开窗通风 口述：用物分类消毒处理	4 3 1	
17	洗手（2分）	洗手	2	
18	记录（4分）	口述：观察粪便性质及颜色、量的变化并准确记录	4	
19	总体评价 （10分）	正确指导患者 操作规范，熟练有序 沟通合理有效 操作中过程体现出对患者的人文关怀 考核时间 15min，超时酌情扣分	2 3 2 3	
成绩			100	

（郭永洪　董　瑛）

项目 21　膀胱冲洗技术

一、教学目标

1. 正确说出常用冲洗液的名称、浓度、温度、量。
2. 正确说出膀胱冲洗的目的、注意事项。
3. 正确进行膀胱冲洗操作。

二、实验目的

1. 对留置导尿管的患者，保持其尿液引流通畅。
2. 清洁膀胱　清除膀胱内的血凝块、黏液、细菌等异物，预防感染。
3. 治疗某些膀胱疾病，如膀胱炎、膀胱肿瘤。

三、模拟情景

（一）案例

吕女士，45 岁，初中文化，个体户。患者因车祸受伤后左下肢发凉 2 天多入院。车祸造成复合性外伤。T4、T5 脱位，脊髓损伤致截瘫，左股骨开放性骨折，在外院行"左股骨开放性骨折清创内固定术"。术后发现下肢发凉，足部动脉未扪及，尿量减少，色深，伴膀胱炎。患者各项生命体征平稳，术前留置三腔导尿管；在全麻下行"左下肢高位截肢术"。医嘱：膀胱冲洗。

（二）环境准备

1. 病房情景布置　外科病房、病床单元、设备带、床帘或屏风、摄影设备。
2. 角色信息
（1）护士（扮演者：教师 / 学生）　通过与"患者"沟通、评估、决策，执行医嘱。
（2）患者　"患者"由 1 个模型人充当并置于病床，用于操作；床旁 1 名教师或学生模拟患者（标准化），回应"护士"，根据"护士"完成任务情况推进剧情，实现情景变化。
3. 标准化患者训练　围绕案例的内容，并注意患者的情感变化。
（1）模拟患者术后的痛苦表情。
（2）模拟患者深呼吸。
（3）模拟患者腹胀有尿意。
4. 医嘱　膀胱冲洗。
5. 用物准备
治疗车上层：消毒液、无菌棉签、膀胱冲洗液、输液器 1 套、止血钳 1 把、无菌手套 2 副、弯盘、一次性治疗巾、集尿袋、启瓶器、医嘱单、医嘱执行单、手消毒液。
治疗车下层：医用垃圾容器、生活垃圾容器、锐器盒、引流瓶。
常用膀胱冲洗液：生理盐水、0.02% 呋喃西林溶液、3% 硼酸溶液、0.1% 新霉素溶液。

灌入溶液的温度为 38 ～ 40℃。若为前列腺肥大摘除术后患者，用 4℃ 左右的生理盐水。

四、操作过程

（有条件者拍摄操作过程。）

（一）评估

内容：患者的年龄、病情、临床诊断、膀胱冲洗的目的、留置尿管情况、意识状态、生命体征、合作程度、心理状况。

1. 护士衣帽整洁，洗手，戴口罩。

2. 接到医嘱，打印执行单，两人共同核对无误。

3. 携带执行单至床旁。

护士："您好，我是您的责任护士王某某，能告诉我您的名字吗？"

患者："我叫吕某某。"

护士："您好，吕女士，我核对一下您的床尾卡和手腕带。您现在感觉怎样？腹部疼痛吗？医生判断可能是膀胱炎，遵医嘱要给您进行膀胱冲洗，现在可以吗？"

患者："可以的。"

护士："那请您稍等，我去准备用物，然后过来给您进行膀胱冲洗。"

患者："好的。"

（二）实施操作

1. 携用物至患者床旁。

2. 再次核对患者、床尾卡和手腕带。向患者及家属解释膀胱冲洗的目的及配合要点。

护士："您好，请问您叫什么名字？"

患者："吕某某。"

护士："来，我再核对一下您的腕带。"核对患者床号、姓名、性别、住院号。

护士："您好！吕女士，由于您膀胱发炎，在带尿管期间，需要进行膀胱冲洗，请您配合一下。"

患者："嗯，好的！"

3. 以床帘遮挡患者。

护士："现在我查看一下您膀胱的充盈程度。"

4. 评估患者膀胱充盈及尿管情况　戴口罩、暴露下腹部，进行膀胱区触诊、叩诊。

护士："请放松，不要紧张。"

患者："哦，好的。"

护士："膀胱不算充盈。"为患者遮盖下腹部。

护士："我再看一下尿管的情况。"检查尿管通畅情况。

护士："尿管很通畅，尿色很正常，请稍等。"

5. 准备冲洗溶液　检查冲洗液，一般温度为 38 ～ 40℃。用启瓶器打开铝盖，用消毒液棉签消毒。

6. 连接输液器、排气　检查输液器，将输液器一端针头插入冲洗液瓶内，关闭调节阀，倒挂于输液架上，调节液面距床面约 60cm，进行排气。

7. 垫巾　洗手，戴手套，垫一次性治疗巾于尿管下。

8．排空膀胱　打开集尿袋开关，引流尿液并倾倒。

9．滴入冲洗液　更换手套，夹闭尿管，取下导尿管次管保护帽，消毒导尿管次管孔，分离输液器头皮针置于锐器盒，将输液器一端与导尿管次管孔紧密相连，打开输液器调节阀，调节滴速，一般为 60 ~ 80 滴 / 分。

护士："吕女士，如果您有什么不舒服，请告诉我。"

患者："我想小便。"

护士："来，深呼吸，很好。"

10．引流冲洗液　待滴入溶液 200 ~ 300ml 后，关闭输液器调节阀，打开尿管，将冲洗液引流出来后，再关闭引流管。

11．按需要反复冲洗，冲洗过程中注意观察引流液的量、性质。

12．撤去冲洗液瓶和输液器　分离尿管与输液器，撤去冲洗瓶和输液器。消毒导尿管次孔，用无菌帽封闭导尿管次孔。

13．根据需要更换集尿袋，妥善固定集尿袋。

14．协助患者取舒适卧位，整理床单位，打开床帘。

15．整理用物，洗手，记录膀胱冲洗时间，冲洗液名称，冲洗量。

护士："吕女士，为预防控制感染，您平时要多喝水，卧床期间，尿袋要低于床沿水平，翻身时，不要将尿管打折、扭曲，下床活动时，集尿袋应低于下腹部水平。呼叫铃给您放在枕边，有事您及时呼叫我，我也会经常来看您的。谢谢您的配合！"

五、操作流程

核对解释 ⟶ 检查膀胱充盈及尿管情况 ⟶ 准备冲洗溶液 ⟶ 连接输液器、排气 ⟶ 垫巾 ⟶ 排空膀胱 ⟶ 滴入冲洗液 ⟶ 引流冲洗液 ⟶ 反复冲洗 ⟶ 分离尿管与输液器 ⟶ 妥善固定集尿袋 ⟶ 整理用物 ⟶ 洗手，记录。

六、评价

1．动作轻柔，患者感觉舒适、安全。

2．护士操作方法正确，符合无菌操作要求，达到膀胱冲洗的目的。

3．冲洗速度适宜，患者未出现腹痛、腹胀。

七、注意事项

1．严格执行无菌技术操作。

2．避免用力回抽造成黏膜损伤。若引流的液体少于灌入的液体量，应考虑是否有血块或脓液阻塞，可增加冲洗次数或更换导尿管。

3．冲洗时嘱患者深呼吸，尽量放松，以减少疼痛。若患者出现腹痛、腹胀、膀胱剧烈收缩等情形，应暂停冲洗。

4．冲洗后如出血较多或血压下降，应立即报告医生给予处理，并注意准确记录冲洗液量及性状。

八、健康教育

1．向患者及家属解释膀胱冲洗的目的和护理方法，并鼓励其主动配合。

2．向患者说明摄取足够水分的重要性，每天饮水量应维持在 2000ml 左右，以产生足够尿量冲洗尿路，达到预防感染发生的目的。

九、引导性反馈

见附录一。

十、膀胱冲洗技术考核评分标准

膀胱冲洗技术考核评分标准见表 21-1。

表 21-1 膀胱冲洗技术考核评分标准

序号	操作要点	操作技术标准	标准分	评分
1	素质要求 （2分）	护士衣帽整洁，仪表端庄	2	
2	核对医嘱 （2分）	核对医嘱	2	
3	评估患者 （4分）	①有效核对患者床号、姓名 ②评估患者的病情、心理状态及合作程度 ③向患者解释膀胱冲洗的目的、方法以取得合作 ④做好解释	1 1 1 1	
4	洗手，戴口罩 （2分）	洗手，戴口罩	2	
5	操作前准备 （10分）	用物准备 治疗车上层：消毒液、无菌棉签、膀胱冲洗液、输液器、止血钳、无菌手套2副、弯盘、一次性治疗巾、集尿袋、启瓶器、医嘱单、医嘱执行单、手消毒液 治疗车下层：医用垃圾容器、生活垃圾容器、锐器盒、引流瓶 口述：常用冲洗溶液及量、温度、浓度	4 2 4	
6	核对患者 （6分）	携用物至患者床旁，再次进行有效核对 以床帘或屏风遮挡患者，使环境安静、清洁	3 3	
7	再次评估 （6分）	评估患者膀胱充盈度及尿管情况	6	
8	准备冲洗溶液 （6分）	检查冲洗液，一般温度为 38 ~ 40℃。用启瓶器打开铝盖，以消毒液棉签消毒	6	
9	连接输液器、排气（10分）	检查输液器，将输液器一端针头插入冲洗液瓶内，关闭调节阀，倒挂于输液架上，进行排气 调节液面距床面约60cm	8 2	
10	垫巾（5分）	洗手，戴手套，垫一次性治疗巾于尿管下	5	
11	排空膀胱 （2分）	打开集尿袋开关，引流尿液并倾倒	2	
12	滴入冲洗液 （12分）	更换手套，夹闭导尿管 取下导尿管次管保护帽，消毒导尿管次管孔 分离输液器头皮针置于锐器盒，将输液器一端与导尿管次管孔紧密相连 打开输液器调节阀，调节滴速，一般为 60 ~ 80 滴 / 分	4 3 3 2	
13	引流冲洗液 （5分）	待滴入溶液 200 ~ 300ml 后，关闭输液器调节阀，打开导尿管，将冲洗液引流出来后，再关闭引流管	5	
14	按需要反复冲洗 （4分）	冲洗过程中注意观察引流液的量、性质	4	

序号	操作要点	操作技术标准	标准分	评分
15	撤去冲洗液瓶和输液器（4分）	分离尿管与输液器，撤去冲洗瓶和输液器。消毒导尿管次孔，用无菌帽封闭导尿管次孔	4	
16	妥善固定集尿袋（3分）	根据需要更换集尿袋，妥善固定集尿袋	3	
17	整理床单位（3分）	协助患者取舒适卧位，整理床单位	3	
18	洗手，记录（4分）	整理用物，洗手，记录膀胱冲洗时间，冲洗液名称，冲洗量、引流量、引流液性质、冲洗过程中患者的反应	4	
19	总体评价（10分）	正确指导患者 操作规范，熟练有序 沟通合理有效 操作过程中体现出对患者的人文关怀 考核时间 15min，超时酌情扣分	2 3 2 3	
成绩			100	

（郭永洪　董　瑛）

项目 22　口服给药技术

一、教学目标

1. 能说出口服给药的目的和注意事项。
2. 能正确准备口服药物，发药。
3. 能与患者进行良好的沟通交流，能正确指导患者。

二、实验目的

1. 协助患者遵医嘱安全、正确地服下药物。
2. 达到治疗疾病、协助诊断和预防疾病的目的。

三、模拟情景

（一）案例

刘先生，63 岁。因"发现血糖增高 2 个月"入院，查空腹血糖 8.2mmol/L，医嘱予以口服二甲双胍降糖治疗。

（二）环境准备

1. 病房情景布置　内科病房、病床单元、设备带、操作台、摄影设备。
2. 角色信息

（1）护士（扮演者：教师 / 学生）　通过与"患者"沟通、评估、决策，执行医嘱。

（2）患者　1 个模拟人卧于病床，用于操作；床旁 1 名教师或学生模拟患者（标准化），回应"护士"，根据"护士"完成任务情况推进剧情，实现情景变化。

3. 标准化患者训练　围绕案例的内容，并注意患者的情感。

模拟患者耳聋。

4. 医嘱　二甲双胍，po. bid。
5. 用物准备　治疗车上层：药盘、药物（遵医嘱）、药杯、药匙、吸水管、包药纸、服药本、水壶（内装温开水）、医嘱单、医嘱执行单、手消毒液。

治疗车下层：医用垃圾容器、生活垃圾容器。

四、操作步骤

（有条件者拍摄操作过程。）

（一）评估

内容：评估患者的年龄、病情、意识状态、有无恶心、呕吐，吞咽能力、有无口腔、食管疾病，是否管饲，肝肾功能。

1. 护士衣帽整洁，洗手，戴口罩。
2. 接到医嘱，打印执行单，两人共同核对无误。

3．携带执行单至患者床旁。

护士："您好，我是您的责任护士王某某，能告诉我您的名字吗？"

患者："我是刘某某。"

护士："您好，刘先生，您的血糖比较高，遵医嘱要给您口服降糖药物。您先休息一下，我去准备药物。"

情景Ⅰ：患者耳聋，护士与患者沟通时声音稍大，并附带手势。

（二）实施操作

1．一手取药瓶，瓶签朝向自己，一手持药匙取药放入药杯。

2．含化片和粉剂用纸包好。

口述：水剂，先摇匀，用量杯量取，眼睛与量杯刻度齐平，湿纱布擦净瓶口；油剂，药液不足 1ml，用滴管吸取。

3．核对医嘱，携用物至患者床旁。

4．再次核对患者，向患者及家属解释口服药物的目的及配合要点。

护士："您好，我是您的责任护士王某某，能告诉我您的名字吗？"

患者："我是刘某某。"

护士："您好，是刘先生吗？口服药为您准备好了，这些药物都是饭后服用的，您吃过早餐了吗？喜欢什么姿势服药？请先服用这些药物。"

情景Ⅰ：患者耳聋，比手势或与家属沟通，指导家属后，在一旁指导家属喂患者口服药物。

5．协助患者喝水，吞服药物，再喝水。

6．观察并询问患者服药后感受，做好健康教育。

7．不能自行服药的患者应喂药，如年老、体弱、小儿、危重者、鼻饲者。

8．因故未服药者取回药保存交班。

护士："刘先生，您的药服完了，感觉怎么样？如果您有什么异常感觉或不适请按床铃，我们也会随时巡视病房，谢谢您的配合！"

9．再次核对。

五、操作流程

核对解释 ⟶ 配药 ⟶ 再次核对 ⟶ 指导患者服药 ⟶ 安置患者 ⟶ 整理观察并进行健康教育 ⟶ 准确记录。

六、评价

1．正确配药、发药。

2．患者准确服药。

七、注意事项

1．严格执行查对制度和无菌操作原则。

2．需吞服的药物通常用 40～60℃温开水送下，不要用茶水服药。

3．婴幼儿、鼻饲或上消化道出血患者所用的固体药，发药前需将药片研碎。

4．增加或停用某种药物时，应及时告知患者。

5．注意药物之间的配伍禁忌。

八、健康教育

1．对牙齿有腐蚀作用或使牙齿染色的药物，可用吸水管吸入，服后及时漱口。

2．缓释片、肠溶片、胶囊吞服时不可嚼碎；舌下含片应放舌下或两颊黏膜与牙齿之间待其融化。

3．止咳糖浆对呼吸道黏膜有安抚作用，服后不宜立即饮水，以免冲淡药液，降低疗效，同时服用多种药物时，最后服用止咳糖浆。

4．健胃药宜饭前服用，对胃黏膜有刺激的药物及助消化药物宜饭后服用。

5．磺胺类药物由肾排出，尿少时可析出结晶堵塞肾小管，应多饮水。

6．抗生素及磺胺类药物应准时服药，以保证有效的血药浓度。

7．服强心苷药物前应先测脉率或心率，脉率低于60次/分或心律不齐应停服，并报告医生。

8．某些有相互作用的药物不能同时服用，如胃蛋白酶在碱性环境里迅速失去活性，忌与碳酸氢钠、复方氢氧化铝等碱性药物同时服用。

九、引导性反馈

见附录一。

十、口服给药技术考核评分标准

口服给药技术考核评分标准见表22-1。

表 22-1 口服给药技术考核评分标准

序号	操作要点	操作技术标准	标准分	评分
1	素质要求 （2分）	护士衣帽整洁，仪表端庄	2	
2	核对医嘱 （2分）	核对医嘱	2	
3	评估患者 （4分）	①有效核对患者床号、姓名 ②评估患者的病情、心理状态及合作程度 ③向患者解释服药的目的、方法以取得合作 ④问候解释	1 1 1 1	
4	洗手戴口罩 （2分）	洗手，戴口罩	2	
5	操作前准备 （10分）	用物准备 治疗车上层：药盘、药物（遵医嘱）、药杯、药匙、吸水管、包药纸、治疗巾、服药本、水壶（内装温开水）、手消毒液、医嘱执行单 治疗车下层：医用垃圾容器、生活垃圾容器	8 2	
6	配药及核对医嘱 （25分）	一手取药瓶，瓶签朝向自己，一手持药匙取药放入药杯 再次核对医嘱	15 10	
7	服药 （10分）	协助患者喝水，吞服药物，再喝水	10	
8	观察及询问 （15分）	观察并询问患者服药后感受，做好健康教育	15	
9	核对（10分）	再次核对	10	
10	洗手（5分）	洗手	5	
11	记录（5分）	服药名称、剂量、服药时间	5	
12	总体评价 （10分）	正确指导患者 操作规范，熟练有序 沟通合理有效 操作过程中体现出对患者的人文关怀 时间：15min，超时酌情扣分	2 4 2 2	
成绩			100	

（王芸芸）

项目 23 皮内注射技术

一、教学目标

1. 正确说出皮内注射的目的、常用注射部位、注意事项。
2. 正确说出各类过敏试验评估的要点，能正确配制各类皮试液。
3. 能够正确判断各类过敏试验结果、及时处理各类过敏反应。
4. 正确进行皮内注射操作。
5. 关心爱护患者，严格无菌操作。

二、实验目的

1. 进行药物过敏试验，以观察有无过敏反应。
2. 预防接种。
3. 局部麻醉的起始步骤。

三、模拟情景

（一）案例

张女士，35 岁。因淋雨后出现发热、头痛、呼吸困难、咳嗽、咳铁锈色痰等症状来院就诊。体格检查：患者神志清楚，体温 39℃，脉搏 100 次 / 分，呼吸 30 次 / 分，血压 12/8kPa（90/60mmHg），双肺湿啰音，肝、脾未扪及。医生初步诊断为"肺炎球菌肺炎"。拟用青霉素治疗。医嘱：青霉素皮试 st。

（二）环境准备

1. 病房情景布置 内科病房、病床单元、病房清洁安静且光线适宜或有足够的照明、供氧装置、摄影设备。
2. 角色信息
（1）护士（扮演者：教师 / 学生） 通过与"患者"沟通、评估、决策，执行医嘱。
（2）患者 1 个模拟人卧于病床，用于操作；床旁 1 名教师或学生模拟患者（标准化），回应"护士"，根据"护士"完成任务情况推进剧情，实现情景变化。
3. 标准化患者训练 围绕案例的内容，并注意患者的情感。
（1）"肺炎球菌肺炎"患者发热、头痛、呼吸困难、咳嗽症状。
（2）模拟患者紧张不安的表情。
4. 医嘱 青霉素皮试 st。
5. 用物准备 治疗车上层：注射盘、80 万 U 青霉素 / 瓶、生理盐水、1ml 注射器、2 ~ 5ml 注射器、4$\frac{1}{2}$ ~ 5 号针头、6 ~ 7 号针头、清洁小擦布、医嘱单、医嘱执行单、手消毒液。
抢救用物与用品：0.1% 盐酸肾上腺素、急救小车（备常用抢救药物及用品）。

治疗车下层：生活垃圾桶、医用垃圾桶、锐器盒。

四、操作步骤

（有条件者拍摄操作过程。）

（一）评估

内容：患者的病情、治疗情况、用药史及药物过敏史；意识状态、心理状态、对用药的认知及合作程度；注射部位的皮肤状况。

1．护士衣帽整洁，洗手，戴口罩。

2．接到医嘱，打印执行单，两人共同核对无误。

3．携带执行单至床旁。

护士："您好，我是您的责任护士李某某，能告诉我您的名字吗？"

患者："我是张某某。"（同时护士检查并核对患者腕带、床号、姓名、性别、住院号等）。

护士："您好，张女士，您现在感觉怎样？咳嗽还厉害吗？您患了"肺炎球菌肺炎"，医生开了医嘱，需要先给您做个青霉素皮试。请问您以前用过青霉素吗？"

患者："我以前没有用过。"

护士："那您以前对其他药物或食物是否有过敏现象？您家里有人对青霉素过敏吗？"

患者："也没有，皮试会很疼吗？"

护士："进针和推药时会有点疼，不过就跟蚂蚁叮一下一样。您不要紧张，请您放松，您放心我会认真细致地为您注射。还有您今天吃东西了吗？"

患者："我还没有吃。"

护士："空腹状态下做青霉素皮试容易发生眩晕、恶心等反应，容易与过敏反应相混淆，所以您先吃点东西。另外，让我看一下您前臂皮肤有无红肿、硬结和瘢痕等情况。"

患者："好的。"

护士："您的前臂皮肤正常。请您先吃一点东西，我去准备用物，然后过来给您做皮试。"

（二）实施操作

1．洗手，戴口罩。

2．准备用物，根据医嘱配制青霉素皮试液（每毫升含青霉素 200～500U）。

青霉素皮试液配制（以 80 万 U 为例）：

（1）用 80 万 U 青霉素加入 4ml 生理盐水（每毫升含青霉素 20 万 U）。

（2）取上液 0.1ml 加生理盐水至 1ml（每毫升含青霉素 2 万 U）。

（3）取上液 0.1ml 加生理盐水至 1ml（每毫升含青霉素 2000 U）。

（4）取上液 0.1ml 或 0.25ml 加生理盐水至 1ml 即为皮试液（每毫升含青霉素 200～500 U）。

3．携用物至患者床旁，再次核对患者，向患者及家属解释皮试的目的及配合要点。

护士："您好，请问您叫什么名字？"

患者："张某某。"（护士再次核对患者腕带、床号、姓名、性别、住院号等）。

护士："您好，张女士。您已经吃东西了吗？"

患者："我喝了碗稀饭。"

护士："现在我要给您做皮试。皮试就是在您前臂打一个小小的皮丘，进针时有一点痛，请您忍耐一下，如果在注射过程中您有皮肤瘙痒，感到不舒适请及时告诉我。"

患者："好的。"

4. 摆体位，选择注射部位：前臂掌侧下段。

护士："您是坐着还是躺着注射？"

患者："坐着。"

5. 用 75% 的乙醇消毒皮肤。

护士："请您把刚刚我检查皮肤的那只手伸出来，您放松，我马上要给您进行皮肤消毒，消毒时消毒处皮肤会有点凉。"

6. 操作中核对，排尽空气。

7. 穿刺、注射　一手绷紧局部皮肤、一手持注射器，针头斜面向上呈 5° 角刺入，待针头斜面完全进入皮内后，放平注射器。用绷紧皮肤手的拇指固定针栓，注入抽吸液 0.1ml，使局部隆起形成一皮丘。

护士："张女士，进针会有点痛，请您忍耐一下，要是有不适请您及时告诉我。"

8. 拔针　注射完毕，迅速拔出针头，勿按压针眼。

9. 操作后核对　操作后查对药物和患者。

10. 协助患者拉好衣袖，取舒适卧位，交代注意事项。

护士：（护士看时间后告诉患者）："张女士，皮试已经做好了，20min 后看结果，在这期间您不要离开病房，不要按揉搔抓注射部位或者按压皮丘，如有不适请及时按床头的呼叫器告知医护人员。我也会随时来看您。谢谢您的配合！"

11. 整理用物，洗手　按消毒隔离原则处理用物。

12. 皮试结果判断　若需作对照试验，则用另一注射器及针头，在另一前臂相应部位注入 0.1ml 生理盐水。

阴性：局部皮丘大小无改变，周围无红肿，无红晕，患者无自觉症状，无不适表现。

阳性：局部皮丘隆起增大，出现红晕，直径大于 1cm，周围有伪足伴局部痒感，患者可有头晕、心慌、恶心，甚至发生过敏性休克。

护士："张女士，您好！请您把刚刚做皮试的手伸给我，现在我们（两名护士）要给您观察皮试结果。您注射部位有没有不适？比如：痒感；有没有全身情况发生？比如：头晕、心慌等症状。"

患者："还好，没有什么不适。"

护士："张女士，您的皮试结果为阴性，可以注射青霉素。"

患者："好的，谢谢您！"

13. 记录　将过敏试验结果记录在病历上，阳性用红笔标记 "+"，阴性用蓝色或黑笔标记 "–"。

五、操作流程

核对解释 ⟶ 操作前准备 ⟶ 吸取药液 ⟶ 再次核对 ⟶ 选择注射部位 ⟶ 消毒皮肤 ⟶ 操作中查对、排气 ⟶ 穿刺、注射、拔针 ⟶ 操作后查对、观察 ⟶ 安置患者、交代注意事项 ⟶ 整理用物、洗手 ⟶ 观察判断皮试结果 ⟶ 记录。

六、评价

1．过敏试验前评估全面，相关注意事项交代、解释到位。

2．护士正确指导患者，与患者沟通合理有效，操作中体现出对患者的人文关怀。

3．患者对护士的操作满意，无不良反应发生。

七、注意事项

1．严格执行查对制度和无菌操作制度。

2．做药物过敏试验前，护士应详细询问患者的用药史、过敏史和家族史，如果患者对需要注射的药物有过敏史，则不可作皮试，应及时与医生联系，更换其他药物。

3．做药物过敏试验消毒皮肤时忌用碘酊、碘伏，以免影响对局部反应的观察。

4．进针角度以针尖斜面能全部进入皮内为宜，进针角度过大易将药液注入皮下，影响结果的观察和判断。

5．在为患者做药物过敏试验前，要备好急救药品，以防发生意外。

6．药物过敏试验结果如为阳性反应，告知患者或家属，不能再用该种药物，并记录在病历上。

八、健康教育

1．给患者做药物过敏试验后，嘱患者勿离开病室（或注射室），等待护士，于20min后观察结果。同时告知患者，如有不适应立即通知护士，以便及时处理。

2．拔针后指导患者勿揉擦局部，以免影响结果的观察。

九、引导性反馈

见附录一。

十、皮内注射技术考核评分标准

皮内注射技术考核评分标准见表23-1。

表 23-1　皮内注射技术考核评分标准

序号	操作要点	操作技术标准	标准分	评分
1	素质要求 （2分）	护士洗手、戴口罩，着装整洁，仪表端庄	2	
2	核对医嘱 （2分）	核对医嘱	2	
3	评估患者 （4分）	①有效核对患者姓名	1	
		②询问、了解患者身体状况、心理状态及合作程度，询问患者用药史、过敏史，家族史	1	
		③向患者解释皮内注射的目的、方法、注意事项及配合要点，取得患者配合	1	
		④观察患者注射部位局部皮肤状况	1	
4	洗手，戴口罩 （2分）	洗手，戴口罩	2	
5	操作前准备（用物准备） （10分）	①治疗车上层：注射盘、80万U青霉素/瓶、生理盐水、医嘱执行单、1ml注射器、2～5ml注射器、4½～5号针头、6～7号针头、手消毒液、清洁小擦布	4	
		②抢救药物及用品：0.1%盐酸肾上腺素、急救小车（备常用抢救药物及用品）	4	
		③治疗车下层：生活垃圾桶、医用垃圾桶、锐器盒	2	
6	抽吸药液 （21分）	查对青霉素和生理盐水的质量，检查无菌物品方法正确	3	
		取用无菌持物钳和注射器方法正确，无污染	3	
		消毒药瓶、抽吸药液方法正确，无污染	3	
		青霉素皮试液配制正确（每毫升含青霉素200～500U）	10	
		将配制好的青霉素皮试液放置正确，用物放置合理	2	
7	核对解释 （3分）	携用物至患者床旁，再次进行有效核对和解释	3	
8	选择注射部位 （3分）	体位合适，如做药物过敏试验选择前臂掌侧下段	3	
9	消毒皮肤 （2分）	用75%乙醇常规消毒注射部位皮肤	2	
10	排气 （3分）	从注射盘内取出注射器，取下针帽，排出注射器内空气	2	
		操作中排气时针头未污染，药液未浪费	1	
11	操作中核对 （3分）	注射药液前，再次核对药物、患者	3	
12	穿刺注射拔针 （11分）	左手绷紧消毒区外的皮肤，右手持注射器，示指抵住针栓，针头斜面向上与皮肤呈5°角刺入	4	
		待针头斜面完全进入皮内后，放平注射器，左手拇指固定针栓，右手推注药液0.1ml，使局部形成一个隆起皮丘	4	
		迅速拔针（勿按压针眼），针头放入锐器盒，注射器放于医用垃圾桶内	3	

序号	操作要点	操作技术标准	标准分	评分
13	操作后核对 （3分）	注射药液后，再次核对药物、患者	3	
14	观察（3分）	注意观察患者用药反应	3	
15	安置患者交代注意事项 （4分）	协助患者拉好衣袖，取舒适体位，整理床单位，交代患者注意事项 口述：嘱患者勿按揉注射部位，暂勿离开病室，20min 后观察结果，如有身体不适立即告诉护士	2 2	
16	整理（4分）	整理用物。口述：用物分类处理得当	4	
17	洗手（2分）	洗手	2	
18	观察结果 （2分）	口述：20min 后由 2 名护士观察结果	2	
19	记录判断结果 （6分）	口述：阳性与阴性结果的判断，若为阳性，按要求在有关医疗护理文件上记录并告诉患者及家属	6	
20	总体评价 （10分）	严格遵守无菌原则和查对制度 举止端庄，仪表大方，操作规范，熟练有序 与患者沟通合理有效，操作过程中体现对患者的人文关怀 有效应变，动作轻柔 时间：15min，超时酌情扣分	2 4 2 2	
成绩			100	

（李　红）

项目 24　皮下注射技术

一、教学目标

1. 正确说出皮下注射的目的、常用注射部位、注意事项。
2. 正确进行皮下注射操作。
3. 关心爱护患者，严格无菌操作。

二、实验目的

1. 注入小剂量药物，用于不宜口服给药而需在一定时间内发生药效时。
2. 预防接种。
3. 局部麻醉用药。

三、模拟情景

（一）案例

刘女士，35 岁。因口渴、多饮、多尿 1 个月，加重 1 周，伴明显消瘦乏力等症状来院就诊。体格检查：患者神志清楚，体温 37℃，脉搏 80 次 / 分，呼吸 18 次 / 分，血压 13.3/9.3kPa（100/70mmHg），空腹血糖 16.7mmol/L，餐后 2 小时血糖 29.5 mmol/L，尿糖（++++）。医生初步诊断为"糖尿病"。医嘱：诺和灵 R 早、中、晚餐前 30min 12U H。

（二）环境准备

1. 病房情景布置　内科病房、病床单元、病房清洁安静且光线适宜或有足够的照明、摄影设备。
2. 角色信息
（1）护士（扮演者：教师 / 学生）　通过与"患者"沟通、评估、决策，执行医嘱。
（2）患者　1 个模拟人卧于病床，用于操作；床旁 1 名教师或学生模拟患者（标准化），回应"护士"，根据"护士"完成任务情况推进剧情，实现情景变化。
3. 标准化患者训练　围绕案例的内容，并注意患者的情感。
（1）模拟患者紧张不安的表情。
4. 医嘱　诺和灵 R 早、中、晚餐前 30min 12U H。
5. 用物准备　治疗车上层：注射盘、1 ～ 2ml 注射器、5½ ～ 6 号针头、注射卡、胰岛素（按医嘱准备）、清洁小擦布、医嘱单、医嘱执行单、手消毒液。
治疗车下层：医用垃圾容器、生活垃圾容器、锐器盒。

四、操作步骤

（有条件者拍摄操作过程。）

（一）评估

内容：患者的病情、治疗情况、用药史及药物过敏史；意识状态、肢体活动能力、对用药计划的了解及合作程度；注射部位的皮肤及皮下组织状况。

1. 护士衣帽整洁，洗手，戴口罩。

2. 接到医嘱，打印执行单，两人共同核对无误。

3. 携带执行单至床旁。

护士："您好，我是您的责任护士李某某，能告诉我您的名字吗？"

患者："我是刘某某。"（同时护士检查并核对患者腕带、床号、姓名、性别、住院号等）

护士："您好，刘女士，您今天感觉如何？"

患者："我这个病治疗这么久了还不能够出院，真烦人。"

护士："您患的是糖尿病，治疗有一个过程，只要您坚持配合治疗，会好起来的，您今天解了几次小便，还要喝那么多水吗？"

患者："住院治疗以后没有那么口渴了，解小便的次数和量也比之前少了。"

护士："这说明咱们的治疗是有效的，胰岛素的主要作用是降低血糖，注射后半小时内一定要进食，否则容易发生低血糖。由于在较长一段时间内您都需要注射胰岛素，需要有计划地更换注射部位，因此，今天要注射右上臂了，让我看看您的右上臂有无红肿、硬结。"

患者："好的。"

护士："您的右上臂皮肤情况很好，请您稍等，我去准备用物，然后过来给您注射胰岛素。"

（二）实施操作

1. 洗手，戴口罩。

2. 准备用物，根据医嘱抽吸诺和灵 R12U。

3. 携用物至患者床旁，再次核对患者，向患者及家属解释皮下注射的目的及注意事项。

护士："您好，请问您叫什么名字？"

患者："刘某某。"（护士再次核对患者腕带、床号、姓名、性别、住院号）。

护士："您好，是刘女士吗？现在我要给您注射胰岛素，如果在注射过程中有不舒适请您及时告诉我。"

患者："好的。"

4. 摆体位、选择注射部位　上臂三角肌下缘（两侧腹壁、后背、大腿前侧和外侧）。

护士："您是坐着还是躺着注射？坐着是吧？那请您卷起右臂的衣袖，右手叉腰。"

情景 I：刘女士做右手叉腰的姿势。

护士："对的，就是这个姿势。您放松一下，我马上要给您进行注射部位皮肤消毒了，消毒时消毒处皮肤会有点凉。"

患者："好的。"

5. 常规消毒皮肤、待干。

6. 操作中核对，排尽空气。

护士："刘女士，进针会有点痛，请您放松，要是有不适请您及时告诉我。"

7. 穿刺　一手绷紧局部皮肤，一手持注射器，以示指固定针栓，针头斜面向上，与皮肤呈 30°～40°角，快速刺入皮下。

8．推药　松开绷紧皮肤的手，抽动活塞，如无回血，缓慢推注药液。

护士："您感觉如何，疼吗？"

情景Ⅱ：刘女士紧张，感觉有点疼。

处理：嘱刘女士放松、深呼吸或一边缓慢推药一边与刘女士交谈，以分散注意力，减轻疼痛。

9．拔针、按压　注射完毕，迅速用无菌干棉签轻压针刺处，快速拔针后按压片刻。

护士："刘女士，我已经给您注射完了，您有没有不舒适？"

患者："没有。"

10．操作后核对　操作后再次核对药物、患者。

11．协助患者穿好衣袖，取舒适卧位。

12．根据患者情况进行健康教育。

护士：（护士看明时间后告诉患者）："刘女士，现在是7点30分，注射胰岛素后如果30min内不吃东西容易发生饥饿、头晕、出汗、心悸等低血糖反应，所以在8点以前您一定要记得吃东西。您患的是糖尿病，是一种代谢性疾病，在治疗过程中，一定要配合治疗。这是呼叫器，有不适及时按床头的呼叫器告知医护人员，我也会随时来看您的，您好好休息，谢谢您的配合！"

患者："好的，我会按时间吃东西的，谢谢您。"

13．整理用物，按消毒隔离原则处理用物。

14．洗手、记录　记录注射时间，药物名称、浓度、剂量、患者反应。

五、操作流程

核对解释 ⟶ 用物准备 ⟶ 吸取药液 ⟶ 再次核对 ⟶ 摆体位、选择注射部位 ⟶ 消毒皮肤 ⟶ 操作中查对、排气 ⟶ 穿刺、推药 ⟶ 拔针、按压 ⟶ 操作后查对、观察 ⟶ 安置患者、健康教育 ⟶ 整理用物 ⟶ 洗手、记录。

六、评价

1．护士坚持查对制度，操作熟练，能按无痛注射法进行操作，无菌观念强。

2．护士正确指导患者，与患者沟通合理有效，操作中体现出对患者的人文关怀。

3．患者对护士的操作满意，无不良反应发生。

七、注意事项

1．严格执行查对制度和无菌操作制度。

2．对皮肤有刺激的药物一般不作皮下注射。

3．护士在注射前详细询问患者的用药史。

4．对于消瘦患者，护士可捏起局部组织，适当减小穿刺角度，进针角度不宜超过45°，以免刺入肌层。

八、健康教育

对长期注射胰岛素的患者，应让患者了解，建立轮流交替注射部位的计划，经常更换注射部位，以促进药液的充分吸收。

九、引导性反馈

见附录一。

十、皮下注射技术考核评分标准

皮下注射技术考核评分标准见表 24-1。

表 24-1 皮下注射技术考核评分标准

序号	操作要点	操作技术标准	标准分	评分
1	素质要求（2分）	护士洗手、戴口罩，着装整洁，仪表端庄	2	
2	核对医嘱（2分）	核对医嘱	2	
3	评估患者（4分）	①有效核对患者姓名 ②患者的病情（意识状态、肢体活动情况）治疗情况、用药史、过敏史，患者对用药计划的了解及合作程度 ③向患者解释皮下注射的目的、方法、注意事项及配合要点，取得患者配合 ④观察患者注射部位局部皮肤状况	1 1 1 1	
4	洗手，戴口罩（2分）	洗手，戴口罩	2	
5	操作前准备（10分）	用物准备 ①治疗车上层：注射盘、1～2ml注射器、5½～6号针头、注射卡、胰岛素（按医嘱准备）、手消毒液、清洁小擦布、遗嘱执行单 ②治疗车下层：医用垃圾容器、生活垃圾容器、锐器盒	8 2	
6	抽吸药液（23分）	检查无菌物品方法正确，根据医嘱取药认真核对，检查药液并口述：药名、有效期、有无混浊沉淀、絮状物、杂质、瓶口有无松动、瓶体有无裂隙等，启开瓶盖中心部分	6	
		取用注射器方法正确，针头无污染	4	
		消毒药瓶正确	3	
		抽吸药液方法正确，无污染，剂量准确，放置正确	6	
		无菌注射盘的使用正确，无污染，用物摆放合理	4	
7	核对解释（3分）	携用物至病室，再次进行有效核对和解释	3	
8	摆体位（3分）	取合适体位	3	
9	选择注射部位（3分）	常选上臂三角肌下缘	3	
10	消毒皮肤（3分）	用碘伏常规消毒注射部位皮肤2次，消毒范围5cm×5cm	3	
11	排气（4分）	从注射盘内取出注射器，取下针帽，排出注射器内空气 操作中排气时针头未污染，药液未浪费	3 1	
12	操作中核对（3分）	注射药液前，再次核对药物、患者	3	
13	穿刺推药（10分）	左手绷紧消毒区外皮肤，右手持注射器，示指抵住针栓（不可触及针梗），针头斜面向上与皮肤呈30°～40°角刺入针头的1/2或2/3长度 口述：进针角度不超过45°，以免刺入肌层 固定针头，抽动活塞查有无回血，如无回血，以均匀速度缓慢注入药液（注意询问患者的感受）	5 2 3	

序号	操作要点	操作技术标准	标准分	评分
14	拔针按压 （4分）	注射完毕，无菌干棉签轻压针刺处，并快速拔针，继续按压局部片刻	2	
		将针头放入锐器盒，注射器及干棉签放于医用垃圾桶内	2	
15	操作后核对 （3分）	注射药液后，再次核对药物、患者	3	
16	观察（2分）	注意观察患者用药反应	2	
17	安置患者健康教育（5分）	协助患者整理衣物，取舒适卧位，整理床单位，健康宣教	2	
		口述：胰岛素注射后的注意事项	3	
18	整理用物 （2分）	清理用物。口述：用物分类处理得当	2	
19	洗手记录 （2分）	洗手，根据需要做好记录	2	
		口述：记录注射时间、药物名称、浓度、剂量、患者反应		
20	总体评价 （10分）	严格遵守无菌原则和查对制度	2	
		举止端庄，仪表大方，操作规范，熟练有序	2	
		与患者沟通合理有效	2	
		操作过程中体现出对患者的人文关怀	2	
		有效应变，动作轻柔	2	
		考核时间 15min，超时酌情扣分		
成绩			100	

（李　红）

项目 25　肌内注射技术

一、教学目标

1. 正确说出肌内注射的目的、注意事项。
2. 正确说出肌内注射的常用注射部位和定位方法。
3. 正确进行肌内注射操作。
4. 关心爱护患者，保护患者隐私，严格无菌操作。

二、实验目的

注入药物，用于不宜或不能口服或静脉注射，且要求比皮下注射更快发生疗效时。

三、模拟情景

（一）案例

李女士，50 岁。因面部肌肉疼痛 5 天来院就诊。经检查，医生诊断为"三叉神经痛"，医嘱：维生素 B_{12} 2ml im qd。

（二）环境准备

1. 病房情景布置　内科病房、病床单元、病房清洁安静且光线适宜或有足够的照明、屏风或拉帘备用、摄影设备。
2. 角色信息

（1）护士（扮演者：教师 / 学生）　通过与"患者"沟通、评估、决策，执行医嘱。

（2）患者　1 个模拟人卧于病床，用于操作；床旁 1 名教师或学生模拟患者（标准化），回应"护士"，根据"护士"完成任务情况推进剧情，实现情景变化。

3. 标准化患者训练　围绕案例的内容，并注意患者的情感。

（1）模拟三叉神经痛患者的表情。

（2）模拟患者紧张不安的表情。

（3）模拟患者侧卧位时上腿伸直，下腿稍弯曲。

4. 医嘱　维生素 B_{12} 2ml im qd。

5. 用物准备　治疗车上层：注射盘、2 ～ 5ml 注射器、6 ～ 7 号针头、注射卡、1 支维生素 B_{12} 2 毫升 / 支、清洁小擦布、医嘱单、医嘱执行单、手消毒液。

治疗车下层：医用垃圾容器、生活垃圾容器、锐器盒。

四、操作步骤

（有条件者拍摄操作过程。）

（一）评估

内容：患者的病情及治疗情况；意识状态、肢体活动能力；对用药计划的了解、认识程度及合作程度；注射部位的皮肤及肌肉组织状况。

1．护士衣帽整洁，洗手，戴口罩。

2．接到医嘱，打印执行单，两人共同核对无误。

3．携带执行单至床旁。

护士："您好，我是您的责任护士李某某，能告诉我您的名字吗？"

患者："我是李某某。"（同时护士检查并核对患者腕带、床号、姓名、性别、住院号等）

护士："您好，李女士，您今天看上去气色好多了，您自己感觉如何，还有哪儿不舒适吗？"

患者："感觉还可以。"

护士："现在我遵医嘱要给您肌内注射维生素B_{12}，就是我们平时说的打屁股针，这个药主要起营养神经的作用。"

患者："一定要注射吗？"

护士："您别怕，肌内注射时药效发挥要快一些，对您疾病的恢复也更有利，在注射过程中您可以侧卧位，取上腿伸直、下腿稍弯曲的姿势放松注射部位肌肉，减轻注射时的疼痛，同时您也可以通过深呼吸缓解自己的紧张感从而减轻疼痛，您放心，我会认真细致地为您注射。"

患者："好的。"

情景Ⅰ：李女士做深呼吸。

情景Ⅱ：侧卧位时李女士做上腿伸直，下腿稍弯曲的姿势。

护士："您做得很好，您希望注射哪一侧，让我看看要注射的部位有无硬结和红肿，好吗？"（床帘遮挡，保护患者隐私）。

患者："好的，我今天打右边吧。"

护士："您的右侧臀部皮肤情况很好，您是否要方便？请您做好准备，我去准备用物，然后过来给您注射。"

（二）实施操作

1．洗手，戴口罩。

2．准备用物，根据医嘱抽取维生素B_{12}2ml。

3．携用物至患者床旁，再次核对患者，向患者及家属解释肌内注射的目的及注意事项。

护士："您好，请问您叫什么名字？"

患者："李某某。"（护士再次核对患者腕带、床号、姓名、性别、住院号等）。

护士："您好，李女士。我要给您注射了，您准备好了吗？如果在注射过程中您感到不舒适请及时告诉我。"

4．用床帘遮挡，指导患者摆体位、选择注射部位　按注射原则选择注射部位。

护士："您是采用坐位还是侧卧位注射？

患者："侧卧位。"

护士："那请您把右侧臀部的裤子往下脱一点露出右侧臀部，上腿伸直，下腿稍弯曲。"

5．常规消毒皮肤、待干。

护士："您放松一下，我马上要给您进行皮肤消毒，消毒时消毒部位皮肤会有点凉。"

6．操作中核对，排尽空气。

护士："李女士，进针会有点痛，请您放松，要是有不适请您及时告诉我。"

情景Ⅲ：李女士稍显紧张。

处理：嘱李女士放松、深呼吸、分散李女士注意力，减轻紧张感。

7．穿刺　一手绷紧局部皮肤，一手持注射器，以中指固定针栓（执笔式），用手腕的力量将针头迅速垂直刺入，切勿将针头全部刺入，以防针梗从根部衔接处折断，难以取出。

8．推药　松开绷紧皮肤的手，抽动活塞，如无回血，缓慢推注药液。

护士："注射过程中，您可能会感觉注射部位有一些胀痛，如果有其他不适请告诉我。"

情景Ⅳ：李女士感觉疼。

处理：嘱李女士放松、深呼吸且一边缓慢推药一边与刘女士交谈，以分散注意力，减轻疼痛。

9．拔针、按压　注射完毕，迅速用无菌干棉签轻压进针处，快速拔针，按压片刻。

护士："李女士，我已经给您注射完了，有什么不舒服的感觉吗？"

患者："没有。"

10．操作后核对　查对药液和患者。

11．协助患者穿好裤子取舒适卧位，整理床单位。

护士："我来帮您把裤子穿好，这样躺着可以吗？"

12．根据患者情况进行健康教育

护士："您平时要注意面部保暖，避免面部受冻，饮食要清淡，避免辛辣、刺激、干硬的食物。呼叫器我给您放枕边了，如果有不适请及时叫我，我也会随时来看您的。现在您好好休息，谢谢您的配合！"

13．整理用物，按消毒隔离原则处理用物。

14．洗手、记录　记录注射时间、药物名称、浓度、剂量、患者反应。

五、操作流程

核对解释 —→ 用物准备 —→ 吸取药液 —→ 再次核对 —→ 摆体位、选择注射部位、消毒皮肤 —→ 操作中查对、排气 —→ 穿刺、推药 —→ 拔针、按压 —→ 操作后查对、观察 —→ 安置患者、健康教育 —→ 整理用物 —→ 洗手、记录。

六、评价

1．护士坚持查对制度，操作熟练，能按无痛注射法进行操作，无菌观念强。

2．护士正确指导患者，与患者沟通合理有效，操作中体现出对患者的人文关怀。

3．患者对护士的操作满意，无不良反应发生。

七、注意事项

1．严格执行查对制度和无菌操作制度。

2．两种药物同时注射时，注意配伍禁忌。

3．对两岁以下婴幼儿不宜选用臀大肌注射，因其臀大肌尚未发育好，注射时有损伤坐骨神经的危险，最好选择臀中肌和臀小肌注射。

4．若针头折断，应先稳定患者情绪，并嘱患者原位不动，固定局部组织，以防断针移位，同时尽快用无菌血管钳夹住断端取出；如断端全部埋入肌肉，应速请外科医生处理。

5．对需长期注射者，应交替更换注射部位，并选用细长针头，以避免或减少硬结的发生。如因长期多次注射出现局部硬结时，可采用热敷、理疗等方法予以处理。

八、健康教育

1．臀部肌内注射时，为使臀部肌肉放松，减轻疼痛与不适，可嘱患者取侧卧位、俯卧位、仰卧位或坐位。为使局部肌肉放松，嘱患者侧卧位时上腿伸直，下腿稍弯曲；俯卧位时足尖相对，足跟分开，头偏向一侧。

2．对因长期多次注射出现局部硬结的患者，指导其局部热敷的方法。

九、引导性反馈

见附录一。

十、肌内注射技术考核评分标准

肌内注射技术考核评分标准见表 25-1。

表 25-1 肌内注射技术考核评分标准

序号	操作要点	操作技术标准	标准分	评分
1	素质要求 （2分）	护士洗手戴口罩，着装整洁，仪表端庄	2	
2	核对医嘱 （2分）	核对医嘱	2	
3	评估患者 （4分）	①有效核对患者姓名 ②患者的病情（意识状态、肢体活动情况）治疗情况、用药史、过敏史，患者对用药计划的了解及合作程度 ③向患者解释肌内注射的目的、方法、注意事项及配合要点，取得患者配合 ④观察患者注射部位局部皮肤状况	1 1 1 1	
4	洗手，戴口罩 （2分）	洗手，戴口罩	2	
5	操作前准备 （用物准备） （10分）	①治疗车上层：注射盘、2～5ml 注射器、6～7号针头、注射卡、1支维生素 B_{12} 2毫升/支、手消毒液、清洁小擦布、遗嘱执行单 ②治疗车下层：医用垃圾容器、生活垃圾容器、锐器盒	8 2	
6	抽吸药液 （22分）	根据医嘱取药认真核对，检查药液并口述：药名、有效期，有无混浊沉淀、絮状物、杂质，瓶口有无松动、瓶体有无裂隙等，检查无菌物品方法正确 取用注射器方法正确，针头无污染 消毒安瓿方法正确 抽吸药液方法正确，无污染，剂量准确，放置正确 无菌注射盘的使用正确，无污染，用物摆放合理	6 4 2 6 4	
7	核对解释 （3分）	携用物至病室，再次进行有效核对和解释	3	
8	选择注射部位 （11分）	协助患者取侧卧位，上腿伸直放松，下腿稍弯曲，暴露注射部位，正确选择注射部位（用"十"字定位法或连线法选取臀大肌注射） 口述 ①十字法：自臀裂顶点向左或右作一水平线，然后从髂嵴最高点作一垂直线，将一侧臀部分为4个象限，其外上象限避开内角（髂后上棘至股骨大转子连线）为注射部位 ②联线法：髂前上棘与尾骨联线的外1/3处为注射部位 ③2岁以下婴幼儿不宜用臀大肌注射	3 3 3 2	
9	消毒皮肤 （4分）	用碘伏常规消毒注射部位皮肤2次，消毒范围5cm×5cm	4	
10	排气 （3分）	从注射盘内取出注射器，取下针帽，排出注射器内空气，操作中排气时针头未污染，药液未浪费	2 1	

序号	操作要点	操作技术标准	标准分	评分
11	操作中核对 （3分）	注射药液前，再次核对药物、患者	3	
12	穿刺推药 （8分）	以左手拇指和示指绷紧消毒区外局部皮肤，右手执笔式持注射器，经中指或环指固定针栓，用手臂带动腕部力量，将针头与皮肤呈90°角迅速刺入针梗	4	
		口述：注射时，针梗勿全部刺入	1	
		一手固定针头，一手抽动活塞查看有无回血，如无回血，以均匀速度缓慢注入药液	3	
13	拔针按压 （2分）	注射完毕，以无菌干棉签轻压针刺处，并快速拔针，并继续按压局部片刻	1	
		将针头放入锐器盒，注射器及干棉签放于医用垃圾桶内	1	
14	操作后核对 （3分）	注射药液后，再次核对药物、患者	3	
15	观察（2分）	注意观察患者用药反应	2	
16	整理 （3分）	协助患者整理衣物，取舒适卧位。整理床单位 清理用物 口述：用物分类处理得当	3	
17	洗手记录 （6分）	洗手，根据需要做好记录 口述：记录注射时间，药物名称、浓度、剂量及患者反应	6	
18	总体评价 （10分）	严格遵守无菌原则和查对制度，能按无痛注射法进行操作，注射部位未出现硬结，未发生感染	2	
		举止端庄，仪表大方，操作规范，熟练有序	2	
		与患者沟通合理有效	2	
		操作过程中体现出对患者的人文关怀	2	
		有效应变，动作轻柔 考核时间15min，超时酌情扣分	2	
成绩			100	

（李　红）

项目 26　雾化吸入技术

一、教学目标

1．能说出雾化吸入的目的和注意事项。
2．能正确进行雾化吸入技术操作。
3．在操作过程中动作轻柔，能与患者进行良好的沟通。

二、实验目的

1．湿化气道　常用于呼吸道湿化不足、痰液黏稠、气道不畅者，也可作为气管切开术后常规治疗手段。
2．控制呼吸道感染　消除炎症，减轻呼吸道黏膜水肿，稀释痰液，帮助祛痰。常用于咽喉炎、支气管扩张、肺炎、肺脓肿、肺结核等患者。
3．改善通气功能，解除支气管痉挛，保持呼吸道通畅。常用于支气管哮喘等患者。
4．预防呼吸道感染　常用于胸部手术后的患者。

三、模拟情景

（一）案例
李女士，35岁，受凉感冒后咳嗽咳痰加重，痰液黏稠，稍活动后胸闷、气急加重，乏力。医嘱：0.9%NaCl 10ml ＋盐酸溴环己胺醇30mg，氧气雾化吸入，bid。

（二）环境准备
1．病房情景布置　内科病房、病床单元、设备带、床帘或屏风、操作台、摄影设备。
2．角色信息
（1）护士（扮演者：教师／学生）　通过与患者沟通、评估、决策，执行医嘱。
（2）患者　1个模拟人卧于病床，用于操作；床旁1名教师或学生模拟患者（标准化），回应"护士"，根据"护士"完成任务情况推进剧情，实现情景变化。
3．标准化患者训练　围绕案例的内容，并注意患者的情感。
4．医嘱　0.9%NaCl 10ml ＋盐酸溴环己胺醇30mg，氧气雾化吸入，bid。
5．用物准备　治疗车上层：氧气雾化吸入器1套、氧气装置1套（湿化瓶内不装水）、0.9%NaCl，盐酸溴环己胺醇30mg、10ml注射器、弯盘、医嘱单、医嘱执行单、手消毒液。
治疗车下层：生活垃圾桶、医用垃圾桶。

四、操作步骤

（有条件者拍摄操作过程。）

（一）评估
内容：评估患者的年龄、病情、意识、治疗情况、心理状态和合作程度；有无支气管痉挛、呼吸道黏膜水肿、痰液等；口腔黏膜有无感染、溃疡等。

1. 护士衣帽整洁，洗手，戴口罩。

2. 接到医嘱，打印执行单，两人共同核对无误。

3. 携带执行单至床旁。

护士："您好，我是您的责任护士王某某，您能告诉我您的名字吗？"

患者："我是李某某。"

护士："您好，李女士，您肺部的痰液较多、黏稠，不易咳出，根据医嘱我现在给您做雾化吸入，雾化吸入就是把这个吸嘴放入口中，紧闭嘴唇深吸气，用鼻呼气，请您做一下这个动作好吗？"

患者做了嘴吸鼻呼的动作。

护士："您现在稍休息一下，我去准备用物。谢谢！"

（二）实施操作

1. 核对医嘱，携用物至患者床旁。

2. 再次核对患者，向患者及家属解释雾化吸入术的目的和配合要点。

3. 检查氧气雾化吸入器，遵医嘱加入 10ml 0.9% NaCl 和盐酸溴环己胺醇 30mg，药物混匀后注入雾化器的药杯内。

4. 连接雾化器的接气口与氧气装置的橡皮管口。

5. 调节氧气流量，一般为 6 ~ 8L/min。

护士："请您把这个放在嘴里吸上，直到感觉没有雾的时候可以停了。"

6. 指导患者手持雾化器，将吸嘴放入口中紧闭嘴唇深吸气，用鼻呼气，如此反复，直至药液吸完为止。

7. 没有雾气后取出雾化器，关闭氧气开关。

护士："李女士，您喝点水漱一下口。"

8. 协助患者喝水漱口。

9. 协助患者取舒适体位，整理床单位。

护士："李女士，现在雾化吸入结束了，如果有需要帮助请叫我们，我们也会随时巡视病房，谢谢您的配合。"

10. 洗手，记录雾化吸入开始时间及持续时间，患者的反应及效果。

五、操作流程

核对解释 ⟶ 注入药液 ⟶ 连接雾化吸入装置 ⟶ 调节氧气流量 ⟶ 雾化 ⟶ 结束雾化 ⟶ 协助漱口 ⟶ 安置患者 ⟶ 整理观察并行健康教育 ⟶ 准确记录

六、评价

1. 动作轻柔，患者无不适。

2. 雾化吸入方法正确。

七、注意事项

1．正确使用供氧装置　注意用氧安全，室内应避免火源；氧气湿化瓶内勿盛水，以免液体进入雾化器内，使药液稀释影响疗效。

2．观察及协助排痰　注意观察患者痰液排除情况，如痰液仍未咳出，以拍背、吸痰等方法协助排痰。

八、健康教育

1．向患者介绍氧气雾化吸入器的正确使用方法。

2．教给患者深呼吸的方法及用深呼吸配合雾化的方法。

九、引导性反馈

见目录一。

十、雾化吸入技术考核评分标准

雾化吸入技术考核评分标准见表 26-1。

表 26-1 雾化吸入技术考核评分标准

序号	操作要点	操作技术标准	标准分	评分
1	素质要求（2分）	护士衣帽整洁，仪表端庄	2	
2	核对医嘱（2分）	核对医嘱	2	
3	评估患者（3分）	①有效核对患者床号、姓名 ②评估患者的病情、心理状态及合作程度 ③向患者解释吸痰的目的、方法以取得合作	1 1 1	
4	洗手，戴口罩（2分）	洗手，戴口罩	2	
5	用物准备（10分）	治疗车上层：氧气雾化吸入器1套、氧气装置1套（湿化瓶内不装水）、0.9%NaCl、药液、10ml注射器、弯盘、手消毒液、遗嘱执行单 治疗车下层：医用垃圾容器、生活垃圾容器	7 3	
6	核对患者（12分）	携用物至患者床旁，核对床号、姓名 告知患者操作方法，配合要点	6 6	
7	加药（12分）	检查氧气雾化吸入器 遵医嘱加入药液，药物混匀后注入雾化器的药杯内	6 6	
8	连接雾化器（7分）	连接雾化器的接气口与氧气装置的橡皮管口	7	
9	调节氧流量（6分）	调节氧气流量，一般为6～8L/min	6	
10	开始雾化（12分）	指导患者手持雾化器 将吸嘴放入口中紧闭嘴唇深吸气，用鼻呼气 如此反复，直至药液吸完为止	3 6 3	
11	结束雾化（6分）	没有雾气后取出雾化器，关闭氧气开关	6	
12	整理（10分）	协助患者漱口 取安全、舒适体位，整理床单位和用物	5 5	
13	准确记录（6分）	洗手，记录（时间、反应及效果）	6	
14	总体评价（10分）	正确指导患者 操作规范，熟练有序 沟通合理有效 操作中体现出对患者的人文关怀 考核时间为15min，超时酌情扣分	2 4 2 2	
成绩			100	

（王芸芸）

项目 27　密闭式静脉输液技术

一、教学目标

1. 正确说出密闭式静脉输液目的，明确常用注射部位。
2. 正确说出密闭式静脉输液备用物品、操作流程。
3. 正确进行密闭式静脉输液操作。
4. 正确说出密闭式静脉输液的指导要点和注意事项。
5. 操作中关心患者，如发生输液反应，应能及时处理。

二、实验目的

1. 补充水和电解质，维持酸碱平衡。
2. 补充营养，供给热量，促进组织修复，获得正氮平衡。
3. 输入药物，控制感染，治疗疾病。
4. 增加血容量，维持血压，改善微循环。

三、模拟情景

（一）案例

刘先生，40 岁。患者约 4 天前受凉后出现咳嗽、咽痛，伴流涕，为清涕，无咳痰、胸痛，感全身不适、四肢乏力及食欲缺乏，在当地诊所就诊，诊断为"上呼吸道感染"，经治疗无明显好转，1 天前，上述症状较前加重，同时伴发热，体温达 39.5℃，感畏寒、肌肉痛，为求进一步治疗，遂到本院门诊求诊拟以"急性上呼吸道感染"收入院，患者精神差，睡眠欠佳，胃纳差，体力差，排尿排便正常。医嘱：0.9% 氯化钠 250ml+ 青霉素 640 万 U ivgtt bid。

（二）环境准备

1. 病房情景布置　病房、病床单元、设备带、操作台、摄影设备。
2. 角色信息
（1）护士（扮演者：教师 / 学生）　通过与"患者"沟通、评估、决策，执行医嘱。
（2）患者　1 个模拟人卧于病床，用于操作；床旁 1 名教师或学生模拟患者（标准化），回应"护士"，根据"护士"完成任务情况推进剧情，实现情景变化。
3. 标准化患者训练　围绕案例的内容，并注意患者的情感。
4. 医嘱　密闭式静脉输液：0.9% 氯化钠 250ml+ 青霉素 640 万 U ivgtt　bid
5. 用物准备
治疗车上层：治疗盘内放，2% 碘酊、75% 乙醇、一次性注射器两个、无菌棉签、弯盘、启瓶器、胶布或一次性敷贴、止血带、垫巾、药液、无菌输液器一套、输液卡、医嘱单、医嘱执行单、手消毒液，必要时备夹板绷带。
治疗车下层：生活垃圾桶、医用垃圾桶、锐器盒。

另备输液架。

四、操作步骤

（有条件者拍摄操作过程。）

（一）评估

内容：患者的年龄、病情、临床诊断、意识状态、心理状况、排便情况、理解配合能力。

1．护士衣帽整洁，洗手，戴口罩。

2．接到医嘱，打印执行单，两人共同核对无误。

3．携带执行单至床旁。

[问候解释语]

护士："您好，我是您的责任护士王某某，能告诉我您的名字吗？请先让我核对一下您的腕带。"

患者："我是刘某某。"

护士："您好，刘先生，您现在感觉怎样？按医嘱您需要输液，目的是减缓上呼吸道感染的症状。我能看一下您双手的血管和皮肤情况吗？

患者："好的"。

护士："请问您现在需要上厕所吗？"

患者："不需要。"

护士："那请您稍等，我去准备用物，稍后过来给您输液。如果您还没有用餐，可以先吃一点东西。"

（二）实施操作

1．核对医嘱与执行单。

2．操作前准备　根据医嘱准备药物并逐一检查用物。检查药名、浓度、剂量和有效期等，瓶口有无松动，瓶身有无裂痕；将瓶倒置检查，药液是否浑浊、是否有沉淀或絮状物出现。

3．再次核对医嘱与执行单，注意有无配伍禁忌。检查液体。贴输液卡于输液瓶上（倒贴），套上瓶套，开启药瓶中心部分，常规消毒瓶口，根据医嘱加药并在溶液瓶或袋上注明，签字。再次核对安瓿。

4．消毒瓶口，将输液器和排气管插入瓶塞，携用物至患者床旁。

5．再次核对患者，向患者及家属解释密闭式静脉输液的目的及配合要点。

[指导语]

护士："您好，是刘先生吗？请把您的双手手背给我看一下可以吗？让我检查一下您哪只手的皮肤和血管情况更适合输液。（成人输液首选静脉为手背静脉网，也可选用上肢头静脉、肘正中静脉及贵要静脉的分支等）。这个操作不会给您带来痛苦，只是进针的时候会有点不适。请您配合我好吗？"

情景Ⅰ：刘先生伸出双手，护士仔细观察对比。

[嘱咐语]

护士："您右手血管弹性还不错，一会儿我就选择您的右手静脉进行输液。输液前需要我协助您上卫生间吗？"

患者："不需要。"

6．挂瓶　把药液悬挂于输液架上。

7．排气　使输液管内充满液体，茂菲氏滴管内 1/2 或 2/3 液体，注意液体不能排出头皮针。排好气将带有护针帽的头皮针固定在输液器上。

8．备胶布　备好贴在治疗盘上。

9．铺垫巾，穿刺点上方 6cm 系止血带，嘱患者握拳，选好静脉。

［指导语］

护士："一会儿进针时会有些不适，请您保持右手不要动。"

10．用 2% 碘酊消毒皮肤，待干；以 75% 乙醇脱碘（消毒范围直径为 5cm）。

11．再次排气　再次检查输液管有无气泡，取下输液针帽放入弯盘，二次排气。

12．操作过程中再次查对患者床号姓名。

13．进针　左手绷紧皮肤，右手持针，针头斜面向上，与皮肤成 15°～ 30°角刺入皮下，再沿静脉走向滑行刺入静脉，见回血后降低穿刺角度，沿静脉走向进针少许。松开止血带，打开调节器，嘱患者松拳。

14．固定　先固定针柄，用输液贴覆盖穿刺点，再交叉固定针翼，再将输液器环绕后固定。

15．调节输液滴数　一般成人滴数为 40 ～ 60 滴 / 分，儿童滴数为 20 ～ 40 滴 / 分。

［指导语］

护士："刘先生，您好，现在感觉怎么样？进针处还疼吗？下面有几点需要您注意一下：您在输液的时候不要随意调快输液速度，以免引起不适；在输液过程中，输液侧肢体不要剧烈活动；如果在输液过程中局部有红肿胀痛，输液速度明显减慢及其他不适，请按呼叫器来通知我们医护人员，我也会随时来巡视病房的，请您放心。谢谢您的配合。"

患者："好的，谢谢您！"

16．取下止血带和垫巾，将止血带放入放置止血带桶中，垫巾放入黄色医疗垃圾桶中。

17．操作后再次查对床号姓名，并签输液卡（内容包括输液开始时间、输液滴数及执行人签名）。

情景Ⅱ：液体未滴落，原因可能是针头堵塞，压力过低，输液管折叠等。

处理：检查止血带是否取下，输液管以及茂菲氏滴管排气口是否通畅，调整针头位置或适当变换肢体位置，适当升高输液瓶。

情景Ⅲ：在液体未流完之前，患者输液处出现局部疼痛或者肿胀。

［指导语］

护士："刘先生，我需要帮您重新输液，请您稍微忍耐一下。"

处理：血管渗液导致液体注入皮下组织，应拔出更换针头后另选静脉重新穿刺。

［问候语］

护士："刘先生，哪里不舒服？"（检查输液处有无红肿热痛）。

情景Ⅳ：患者出现了发热反应。

处理：立即与医生联系，给予及时处理，严重者立即停止输液，保留剩余液体和输液器，查找原因。

18．整理床单位，放置呼叫器于患者可及处。

19．清理用物。洗手后做记录、签名等。

20．加强巡视，观察患者情况和输液反应。

21．需更换输液时，消毒瓶塞后，拔出第一瓶内排气针头、输液管，插入第二瓶内，待滴液通畅，方可离去。

22．输液毕，关紧输液导管，除去胶布，用消毒棉球按压穿刺点上方，快速拔针，局部按压 1 ～ 2min 至不出血为止。

[指导语]

护士："刘先生，今天的输液结束了，请您好好休息，如果有不适或者其他需要协助的地方可用呼叫器随时联系我们，谢谢您的配合。"

23．清理用物，针头放入锐器盒内，一次性输液器剪开毁形。

五、操作流程

评估（病情、心理、知识）—→ 准备（操作者、用物、环境、患者）—→ 检查药物 —→ 插输液管 —→ 再次核对 —→ 挂瓶 —→ 连接头皮针，头皮针插入留置针静脉帽 —→ 排尽空气 —→ 戴手套 —→ 选择静脉 —→ 系止血带 —→ 消毒皮肤 —→ 嘱握拳 —→ 再排气 —→ 穿刺见回血降低角度沿静脉走向进针少许 —→ 三松（拳、止血带、调节器）—→ 用一次性敷贴遮盖、固定 —→ 调节滴速 —→ 记录。

六、评价

1．仪表端庄，态度和蔼。

2．关心体贴患者，动作温柔，注意与患者沟通。

3．操作程序正确，注意无菌操作，一针见血，固定牢固、美观。

七、注意事项

1．严格执行无菌操作及查对制度，加入其他药液时在瓶签上注明药名，剂量。对长期输液患者，选用静脉自远心端开始，注意保护、交替使用静脉。

2．对昏迷、小儿等不合作患者应选用易固定部位静脉，并以夹板固定肢体。

3．输入强刺激性特殊药物，应在确定针头已刺入静脉内时再加药。

4．严防空气进入静脉，加药、更换液体及结束输液时，均需保持输液导管内充满液体。

5．大量输液时，根据医嘱，安排输液计划，并注意配伍禁忌。

6．连续输液应 24h 更换输液器一次。

7．加强巡视，随时观察输液是否通畅，滴速以及患者对药物的反应，如发现异常立即处理，必要时停止输液，通知医生。

八、健康教育

1．向患者及家属讲解如何观察输液过程中发生的不适。

2．指导患者及家属注意静脉输液过程中的有关事项。

九、引导性反馈

见附录一。

十、密闭式静脉输液技术考核评分标准

密闭式静脉输液技术考核评分标准见表27-1。

表 27-1 密闭式静脉输液技术考核评分标准

序号	操作要点	操作技术标准	标准分	评分
1	素质要求（2分）	护士衣帽整洁，仪表端庄	2	
2	核对医嘱（2分）	核对医嘱	2	
3	评估患者（4分）	①有效核对患者床号、姓名 ②评估患者的病情、意识状态、心理状态及合作程度 ③问候解释并向清醒患者解释输液的目的、注意事项及配合要点 ④评估患者穿刺部位局部皮肤及血管状况、查看皮肤完整性	1 1 1 1	
4	洗手，戴口罩（2分）	洗手，戴口罩	2	
5	操作前准备（10分）	用物准备 治疗车上层：治疗盘内放2%碘酊、75%乙醇溶液、一次性注射器2个、无菌棉签、弯盘、启瓶器、胶布或一次性敷贴、止血带、垫巾、药液、无菌输液器一套、输液卡、医嘱单、医嘱执行单、手消毒液，必要时备夹板绷带 治疗车下层：锐器盒、医用垃圾容器、生活垃圾容器 另备输液架 口述：三查八对、配制药液和相关无菌操作的注意事项	4 1 1 4	
6	核对患者（5分）	携用物至患者床旁，再次进行有效核对，确认患者已做好输液准备 协助患者取舒适体位，保持环境安静、清洁	3 2	
7	挂液体（7分）	常规消毒药液瓶口，检查输液器的有效期，查看有无破损漏气等。将输液管和通气管针头分别插入瓶塞直至针头根部，再次核对所用药液无误后将输液瓶挂于输液架上	7	
8	排气（10分）	一手持输液管，一手横持滴管，待液体流入滴管的1/2或2/3时，速将滴管放下，待液体通过滤过器后立即关闭调节器。第一次排气不可将药液排出，排好气将带有护针帽的头皮针固定在输液器上	10	
9	消毒（6分）	将治疗巾置于穿刺部位下方，穿刺点上方6cm系止血带，2%碘酊消毒皮肤，待干；以75%乙醇溶液脱碘（消毒范围直径为5cm）	3 3	
10	二次排气（1分）	再次检查输液管有无气泡，取下输液针帽放入弯盘	1	
11	进针（10分）	左手绷紧皮肤，右手持针，针头斜面向上，与皮肤成15°～30°角刺入皮下，再沿静脉走向滑行刺入静脉，见回血后降低穿刺角度，沿静脉走向进针少许，松开止血带，打开调节器	10	
12	固定（2分）	固定针柄，用输液贴覆盖穿刺点，再交叉固定针翼，再将输液器环绕后固定	2	
13	调节输液滴数（2分）	一般成人滴数为40～60滴/分，儿童滴数为20～40滴/分	2	

序号	操作要点	操作技术标准	标准分	评分
14	收拾用物 （4分）	取下止血带和垫巾，将止血带放入放置止血带桶中，垫巾放入黄色医疗垃圾桶中	1	
		整理床单位，将呼叫器置于患者可及处	1	
		告知患者输液中的注意事项	2	
15	记录（2分）	操作后再次查对床号、姓名，执行单上记录输液时间、签全名	2	
16	观察 （8分）	口述： ①加强巡视，随时观察输液是否通畅	2	
		②输液过程中注意观察药物滴速，严防空气进入静脉	2	
		③观察患者有无输液反应，观察输液部位血管、皮肤情况，及时处理输液中出现的问题	2	
		④如发现异常，立即处理，必要时停止输液，通知医生	2	
17	拔针 （6分）	输液毕，关紧输液导管，除去胶布，用消毒棉球按压穿刺点上方，快速拔针，局部按压 1 ~ 2min 至不出血为止	6	
18	清理用物 （5分）	对物品进行分类处理。	2	
		口述：将棉签、输液器（剪掉针头）、注射器（去掉针头后）等物品放入医疗垃圾桶内；针头等锐器物放入锐器收集器内；止血带放于固定位置待供应室更换；弯盘放在污染区待消毒；其余无污染物品放回原处	3	
19	洗手（2分）	洗手	2	
20	总体评价 （10分）	评估准确，能正确指导患者	2	
		操作熟练规范，无缺项、无污染	4	
		沟通合理有效	2	
		操作过程中体现出对患者的人文关怀	2	
		考核时间 20min，超时酌情扣分		
成绩			100	

（田　晶）

项目 28　密闭式静脉输血技术

一、教学目标

1．正确说出密闭式静脉输血的目的，明确常用注射部位。
2．正确说出密闭式静脉输血备用物品、操作流程。
3．正确进行密闭式静脉输血操作。
4．正确说出密闭式静脉输血的指导要点和注意事项。
5．操作中关心患者，熟悉输血反应的临床表现，能及时处理。

二、实验目的

1．补充血容量，改善血液循环。
2．补充红细胞，增加血红蛋白含量，纠正贫血。
3．补充血浆蛋白，改善营养，维持血浆胶体渗透压。
4．补充各种凝血因子和血小板，改善凝血功能。
5．补充抗体、补体，增加白蛋白，增强机体免疫力。
6．排除有害物质。

三、模拟情景

（一）案例
王先生，32 岁，因大量呕血急诊入院。初步诊断："胃溃疡，失血性休克。"体格检查：血压 70/50mmHg，心率 130 次 / 分，脉搏细弱，面色苍白，出冷汗，表情淡漠。医嘱：立即输 B 型血 400ml。

（二）环境准备
1．病房情景布置　病房、病床单元、设备带、操作台、摄影设备。
2．角色信息
（1）护士（扮演者：教师 / 学生）　通过与"患者"沟通、评估、决策，执行医嘱。
（2）患者　1 个模拟人卧于病床，用于操作；床旁 1 名教师或学生模拟患者（标准化），回应"护士"，根据"护士"完成任务情况推进剧情，实现情景变化。
3．标准化患者训练　围绕案例的内容，并注意患者的情感。
4．医嘱　密闭式静脉输血：遵医嘱立即输 B 型血 400ml。
5．用物准备
治疗车上层：治疗盘内放，2% 碘酊、75% 乙醇、一次性输血器两套、生理盐水、同型血液（室温放置 16 ～ 20min）、抗过敏药、碘伏棉签、弯盘、无菌纱布、胶布、止血带、小垫枕、治疗巾、输液卡、开瓶器、砂轮、瓶套、医嘱单、医嘱执行单、手消毒液，必要时备夹板绷带。

治疗车下层：锐器盒、医用垃圾容器、生活垃圾容器。

另备输液架。

四、操作步骤

（有条件者拍摄操作过程。）

（一）评估

内容：患者的年龄、病情、临床诊断、意识状态、心理状况、排便情况、理解配合能力。

1. 护士衣帽整洁，洗手，戴口罩。

2. 接到医嘱，打印执行单，两人共同核对无误。

3. 携带执行单至床旁。

[问候解释语]

护士："您好，我是您的责任护士王某某，能告诉我您的名字吗？请让我核对一下您的腕带。"

患者："我是王某某。"

护士："您好，王先生，您现在感觉怎样？按医嘱您需要输血，请问您知道您的血型是什么吗？

患者："B 型血。"

护士："请问您以前输过血吗？有没有过敏或出现其他不良反应呢？"

患者："没有。"

护士："我能看一下您双手的血管和皮肤情况吗？输血过程需要一定时间，您要上厕所吗？是否需要帮助？不需要是吗？那我去准备输血的用物，请您稍等。"

（二）实施操作

1. 双人查对医嘱和交叉配血单、血袋签，并检查血液，三查八对无误后在交叉配血单上双人签字（三查，查血液的有效期、血液质量和输血装置是否完好；八对，核对床号、姓名、住院号、血袋号、血型、交叉配血相容试验结果、血液种类和剂量）。

2. 操作前准备　根据医嘱准备药物并逐一检查用物。检查生理盐水的浓度、剂量和有效期等，瓶口有无松动，瓶身有无裂痕；将瓶倒置检查，药液是否浑浊、沉淀或絮状物出现。

3. 再次核对患者，向患者及家属解释密闭式静脉输血的目的及配合要点。

护士："您好，您是王先生吗？今天遵医嘱给您输血，请您把双手伸出来，让我检查一下哪只手的皮肤和血管情况更适合输血。为了保证输血的安全性，先输少量生理盐水，请您不要紧张。您这样躺着输血可以吗？需要我帮忙吗？"

情景Ⅰ：王先生伸出双手，仔细检查对比。

护士："您右手血管弹性还不错，等一下我就选择您的右手静脉进行输血。"

4. 操作前准备　检查输血器的完整性，有效期。消毒输液瓶，打开输血器，将输液器插入液体中。

5. 排气　使输液管内充满液体，茂菲氏滴管内 1/2 ～ 2/3 液体，注意液体不能排出头皮针。排好气将带有护针帽的头皮针固定在输液器上。

6. 备胶布　备好贴在治疗盘上。

7. 铺垫巾，扎上止血带，选好静脉。

护士："一会儿进针时会有些不适，请您保持右手不要动。"

8．用2%碘酊消毒皮肤，待干；以75%乙醇脱碘（消毒范围直径为5cm）。

9．再次排气　再次检查输液管有无气泡，取下输液针帽放入弯盘，二次排气。

10．操作过程中再次查对患者床号姓名。

11．进针　左手绷紧皮肤，右手持针，针头斜面向上，与皮肤成15°～30°角刺入皮下，再沿静脉走向滑行刺入静脉，见回血后降低穿刺角度，沿静脉走向进针少许。松开止血带，打开调节器。

12．固定　先固定针柄，用输液贴覆盖穿刺点，再交叉固定针翼，再将输血器环绕后固定。

13．再次核对患者姓名床号，核对血袋血型。

14．轻轻旋转血袋，将血液摇匀。打开储血袋封口，常规消毒开口处塑料管，将输血器通液针头从生理盐水瓶上拔出，插入塑料管内，缓慢将血袋倒挂到输液架上，再次查对。

15．调节输液滴数　输入开始时速度宜慢，严密观察15min无不良反应，再按病情需要调节滴速。一般成人40～60滴/分，儿童酌减。

护士："王先生，您好，现在给您调的滴速是15滴/分，如果没有不适，15分钟后我会给您调快滴速；在这个过程中，请您不要随意调快输液速度，以免引起不适；如果在输血过程中有不适，请按呼叫器来通知我们医护人员，我也会随时来巡视病房的，请您放心。"

情景Ⅱ：患者出现发热，多在输血后立即或数小时内发生。轻者表现为畏寒发热，一般体温在38℃，症状持续1～2h可缓解；重症可出现高热，烦躁不安、抽搐，甚至昏迷。

处理：轻者减慢输血速度，物理降温或口服退热药物，密切观察后续反应。重者应立即停止输血，报告医生，遵医嘱处理。

情景Ⅲ：患者出现溶血反应，轻者难与发热反应鉴别，头痛、心前区窘迫、腰痛、腹痛、恶心、呕吐、一过性轻度黄疸；重者表现寒战、高热、呼吸急促、循环障碍、继发出现黄疸、血红蛋白尿及血压降低等休克表现。

处理：立即停止输血，保持静脉通畅，马上与医生联系，保留余血，重做交叉配血试验；可口服或静脉滴注碳酸氢钠，碱化尿液防止血红蛋白结晶阻塞肾小管；双侧腰部封闭，用热水袋热敷双侧肾区，防止肾小管痉挛，保护肾。密切观察尿量和生命体征，对少尿、无尿者按急性肾衰竭处理，出现休克症状者时，立即配合抢救。

16．整理床单位，放置呼叫器于患者可及处。

17．清理用物。洗手后做记录、签名等。

18．加强巡视，观察患者情况和输血反应。

19．待血液输完时，再输入少量生理盐水，使输血器内的血液全部输入体内后，拔针再按压进针点至不出血。认真检查静脉穿刺部位有无血肿或渗血现象并作相应处理。

护士："王先生，今天的输血结束了，请您好好休息，如果有不适或者其他需要协助的地方可用呼叫器随时联系我们。谢谢您的配合。"

20．分类整理用物，洗手，做好输血记录。

五、操作流程

评估（病情、心理、知识）────▸ 准备（操作者、用物、环境、患者）────▸ 检查血液────▸

插输血管 → 双人再次核对 → 挂瓶 → 连接头皮针，头皮针插入留置针静脉帽 → 排尽空气 → 戴手套 → 选择静脉 → 系止血带 → 消毒皮肤 → 嘱握拳 → 再排气 → 穿刺见回血，降低角度沿静脉走向进针少许 → 三松（拳、止血带、调节器）→ 用一次性敷贴遮盖、固定 → 再次核对 → 生理盐水冲管 → 轻轻摇匀血液，更换血袋 → 调节滴速 → 记录。

六、评价

1. 仪表端庄，态度和蔼。
2. 操作程序正确，注意无菌操作。
3. 动作温柔，关心体贴患者，注意输血反应，加强与患者沟通。

七、注意事项

1. 正确保存和使用血液制品。
2. 输血过程中密切观察。
3. 1个单位血液制品在4h内输完。
4. 血液制品从血库取出后30min内输注。
5. 出现输血反应立即减慢或停止输血，通知医生做好抢救准备。
6. 空血袋保存24h后按规范处理。
7. 输血前必须经两人核对无误后方可输入，血液取回后勿震荡、加温，避免血液成分破坏引起不良反应。输入两个以上供血者的血液时，在两份血液之间输0.9%氯化钠溶液，防止发生反应。开始输血速度宜慢，观察15min，无不良反应后，将流速调节至要求速度。

八、健康教育

1. 向患者及家属讲解如何观察输血过程中发生的不适，并随时观察。
2. 向患者及家属说明输血中需注意的事项。

九、引导性反馈

见附录一。

十、密闭式静脉输血技术考核评分标准

密闭式静脉输血技术考核评分标准见表28-1。

表 28-1 密闭式静脉输血技术考核评分标准

序号	操作要点	操作技术标准	标准分	评分
1	素质要求（2分）	护士衣帽整洁，仪表端庄	2	
2	核对医嘱（2分）	核对医嘱	2	
3	评估患者 （4分）	①有效核对患者床号、姓名	1	
		②评估患者的病情、意识状态、心理状态及合作程度	1	
		③问候解释并向清醒患者解释输液的目的、注意事项及配合 　要点，询问、了解患者的身体状况，了解患者有无输血史 　及不良反应	1	
		④评估患者穿刺部位局部皮肤及血管状况、查看皮肤完整性	1	
4	洗手，戴口罩 （2分）	洗手，戴口罩	2	
5	操作前准备 （10分）	用物准备 治疗车上层：治疗盘内放、2%碘酊、75%乙醇、一次性输血 器两套、生理盐水、同型血液（室温放置16～20min）、抗过 敏药、碘伏棉签、弯盘、无菌纱布、胶布、止血带、小垫枕、 治疗巾、输液卡、开瓶器、砂轮、瓶套、医嘱单、医嘱执行 单、手消毒液，必要时备夹板绷带	5	
		治疗车下层：锐器盒、医用垃圾容器、生活垃圾容器	2	
		另备输液架	1	
		口述：三查八对、两人核对和相关无菌操作的注意事项	2	
6	核对患者 （4分）	携用物至患者床旁，再次进行有效核对，确认患者已做好输 血准备	2	
		协助患者取舒适位，环境安静、清洁	2	
7	挂液体 （5分）	常规消毒生理盐水瓶，检查输血器的有效期，查看有无破损 漏气等。将输血管和通气管针头分别插入瓶塞直至针头根部， 再次核对患者、血型检验报告单、血袋、血型后将输液瓶挂 于输液架上	5	
8	排气 （6分）	一手持输血管一手横持滴管，待液体流入滴管的1/2或2/3时 速将滴管放下，待液体通过滤过器后立即关闭调节器。第一 次排气不可将液体排出，排好气将带有护针帽的头皮针固定 在输液器上	6	
9	消毒 （5分）	将治疗巾置于穿刺部位下方，穿刺点上方6cm系止血带，2%	2	
		碘酊消毒皮肤，待干；以75%乙醇脱碘（消毒范围直径为 5cm）	3	
10	二次排气（1分）	再次检查输液管有无气泡，取下输液针帽放入弯盘	1	
11	进针 （8分）	左手绷紧皮肤，右手持针，针头斜面向上，与皮肤成15°～ 30°角刺入皮下，再沿静脉走向滑行刺入静脉，见回血后降低 穿刺角度，沿静脉走向进针少许，松开止血带，打开调节器	8	
12	固定 （2分）	固定针柄，用输液贴覆盖穿刺点，再交叉固定针翼，将输血 器环绕后固定	2	

序号	操作要点	操作技术标准	标准分	评分
13	再次核对 （2分）	由两名医务人员再次按"三查""八对"内容核对，准确无误后签名，严防差错事故的发生	2	
14	输血 （8分）	轻轻旋转血袋，将血液摇匀。打开储血袋封口，常规消毒开口处塑料管，将输血器通液针头从生理盐水瓶上拔出，插入塑料管内，缓慢将血袋倒挂到输液架上，再次查对	8	
15	调节输血滴数 （2分）	输入开始时速度宜慢，严密观察15min，如无不良反应，再按病情需要调节滴速。一般成人40～60滴/分，儿童酌减	2	
16	收拾用物 （5分）	取下止血带和垫巾，将止血带放入放置止血带桶中，垫巾放入黄色医疗垃圾桶中	2	
		整理床单位，将呼叫器置于患者可及处	1	
		告知患者及家属输血中的注意事项	2	
17	记录（2分）	操作后再次查对床号、姓名，执行单上记录输血时间，签全名	2	
18	观察 （8分）	口述 ①加强巡视，随时观察输血是否通畅	2	
		②输血过程中注意观察滴速，严防空气进入静脉	2	
		③观察患者有无输血反应，观察输血部位血管、皮肤情况及时处理输血中出现的问题	2	
		④如发现异常，立即处理，必要时停止输血，通知医生	2	
19	拔针 （5分）	待血液输完时，再输入少量生理盐水，使输血器内的血液全部输入体内，拔针再按压进针点至不出血。认真检查静脉穿刺部位有无血肿或渗血现象并作相应处理	5	
20	清理用物 （5分）	对物品进行分类处理	2	
		口述：将棉签、输液器（剪掉针头）、注射器（去掉针头后）等物品放入医疗垃圾桶内；针头等锐器物放入锐器收集器内；止血带放于固定位置待供应室更换；弯盘放在污染区待消毒；其余无污染物品放回原处	3	
21	洗手（2分）	洗手	2	
22	总体评价 （10分）	评估准确，能正确指导患者	2	
		操作熟练规范，无缺项无污染	4	
		沟通合理有效	2	
		操作过程中体现出对患者的人文关怀	2	
		考核时间20min，超时酌情扣分		
成绩			100	

（田　晶）

项目 29 静脉留置针
（BDY 型密闭式防针刺伤型安全留置针）技术

一、教学目标

1．正确说出静脉留置针输液的目的，明确常用注射部位。
2．熟练掌握静脉留置针输液备用物品、操作流程。
3．正确进行静脉留置针输液操作。
4．正确说出静脉留置针输液的指导要点和注意事项。

二、实验目的

1．保护血管，避免反复穿刺造成的血管损伤。
2．减轻患者的痛苦。
3．建立静脉通路，便于紧急情况的用药和抢救。
4．预防纠正水、电解质和酸碱失衡，补充循环血量，供给营养物质，用于药物治疗。

三、模拟情景

（一）案例

黄某某，女性，48 岁。入院诊断：①右侧外囊脑出血；②高血压病三级。患者因"突发头晕，左侧肢体无力 1 小时"，于 2010 年 1 月 25 日 1 点 30 分平车急诊入院。入院时患者神志呈昏睡状态，体温 37℃，脉搏 84 次 / 分，呼吸 18 次 / 分，血压 202/128mmHg。双侧瞳孔等大等圆，直径 3mm，对光反射存在，右侧轻度面瘫。头颅 CT 检查示：右侧外囊脑出血。入院即开通留置针静脉通路，静脉滴注 0.9% 氯化钠注射液 250ml 加硝酸甘油 20mg，每分钟 10 滴，告病重，输液、止血、脱水等治疗，做好术前各项准备。

（二）环境准备

1．病房情景布置　病房、病床单元、设备带、操作台、摄影设备。
2．角色信息
（1）护士（扮演者：教师 / 学生）　通过与"患者"沟通、评估、决策，执行医嘱。
（2）患者　1 个模拟人卧于病床，用于操作；床旁 1 名教师或学生模拟患者（标准化），回应"护士"，根据"护士"完成任务情况推进剧情，实现情景变化。
3．医嘱　密闭式静脉输液（选用 BDY 型密闭式防针刺伤型安全留置针）。
4．用物准备　治疗车上层：治疗盘、0.9% 氯化钠注射液 250ml、硝酸甘油 20mg、2% 碘酊、75% 乙醇、棉签、止血带、瓶套、开瓶器、输液器、BDY 静脉留置针 2 枚、透明无菌敷贴、肝素封管液、5ml 注射器 1 个、胶布、笔、注射卡、输液巡视卡、手表、医嘱单、医嘱执行单、手消毒液。
治疗车下层：医疗垃圾容器、生活垃圾容器。

另备输液架。

四、操作步骤

（有条件者拍摄操作过程。）

（一）评估

内容：患者的年龄、病情、临床诊断、意识状态、心理状况、排便情况、理解配合能力。

1．护士衣帽整洁，洗手，戴口罩。

2．接到医嘱，打印执行单，两人共同核对无误。

3．携带执行单至床旁。

[解释问候语]

护士："您好，我是2床的责任护士王某某，请问您是黄某某的家属吗？黄女士还在昏睡吗？能让我核对一下她的腕带吗？谢谢。"

患者家属："好的，可以。"

护士："您好，根据黄女士的病情，遵医嘱我要为她输入0.9%氯化钠注射液250ml和硝酸甘油20mg，为了减轻反复穿刺的痛苦及做好随时手术的准备，我们选择用静脉留置针为她建立静脉通路可以吗？"

患者家属："好的。"

护士："那我先去准备用物，一会儿来为黄女士输液。"

（二）实施操作

1．核对医嘱与执行单。

2．操作前准备　根据医嘱准备药物并逐一检查用物。检查药名、浓度、剂量和有效期等，瓶口有无松动，瓶身有无裂痕；将瓶倒置检查，药液是否有浑浊、沉淀或絮状物出现。

3．再次核对医嘱与执行单，注意有无配伍禁忌。检查液体。贴输液卡于输液瓶上（倒贴），套上瓶套，开启药瓶中心部分，常规消毒瓶口，根据医嘱加药并在溶液瓶或袋上注明。签字。再次核对安瓿。

4．消毒瓶口，将输液器和排气管插入瓶塞，携用物至患者床旁。

5．再次核对患者，向患者家属解释此次静脉输液的目的及配合要点。

[嘱咐语]

护士："您好，黄女士右手的这根血管比较直且弹性好，我选择这根血管为她穿刺可以吗？"

患者家属："可以。"

6．洗手，戴口罩　检查输液器完整性，有效期。消毒输液瓶，打开输液器，将输液器插入液体中。

7．排气　根据静脉选择合适型号的静脉留置针。手持头皮针撕开留置针包装、先将头皮针插入肝素帽内合适位置，然后使输液管内充满液体，茂菲氏滴管内有1/2～2/3体积液体。

8．备胶布　备好贴在治疗盘上。

9．铺垫巾，穿刺点上方6cm系止血带，选好静脉。

10．用2%碘酊消毒皮肤，待干；以75%乙醇脱碘（消毒范围直径为5cm）。

11．再次排气　再次检查输液管有无气泡，取出留置针，转动针芯，将肝素帽与输液器衔接，再排气。

12．操作过程中再次查对患者床号姓名。

13．松动留置针外套管，操作者左手绷紧皮肤，右手拇指、示指持留置针柄与皮肤呈15°～30°角进针，直刺静脉，进针速度宜慢，见回血后退针芯 1～2mm 至外套管内，再将外套管缓慢送入血管内，松开止血带，拔出针芯，穿刺成功后，连接肝素帽。

14．固定　透明无菌敷贴固定穿刺部位（使敷贴下缘与留置针针翼下缘平齐），胶布固定延长管及头皮针，在无菌敷贴上注明穿刺日期、时间。

15．调节输液滴数　按医嘱调节 10 滴 / 分。

[指导语]

护士："黄女士的输液已经打好，因为输液时间较长，麻烦请您注意一下，在输液的时候请不要随意调快输液速度，在输液过程中，请不要随意搬动输液侧肢体，穿刺侧手臂避免剧烈运动，避免压迫穿刺部位。更换衣物时不要将导管勾出或拔出。注意保持穿刺部位清洁干燥，有留置针的肢体尽量避免下垂，以防血液回流阻塞针头。随时观察输液部位，如果在输液过程中出现红肿或者输液速度明显减慢的情况，请按呼叫器通知我们医护人员，我也会随时来巡视病房的。"

患者："好的"。

16．取下止血带和垫巾，将止血带放入放置止血带桶中，垫巾放入黄色医疗垃圾桶中。

17．操作后再次查对床号姓名，并签输液卡（内容包括输液开始时间、输液滴数及执行人签名）

情景Ⅰ：液体未滴落，原因可能是针头堵塞，压力过低，输液管折叠等。

处理：检查止血带是否取下，输液管以及茂菲氏滴管排气口是否通畅，调整针头位置或适当变换肢体位置，适当升高输液瓶。

18．整理床单位。

19．清理用物。洗手后做记录、签全名。

20．加强巡视，观察患者情况和输液反应。

21．需更换输液时，消毒瓶塞后，拔出第一瓶内排气针头、输液管，插入第二瓶内，待滴液通畅，方可离去。

22．输液毕，关闭调节夹、拔出头皮针、取下输液瓶及输液卡放于治疗车下层、取两根棉签消毒肝素帽，5ml 肝素封管液，当液体剩 0.5～1ml 时边推边退针、关闭导管夹、拔出针头、输液贴固定。

[指导语]

护士："今天的输液结束，您辛苦了，如果黄女士有不适或者其他需要协助的地方可用呼叫器随时联系我们。谢谢您的配合。"

23．清理用物，针头放入锐器盒内，一次性输液器剪开毁形。

五、操作流程

评估（病情、心理、知识）—→准备（操作者、用物、环境、患者）—→检查药物—→插输液管—→再次核对—→挂瓶—→连接头皮针，头皮针插入留置针静脉帽—→排尽空气—→戴手套—→选择静脉—→系止血带—→消毒皮肤—→嘱握拳—→再排气—→穿刺见回血，降低角度送软管 ⟶ 退出针芯 ⟶ 三松（拳、止血带、调节器） ⟶ 用透明敷料或无菌方纱遮盖、固定 ⟶ 调节滴速 ⟶ 记录。

封管：输液毕注 0.9% NaCl3 ～ 5ml 或每毫升 0.9% NaCl 含肝素 10 ～ 100 U 于静脉肝素帽内，正压封管。

六、评价

1．仪表端庄，态度和蔼，关心体贴患者，动作温柔，注意与患者沟通。

2．操作程序正确，注意无菌操作。封管正确，延长静脉留置时间，降低并发症的发生率。

七、注意事项

1．确定留置针的型号，在不影响输液的前提下，尽量选择短、小的留置针。

2．穿刺时尽量选择粗、直、弹性好，血量丰富，清晰的血管。首选头静脉，避开静脉瓣和关节。不宜选择的穿刺部位：静脉变硬者；已有渗漏、静脉炎、感染和血肿发生者；手术或偏瘫的肢体；有静脉曲张和循环障碍的部位。对能下地活动的患者，避免在下肢留置。

3．穿刺时动作轻稳、熟练，避免针芯刺破血管。

4．固定牢固，防止套管针扭曲、脱出。

5．若使用可来福接头，输液完毕不需封管，因其能维持正压状态。

6．穿刺侧手臂避免剧烈运动，避免压迫穿刺部位，更换衣物时不要将导管勾出或拔出。注意保持穿刺部位清洁干燥，有留置针的肢体尽量避免下垂，以防血液回流阻塞针头。

7．每次输液前后应当检查患者穿刺部位有无红、肿、热、痛及硬化，询问患者有无其他不适，如有异常及时拔出导管，给予相应处理。

8．静脉留置针一般可以保留 3 ～ 5 天，最好不要超过 7 天。

八、健康教育

1．向患者及家属讲解留置针使用的好处。

2．增强患者及家属使用静脉留置针相关知识，提高患者自护能力，延长静脉留置时间，增加患者舒适度，减轻痛苦。

九、引导性反馈

见附录一。

十、静脉留置针技术考核评分标准

静脉留置针技术考核评分标准见表 29-1。

表 29-1 静脉留置针技术考核评分标准

序号	操作要点	操作技术标准	标准分	评分
1	素质要求（2分）	护士衣帽整洁，仪表端庄	2	
2	核对医嘱（2分）	核对医嘱	2	
3	评估患者（4分）	①有效核对患者床号、姓名 ②评估患者的病情、意识状态、心理状态及合作程度 ③问候解释并向清醒患者解释输液的目的、注意事项及配合要点 ④评估患者穿刺部位局部皮肤及血管状况、查看皮肤完整性	1 1 1 1	
4	洗手戴口罩（2分）	洗手，戴口罩	2	
5	操作前准备（10分）	用物准备 治疗车上层：治疗盘、吉尔碘、棉签、止血带、瓶套、开瓶器、输液器、BDY静脉留置针2枚、透明无菌敷贴、肝素封管液、5ml注射器1个、胶布、笔、注射卡、输液巡视卡、手表。无菌输液器一套、输液卡医嘱单、医嘱执行单、手消毒液 治疗车下层：锐器盒、医用垃圾容器、生活垃圾容器 另备输液架 口述：三查八对、配制药液和相关无菌操作的注意事项	5 2 1 2	
6	核对患者（4分）	携用物至患者床旁，再次进行有效核对，确认患者已做好输液准备。询问患者是否要上卫生间 协助患者取舒适位，环境安静、清洁	2 2	
7	挂液体（6分）	常规消毒药液瓶，检查输液器的有效期，查看有无破损漏气等。将输液管和通气管针头分别插入瓶塞直至针头根部，再次核对所用药液无误后将输液瓶挂于输液架上	6	
8	排气（6分）	根据静脉选择合适型号的静脉留置针。一手持输液管一手横持滴管，待液体流入滴管的1/2或2/3时速将滴管放下，待液体通过滤过器后立即关闭调节器。第一次排气不可将药液排出	6	
9	消毒（6分）	将治疗巾置于穿刺部位下方，穿刺点上方6cm系止血带，2%碘酊消毒皮肤，待干；以75%乙醇脱碘（消毒范围直径为5cm）	3 3	
10	二次排气（2分）	再次检查输液管有无气泡，取出留置针，转动针芯，将肝素帽与输液器衔接，再排气	2	
11	进针（10分）	松动留置针外套管，操作者左手绷紧皮肤，右手拇指、示指持留置针柄与皮肤呈15°～30°角进针，直刺静脉，进针速度宜慢，见回血后退针芯1～2mm至外套管内，再将外套管缓慢送入血管内，松开止血带，拔出针芯，穿刺成功后，连接肝素帽	10	
12	固定（2分）	透明无菌敷贴固定穿刺部位（使敷贴下缘与留置针针翼下缘平齐），胶布固定延长管及头皮针，在无菌敷贴上注明穿刺日期、时间	2	

序号	操作要点	操作技术标准	标准分	评分
13	调节输液滴数 （2分）	一般成人滴数为 40～60 滴／分，儿童滴数为 20～40 滴／分	2	
14	收拾用物 （5分）	取下止血带和垫巾，将止血带放入放置止血带桶中，垫巾放入黄色医疗垃圾桶中	2	
		整理床单位，将呼叫器置于患者可及处	1	
		告知患者输液中的注意事项	2	
15	记录（2分）	操作后再次查对床号、姓名，执行单上记录输液时间、签全名	2	
16	观察 （8分）	口述： ①加强巡视，随时观察输液是否通畅	2	
		②输液过程中注意观察药物滴速，严防空气进入静脉	2	
		③观察患者有无输液反应，观察输液部位血管、皮肤情况，及时处理输液中出现的问题	2	
		④如发现异常，立即处理，必要时停止输液，通知医生	2	
17	封管 （10分）	输液毕，关闭调节夹、拔出头皮针、取下输液瓶及输液卡放于治疗车下层，取两根棉签消毒肝素帽，5ml 肝素封管液，当液体剩 0.5～1ml 时边推边退针、关闭导管夹、拔出针头、输液贴固定	7	
		口述：需告知患者静脉留置针使用的注意事项	3	
18	清理用物 （5分）	对物品进行分类处理	2	
		口述：将棉签、输液器、注射器（去掉针头后）等物品放入医疗垃圾桶内；针头等锐器物放入锐器收集器内；止血带放于固定位置待供应室更换；弯盘放在污染区待消毒；其余无污染物品放回原处	3	
19	洗手（2分）	洗手	2	
20	总体评价 （10分）	评估准确，能正确指导患者	2	
		操作熟练规范，无缺项，无污染	4	
		沟通合理有效	2	
		操作过程中体现出对患者的人文关怀	2	
		考核时间 20min，超时酌情扣分		
成绩			100	

（田 晶）

项目 30　输液泵、微量输注泵的使用技术

一、教学目标

1．正确连接、安装输液泵／微量输注泵。
2．使用输液泵／微量输注泵，精确控制药液速度及量。
3．能复述输液泵／微量输注泵的使用目的和注意事项。
4．能正确识别输液泵／微量输注泵警报原因并进行相应处理。
5．与患者进行良好沟通交流，减少操作过程中患者的担心和焦虑。

二、实验目的

准确控制静脉给药的速度和量，尤其用于对速度和剂量有严格要求的药物及患者。

三、模拟情景

（一）案例

邹先生，男，72岁。主诉：间断呕血、黑便15$^+$年，再发10$^+$小时。查体：贫血貌，口唇稍苍白，伴头晕、乏力、心悸、冷汗、晕厥等失血性周围循环不足表现。辅助检查：血常规提示血红蛋白100g/L，血细胞比容0.31；肾功能提示尿素氮35.11mmol/L。初步诊断为"上消化道出血：消化性溃疡"，医嘱：埃索美拉唑80mg静脉泵入，6ml/h。

（二）环境准备

1．病房情景布置　外科病房、病床单元。
2．角色信息
（1）护士（扮演者：教师／学生）　通过与"患者"沟通、评估、决策，执行医嘱。
（2）患者　1个模拟人卧于病床，用于操作；床旁1名教师或学生模拟患者（标准化），回应"护士"，根据"护士"完成任务情况推进剧情，实现情景变化。
3．标准化患者训练　围绕案例的内容，并注意患者的感情。
（1）模拟上消化道出血患者头晕、乏力、心悸等痛苦表现。
（2）模拟患者使用输液泵／微量输注泵泵药时担心机器发生故障、不信任的心理。
4．医嘱　埃索美拉唑80mg静脉泵入，6ml/h。
5．用物准备
（1）输液泵用物准备　输液泵、按医嘱配好的药液，需要时备接线板，其余用物按密闭式静脉输液。
（2）微量输注泵用物准备　微量输注泵、延长管、抽吸5～10ml生理盐水的注射器、按医嘱配好的药液；注射盘用物一套、注射器（规格视药量而定）、头皮针、止血带、垫枕、输注卡、医嘱、医嘱执行单、必要时备胶布和接线板。

四、操作步骤

（有条件者拍摄操作过程。）

（一）评估

内容：患者年龄、意识状态、生命体征、临床诊断及治疗情况、理解配合能力、过敏史和用药史、穿刺局部皮肤和血管情况、静脉通路的通畅情况。

1．护士衣帽整洁，洗手，戴口罩。

2．接到医嘱，打印执行单，两人共同核对无误。

3．携带执行单至床旁。

护士："您好，我是您的责任护士曾某某，能告诉我您的名字吗？"

患者："我是邹某某。"

护士："您好，邹先生，医生准备给您用保胃的药，这种药需要通过静脉输入，让我看看您手上的血管好不好？另外您现在需要上厕所吗？"

患者："我不需要，谢谢。"

护士："好的，邹先生，您手上的血管比较好，那请您稍等，我去准备用物，然后过来给您用药。"

（二）输液泵实施操作

（输液泵型号：ZNB-XD 输液泵 - 北京科力建元医疗科技有限公司）

1．携用物至患者床旁。

2．再次核对。

护士："您好，请问您叫什么名字？"

患者："邹某某。"

护士："来，请让我看一下您的腕带。"核对患者床号、姓名、性别、住院号。

护士："您好，邹先生，我已将用物准备好，可以给您用药了。您用的这个保胃药要求慢慢输入，所以会用到输液泵，目的是为了能够控制药物的速度和量，使用药量更准确，不会增加您的痛苦。"

3．将输液泵固定于输液架上，连接电源，打开电源开关。

4．将输液器与药瓶连接后按常规排尽管内空气。

5．打开泵门，保持输液管道垂直，将茂菲氏滴管以下的一段输液管从上往下固定于泵内管道槽中，关闭泵门。

6．遵医嘱设定输液量及输液速度。

7．按压"启动/停止"键开始输液，确认输液泵运行情况良好并再次排气后，再次按压"启动/停止"键停止输液。

情景Ⅰ：当输液泵设置调试完毕准备连接静脉用药时，患者显得有些不安："姑娘，你这机子好使吗？会不会出什么问题啊？"

护士："邹先生，这是电子调控，比起我们人工控制速度要准确得多，而且我们也会随时过来查看，所以不会有什么问题的，您不用担心。"

处理：平稳操作，准备连接静脉通路。

8．将输液器与患者已建好的静脉通路连接（或"按密闭式静脉输液技术穿刺"），连接

（或穿刺）成功后确认输液泵设置无误，按下"启动／停止"键开始输液。

9．观察输液泵运行情况和患者反应，协助患者取舒适卧位，整理床单位及用物，做好相关宣教。

护士："邹先生，药物用上了，输液泵运行情况很好，请注意您这侧的手不要随意活动，以免管道脱落；另外，请您和家属不要按输液泵上面的键，我已经设置好的，如果输液过程中您有什么不舒服的地方、或者输液泵发出'嘀、嘀、嘀'的报警声，请您按床旁铃或请家属过来叫我们，我们会立刻过来处理，谢谢您的配合。"

10．洗手，记录输液泵启动时间、输液速度及量、患者反应等情况。

11．当输液结束时，再次按压"启动／停止"键，停止输液。

13．关闭输液泵，取出输液管，切断电源。

14．洗手，记录输液时间、输液速度及量、患者反应等情况，将输液泵消毒后备用。

（三）微量输注泵实施操作

（微量输注泵型号：WZ-50C6，浙江史密斯医学仪器有限公司）

1．携用物至患者床旁。

2．再次核对。

护士："您好，请问您叫什么名字？"

患者："邹某某。"

护士："请让我核对一下您的腕带，好吗？"

患者："好的。"核对患者床号、姓名、性别、住院号。

护士："您好，邹先生，我已将用物准备好，可以给您用药了。您用的这个保胃药要求慢慢输入，所以会用到微量输注泵，目的是为了能够控制药物的速度和量，使用药更准确，不会增加您的痛苦。谢谢您的配合。"

3．将输注泵固定于输液架上或置于患者床旁，接通电源，长按"电源"键打开输注泵。

4．将延长管与抽满药液的注射器相连，排尽空气后固定于输注泵针筒座的半圆槽中。

5．根据医嘱设置好输注总量及输注速度等参数。

6．按压"启动"键开始注射，确认输注泵运行情况良好并再次排气后，按压"暂停"键暂停输注。

情景Ⅰ：当输注泵设置调试完毕准备连接静脉用药时，患者显得有些不安："姑娘，你这机子好使吗？会不会出什么问题啊？"

护士："邹爷爷，这是电子调控，比起我们人工控制速度要准确得多，而且我们也会随时过来查看，所以不会有什么问题的，您不用担心。"

处理：平稳操作，准备连接静脉通路。

7．将输注泵与患者已建好的静脉通路相连（或"将抽吸生理盐水的注射器与头皮针相连，穿刺静脉，穿刺成功后固定头皮针，分离生理盐水注射器与头皮针，再将药液注射器延长管与头皮针连接"），再次核对患者信息，并确认设置无误后启动输注。

8．观察输注泵运行情况和患者反应，协助患者取舒适卧位，整理床单位及用物，做好相关宣教。

护士："邹先生，药物用上了，输注泵运行情况很好，请注意您这侧的手不要随意活动，以免管道脱落；另外，请您和家属不要按输注泵上面的键，我已经设置好的，如果输注过程中您有什么不舒服的地方、或者输注泵发出'嘀、嘀、嘀'的报警声，请您按床旁铃或请家属过来叫我们，我们会马上过来处理。谢谢您的配合。"

9．洗手，记录输注泵启动时间、输注量及速度、患者反应等情况。

10．当输注结束时，按下"暂停"键，停止输注。

11．长按"电源"键关闭输注泵，取出注射器，切断电源。

12．洗手，记录输注时间、输注量及速度、患者反应等情况，将输注泵消毒后备用。

五、操作流程

核对解释 → 固定通电 → 排气固定 → 设置调试 → 连接或穿刺静脉、启动微量泵 → 观察整理并行健康宣教 → 洗手记录 → 结束泵入，关机断电 → 洗手记录，消毒备用。

六、评价

1．泵药量及速度正确，患者达到使用输液泵／微量输注泵治疗目的，无发生相应并发症。

2．熟练使用输液泵／微量输注泵，能够处理好各类报警和障碍。

3．护患沟通有效，患者及家属知晓相关注意事项并积极配合。

七、注意事项

1．根据医嘱正确设定输液泵／微量输注泵速度、量及其他必需参数，确保用药的精确性。

2．加强输液泵／微量输注泵使用过程中的巡视和管理，包括输液泵／微量输注泵的运行情况、患者穿刺部位皮肤情况等，及时发现和处理各类报警与故障。

3．严格遵守无菌操作原则，持续使用输液泵／微量输注泵时应每24小时更换输液器（或注射器及延长管），如有污染应随时更换。

4．需避光的药液，应用避光输液器（或避光注射器及延长管）进行保护。

5．使用中，如需重新设置参数或更换药液时，应先暂停泵入，设置／更换完毕后再启动。

6．禁止使用输液泵／微量输注泵泵入血液、血浆、血小板等血液制品。

7．准确记录输液泵／微量输注泵泵入的药物、药液量与速度、时间及患者情况等，并做好交接班工作。

8．规范使用输液泵／微量输注泵，使用后消毒备用，并定期做好清洁、维护和保养。

八、健康教育

1．向患者及家属讲解使用输液泵／微量输注泵的目的、配合要点和注意事项。

2．告知患者及家属不可随意搬动、调节输液泵／微量输注泵，以保证用药安全。

3．告知患者使用输液泵／微量输注泵侧肢体不可剧烈活动，如有不适或机器报警时及时通知医护人员处理。

4．如需如厕、外出检查等告知患者及家属，输液泵 / 微量输注泵内有蓄电池，可拔除电源线使用，指导使用注意事项。

九、引导性反馈

见附录一。

十、输液泵的使用技术考核评分标准

输液泵的使用技术考核评分标准见表 30-1。

十一、微量输注泵的使用技术考核评分标准

微量输注泵的使用技术考核评分标准见表 30-2。

表 30-1 输液泵的使用技术考核评分标准

序号	操作要点	操作技术标准	标准分	评分
1	素质要求（2分）	护士衣帽整洁，仪表端庄	2	
2	核对医嘱（2分）	核对医嘱	2	
3	评估患者 （4分）	①有效核对患者床号、姓名 ②评估患者的病情、心理状态及合作程度 ③向患者解释轴线翻身的目的、方法以取得合作 ④问候解释	1 1 1 1	
4	洗手戴口罩 （2分）	洗手，戴口罩	2	
5	操作前准备 （10分）	用物准备 输液泵、按医嘱配好的药液，需要时备接线板，其余用物按密闭式静脉输液 口述：准备输液泵时，应检查确认其正常运行	5 5	
6	核对患者（6分）	携用物至患者床旁，再次进行有效核对 酌情关闭门窗，保持环境安静、清洁	3 3	
7	固定通电（3分）	将输液泵固定于输液架上，连接电源，打开电源开关	3	
8	排气固定（7分）	将输液器与药瓶连接后按常规排尽管内空气 打开泵门，保持输液管道垂直，将茂菲氏滴管以下的一段输液管从上往下固定于泵内管道槽中，关闭泵门	3 4	
9	设置调试 （11分）	遵医嘱设定输液量及输液速度 按压"启动/停止"键开始输液，确认输液泵运行情况良好并再次排气后，再次按压"启动/停止"键停止输液	8 3	
10	连接或穿刺静脉、启动输液泵 （16分）	将输液器与患者已建好的静脉通路连接（或"按密闭式静脉输液技术穿刺"），连接（或穿刺）成功后确认输液泵设置无误，按下"启动/停止"键开始输液 口述： ①需避光的药液，应用避光输液器进行保护 ②禁止使用输液泵泵入血液、血浆、血小板等血液制品	8 4 4	
11	观察整理并进行健康宣教 （12分）	观察输液泵运行情况和患者反应 协助患者取舒适卧位，整理床单位及用物 做好相关宣教 口述： ①告知患者使用输液泵侧肢体不可剧烈活动，如有不适或机器报警时及时通知医护人员处理 ②如需如厕、外出检查等告知患者及家属，输液泵内有蓄电池，可拔除电源线使用，指导使用注意事项	4 2 3 3	
12	洗手（2分）	洗手	2	
13	记录（3分）	口述：记录输液泵启动时间、输液速度及量、患者反应等情况	3	

序号	操作要点	操作技术标准	标准分	评分
14	结束泵入，关机断电（4分）	当输液结束时，再次按压"启动／停止"键，停止输液 关闭输液泵，取出输液管，切断电源	4	
15	洗手记录，消毒备用（6分）	洗手，记录输液时间、输液速度及量、患者反应等情况 将输液泵消毒后备用	3 3	
16	总体评价 （10分）	正确指导患者 操作规范，熟练有序 沟通合理有效 操作过程中体现出对患者的人文关怀 时间：10min，超时酌情扣分	2 4 2 2	
成绩			100	

表 30-2 微量输注泵的使用技术考核评分标准

序号	操作要点	操作技术标准	标准分	评分
1	素质要求（2分）	护士衣帽整洁，仪表端庄	2	
2	核对医嘱（2分）	核对医嘱	3	
3	评估患者（4分）	①有效核对患者床号、姓名 ②评估患者的病情、心理状态及合作程度 ③向患者解释轴线翻身的目的、方法以取得合作 ④问候解释	1 1 1 1	
4	洗手，戴口罩（2分）	洗手，戴口罩	2	
5	操作前准备（10分）	用物准备 微量输注泵、延长管、抽吸 5～10ml 生理盐水的注射器、按医嘱配好的药液；注射盘用物一套、注射器（规格视药量而定）、头皮针、止血带、垫枕、输注卡，必要时备胶布和接线板 口述：准备输注泵时，应检查确认其正常运行	5 5	
6	核对患者（6分）	携用物至患者床旁，再次进行有效核对 酌情关闭门窗，保持环境安静、清洁	3 3	
7	固定通电（4分）	将输注泵固定于输液架上或置于患者床旁，接通电源，长按"电源"键打开输注泵	4	
8	排气固定（6分）	将延长管与抽满药液的注射器相连，排尽空气 将连接好的注射器固定于输注泵针筒座的半圆槽中	3 3	
9	设置调试（13分）	根据医嘱设置好输注总量及输注速度等参数 按压"启动"键开始注射，确认输注泵运行情况良好并再次排气后，按压"暂停"键暂停输注	8 5	
10	连接或穿刺静脉、启动输液泵（14分）	将输注泵与患者已建好的静脉通路相连（或将抽吸生理盐水的注射器与头皮针相连，穿刺静脉，穿刺成功后固定头皮针，分离生理盐水注射器与头皮针，再将药液注射器延长管与头皮针连接），再次核对患者信息，并确认设置无误后启动输注 口述 ①需避光的药液，应用避光注射器及延长管进行保护 ②禁止使用微量输注泵泵入血液、血浆、血小板等血液制品	8 3 3	
11	观察整理并进行健康宣教（12分）	观察输注泵运行情况和患者反应 协助患者取舒适卧位，整理床单位及用物 做好相关宣教 口述： ①告知患者使用微量输注泵侧肢体不可剧烈活动，如有不适或机器报警时及时通知医护人员处理 ②如需如厕、外出检查等告知患者及家属，微量输注泵内有蓄电池，可拔除电源线使用，指导使用注意事项	4 2 3 3	
12	洗手（2分）	洗手	2	
13	记录（3分）	口述：记录输注泵启动时间、输注量及速度、患者反应等情况	3	

序号	操作要点	操作技术标准	标准分	评分
14	结束泵入，关机断电（4分）	当输注结束时，按下"暂停"键，停止输注 长按"电源"键关闭输注泵，取出注射器，切断电源	4	
15	洗手记录，消毒备用（6分）	洗手，记录输注时间、输注量及速度、患者反应等情况 将输注泵消毒后备用	3 3	
16	总体评价（10分）	正确指导患者 操作规范，熟练有序 沟通合理有效 操作过程中体现出对患者的人文关怀 时间：10min，超时酌情扣分	2 4 2 2	
成绩			100	

（曾芬莲）

171

项目 31　心肺复苏技术

一、教学目标

1．正确陈述呼吸、心搏骤停的原因及临床表现。
2．正确分析和说明 CPR 操作中的注意事项。
3．以正确的方法进行人工呼吸。
4．以正确的方法进行胸外心脏按压。

二、实验目的

1．重建和恢复患者循环、呼吸功能。
2．保证心脑等重要脏器的血液供应。
3．挽救患者生命。

三、模拟情景

（一）案例
王先生，70 岁，中学文化，农民。因食用被乐果污染的食物后，出现剧烈恶心、呕吐、头晕等中毒症状。家人将其紧急送往医院。经评估王先生有冠心病史 25 年，心功能Ⅲ级 10 年。护士遵医嘱准备给予王先生洗胃，但王先生突感剧烈胸痛，面色苍白，呼之不应，颈动脉搏动未能触及。心电监护示：P 0 次 / 分，BP 0mmHg，R 0 次 / 分，SpO_2 60%。医嘱：立即实施心肺复苏术。

（二）环境准备
1．病房情景布置　急诊科抢救室、病床单元、设备带、床帘或屏风、操作台、摄影设备。
2．角色信息
（1）护士（扮演者：教师 / 学生），通过与"患者"沟通、评估、决策，执行医嘱。
（2）患者　1 个模拟人卧于病床，用于操作；床旁 1 名教师或学生模拟患者。
3．医嘱　立即实施心肺复苏术。
4．用物准备　血压计 1 个、听诊器 1 副、无菌纱布 1 包、手电筒 1 个、无菌棉签 1 包、弯盘 1 个、污物罐 1 个、记录单 1 张、笔 1 支，必要时备按压板 1 个、踏脚凳 1 个。

四、操作步骤

（有条件者拍摄操作过程。）

（一）评估
内容：现场环境是否安全。患者有无意识、有无脉搏及自主呼吸。
1．护士衣帽整洁，动作迅速。

（二）实施操作

1．判断意识 双手轻拍患者肩膀，在患者双侧耳边大声呼唤："王先生，您怎么了"，判断患者有无意识。

2．右手示指和中指并拢，触及患者气管正中部（相当于喉结的部位），旁开两指，至胸锁乳突肌前缘凹陷处，触摸颈动脉搏动，口述："1、2、3、4、5……10"（5s ＜判断时间＜ 10s）。同时抢救者面颊部靠近患者口鼻，眼睛看向患者胸部判断有无起伏，口述："患者颈动脉搏动消失"。

3．紧急呼救他人协助抢救 "快来救人啊!"请他人帮助呼叫医生，取急救物品、AED等。抢救计时开始，口述："开始抢救时间（即几点几分）"。

4．迅速置患者去枕、头后仰，撤去被子，肩背部下垫心脏按压板，解开领口、领带、围巾及腰带。口述："头、颈、躯干呈一直线"。

5．抢救者站在或跪于患者一侧。

6．左手手掌根部置于胸骨中、下 1/3 交界处（或胸骨中线与两乳头连线的相交处），右手以拇指根部为轴心叠于下手掌背上，手指翘起不接触及胸壁。双肘关节伸直，依靠抢救者的体重、肘及臂力，有节律地垂直向下按压至少 5cm 不超过 6cm，然后迅速放松，使胸骨自然复位。口述"1、2……30"，进行胸外按压 30 次。

7．清理呼吸道分泌物（有义齿者取下义齿），开放气道。

（1）仰头抬颏法 抢救者左手的小鱼际置于患者前额，手掌用力向后压使其头部后仰，右手示指、中指置于患者的下颌骨下方，将颏部向前向上抬起，下颌角与耳垂连线应与床面垂直。头、颈部损伤患者禁用。

（2）仰头抬颈法 抢救者左手的小鱼际置于患者前额，右手抬起患者的颈部，将颈部上托，使其头后仰。头、颈部损伤患者禁用。

（3）托下颌法 抢救者双肘置于患者头部两侧，双手示、中、环指放在患者下颌角后方，向前抬起下颌，双拇指推开患者口唇，用手掌根部及腕部使头后仰。适用于怀疑有颈部损伤的患者。

8．行口对口人工呼吸 2 次。

（1）患者口鼻盖纱布。

（2）左手小鱼际置于患者前额，拇指与示指捏闭患者的鼻孔。

（3）吸气后，张口紧紧包住患者口唇，每次吹气超过 1s。吹气毕，松开捏鼻孔的手，抢救者头稍微抬起，侧转换气，同时注意观察患者胸部复原情况。

（4）如用简易呼吸气囊，将简易呼吸器连接氧气，氧流量 8 ～ 10L/min（有氧源的情况下）一手以"EC"法固定面罩，一手挤压球囊1/3，潮气量（400 ～ 600 毫升）/ 次，频率：8 ～ 10 次 / 分。

9．继续进行胸外按压 30 次和 2 次人工呼吸。

10．5 个 CPR 周期或 2min 后判断复苏效果。

（1）通过看、听、感觉判断自主呼吸是否恢复。

（2）判断呼吸的同时触摸颈动脉判断有无颈动脉搏动。

（3）取手电筒观察患者双侧瞳孔对光反射，观察瞳孔是否缩小。

（4）取棉签一根，刺激睫毛，观察有无反应。

（5）测量血压。

（6）观察颜面、嘴唇、甲床发绀是否减轻或消失。

11．口述复苏有效，抢救记时停止。

12．撤除按压板，头部垫枕，整理衣被。

13．收拾用物，洗手，记录抢救经过。

五、操作流程

环境评估、判断意识 ⟶ 判断脉搏、呼吸 ⟶ 呼救，启动急救系统 ⟶ 安置体位 ⟶ 胸外心脏按压 ⟶ 清理并开放气道 ⟶ 人工呼吸 ⟶ 效果判断 ⟶ 观察监护。

六、评价

按压方法正确，未发生肋骨骨折等并发症。

七、注意事项

1．在到达现场10s内完成患者意识和呼吸评估。

2．按压频率每分钟100～120次，按压与放松时间比为1：1，保证每次胸外心脏按压后胸壁回弹。

3．按压深度成人至少5cm不超过6cm。儿童至少5cm，婴儿至少4cm，儿童和婴儿至少为胸部前后径的三分之一。

4．所有年龄段的单人施救心脏按压与呼吸比为30：2；双人施救：成人30：2，婴儿和儿童15：2，新生儿3：1。

5．尽可能减少胸外心脏按压的中断，并将中断时间控制在10s以内。

6．每隔2min判断一次患者脉搏、呼吸，CPR后仍无呼吸（脉搏）者尽早除颤。

7．遇舌后坠的患者，应用舌钳将舌拉出口腔外，或用口咽通气道通气。

8．心肺复苏的禁忌证　肋骨骨折、胸骨骨折、胸部严重畸形。

八、健康教育

1．告知家属心搏骤停的原因和简单的应对措施。

2．教育护士保持沉着冷静，分秒必争，为挽救患者的生命赢得时间。

九、引导性反馈

见附录一。

十、心肺复苏技术操作考核评分标准

心肺复苏技术操作考核评分标准见表31-1。

表 31-1　心肺复苏术操作考核评分标准

序号	操作要点	操作技术标准	标准分	评分
1	素质要求（2分）	着装整洁，动作迅速	2	
2	核对医嘱（2分）	核对医嘱	2	
3	操作前准备（5分）	血压计1个、听诊器1副、无菌纱布1包、手电筒1个、无菌棉签1包、弯盘1个、污物罐1个、记录单1张、笔1支，必要时备按压板1个、踏脚凳1个	5	
4	环境评估判断意识（9分）	现场环境是否安全	3	
		双手轻拍患者肩膀，在患者双侧耳边大声呼唤"您怎么啦？"	3	
		判断：有无运动和反应	3	
5	判断脉搏、呼吸（8分）	右手示指和中指并拢，触及患者气管正中部（相当于喉结的部位），旁开两横指，至胸锁乳突肌前缘凹陷处，触摸颈动脉搏动，用力不能太大，判断时间大于5s而小于10s	5	
		口述：1、2、3、4、5……10	1	
		操作者面颊部靠近患者口鼻，眼睛看向患者胸部，判断有无起伏	1	
		口述：患者颈动脉搏动消失	1	
6	呼救，启动急救系统（4分）	紧急呼救他人协助抢救："快来救人啊！"	1	
		呼叫人取急救物品、AED等。抢救计时开始	2	
		口述：开始抢救时间（即几点几分）	1	
7	复苏体位（3分）	卧于地上或肩背部下垫心脏按压板，去枕头后仰，摆正体位，解开领口、领带、围巾及腰带	2	
		口述：头、颈、躯干呈一直线	1	
8	胸外心脏按压（26分）	①抢救者站在或跪于患者一侧	1	
		②按压部位和手法：左手手掌根部置于胸骨中、下1/3交界处（或胸骨中线与两乳头连线的相交处），右手以拇指根部为轴心叠于左下手掌背上，手指翘起不触及胸壁	8	
		③用力方式：双肘关节伸直，依靠抢救者的体重、肘及臂力，有节律地垂直向下按压至少5cm不超过6cm（成人），儿童至少5cm，婴儿至少4cm，儿童和婴儿至少为胸部前后径的1/3。然后迅速放松，使胸骨自然复位	8	
		④按压频率：每分钟100～120次，按压与放松时间比为1∶1，保证每次胸外按压后胸壁回弹。按压与呼吸比为30∶2，儿童和婴儿15∶2，新生儿3∶1	8	
		口述：1、2、3……30，进行胸外心脏按压30次	1	
9	清理气道（4分）	头偏一侧，用手指（婴儿用小指）清除口咽部异物，注意速度要快，取下义齿	4	
10	开放气道（5分）	抢救者左手的小鱼际置于患者前额，手掌用力向后压使其头部后仰，右手示指、中指置于患者的下颌骨下方，将颏部向前向上抬起，下颌角与耳垂连线应与床面垂直。（头、颈部损伤患者禁用）	5	

序号	操作要点	操作技术标准	标准分	评分
11	人工呼吸 （12分）	保持气道开放 在患者口鼻覆盖纱布，捏紧患者鼻翼，吸一口气，屏气，双唇包住患者口唇，吹气，时间大于1s，松手，观察患者胸廓起伏情况，频率8～10次/分 若使用简易呼吸气囊，将简易呼吸器连接氧气，氧流量8～10升/分（有氧源的情况下）一手以"EC"法固定面罩，一手挤压球囊1/3，潮气量（400～600毫升）/次，频率：8～10次/分	2 10	
12	操作要点 （4分）	按压与人工呼吸比例为30∶2，持续进行5周期2minCPR（心脏按压开始、送气结束），再次判断，时间不超过10s	4	
13	有效指征判断 （6分）	可扪及颈动脉搏动 口述 ①收缩压60mmHg以上，瞳孔由大缩小，对光反射恢复，口唇指甲由紫绀变红润，自主呼吸恢复 ②如未恢复继续5个循环后再判断，直至获得高级生命支持	2 4	
14	复苏后体位，观察 （4分）	患者侧卧位或平卧位，头偏向一侧 口述：进行进一步生命支持，注意观察患者意识状态、生命体征及尿量变化	2 2	
15	操作后 （4分）	整理用物 标准七步洗手法洗手、记录、签字	2 2	
16	总体评价 （2分）	操作规范，熟练，反应敏捷，呼叫内容清楚流畅 关心体贴患者，注意保暖 考核时间10min，超时酌情扣分	2	
成绩			100	

（曾 丹）

项目32 电动洗胃机洗胃法技术

一、教学目标

1. 正确描述洗胃的目的、洗胃常用溶液。
2. 正确描述洗胃的注意事项。
3. 能运用正确的方法完成电动洗胃机洗胃法的操作。

二、实验目的

1. 清除、中和胃内毒物或刺激物，减少毒物吸收。
2. 减轻幽门梗阻患者胃黏膜的炎症和水肿。

三、模拟情景

（一）案例

张女士，45岁，中学文化，工人。因"20分钟前误服敌敌畏15毫升"急诊入院治疗。体格检查示：嗜睡状，大汗淋漓，全身皮肤湿冷，无肌肉阵颤，双侧瞳孔直径为2~3mm，对光反射存在；体温、脉搏、呼吸、血压基本正常；双肺呼吸音较粗。实验室检查：白细胞计数 $14.2×10^9$/L；中性粒细胞百分比93%，余未见异常。诊断为急性有机磷农药中毒。医嘱：2%碳酸氢钠水洗胃；阿托品10mg，iv，共3次。

（二）环境准备

1. **病房情景布置** 急诊科病房、病床单元、设备带、床帘或屏风、操作台、摄影设备。
2. **角色信息**
（1）护士（扮演者：教师/学生） 通过与"患者"沟通、评估、决策，执行医嘱。
（2）患者 1个模拟人卧于病床，用于操作；床旁1名教师或学生模拟患者（标准化），患者嗜睡状，不能回应护士，根据"护士"完成任务情况推进剧情，实现情景变化。
3. **医嘱** 2%碳酸氢钠水洗胃。
4. **用物准备**
（1）治疗巾1块、一次性胃管包1个（含24~26G胃管一根、手套1副、液状石蜡棉球1个）、20ml注射器1个、水温计1个、弯盘1个、棉签1包、纱布1包、固定用棉线或胶布1卷、手电筒1个、听诊器1副、开口器1个、舌钳1个、压舌板、手消毒液、医嘱单、医嘱执行单。
（2）全自动洗胃机1台、根据毒物性质选择洗胃溶液：溶液温度25~38℃，洗胃液量10000~20 000ml盛于桶中，污水桶1个。

四、操作步骤

（有条件者拍摄操作过程。）

（一）评估

内容：患者中毒情况，包括毒物性质和量、中毒时间和途径等。患者生命体征和瞳孔变化，口鼻黏膜是否完好，有无活动义齿、有无洗胃禁忌证。患者意识状态、心理状况及合作程度。

1．护士衣帽整洁，洗手，戴口罩。

2．护士接到医嘱，打印执行单，两人共同核对无误。

3．携带执行单至床旁。

（二）实施操作

1．洗胃机连接电源，打开开关，将进液管、进出胃管、排污管分别与洗胃机各相应管口连接，进液管放入清水桶，排污管放入污水桶中，调节参数，检查机器功能，备用。

2．携用物至患者床旁，再次认真核对床号、姓名、洗胃液名称。关闭门窗，窗帘遮挡，保持环境安静。

3．用洗胃机洗胃的患者取左侧卧位，颌下垫治疗巾，取下义齿，置弯盘于口角旁。

4．检查鼻腔通畅情况，用棉签蘸温开水清洁鼻腔。

5．打开一次性胃管包，戴手套，检查胃管是否通畅，胃管末端盖紧，使胃管呈关闭状态。

6．测量并确定长度（从前额发际到剑突下，成人一般为 55～60cm），润滑胃管前端为 15～20cm。

7．持胃管自鼻腔缓慢送入，至咽部时（10～15cm）嘱患者做吞咽动作，顺势将胃管向前推进送入胃中，直至预测长度。患者神志不清时，一手将患者头抬起使下颌靠近胸骨柄，以加大咽喉部通道的弧度，徐徐送入胃管，不可勉强用力。

8．确定在位通畅后，用棉线或胶布妥善固定。判断胃管在胃内的 3 种方法：

（1）注射器回抽有胃液。

（2）将胃管末端放入盛有温开水的小杯中，无气泡溢出。

（3）将少量气体注入胃内，听诊器于腹壁听诊到气过水声。

9．将胃管与洗胃机进出胃管相连接，按"自动键"，机器将自动完成洗胃过程；待洗出液澄清无味后，按"停机键"，机器停止工作，按下关机键。洗胃过程中随时注意洗出液的性质、颜色、气味、量及患者面色、脉搏、呼吸及血压变化。

10．洗胃完毕，胃管末端与洗胃机管道分离并关闭电源，揭去固定的胶布。用纱布包裹近鼻孔处的胃管，边拔边用纱布擦胃管，拔到咽喉部处时快速拔出，清洗机器管道。需留置胃管者，标志贴上注明胃管插入时间及深度，贴于胃管末端。

11．协助患者漱口，清洁患者口、鼻、面部，取舒适卧位，整理床单位及用物。

12．脱手套，洗手并记录灌洗液名称、液量及洗出液的数量、颜色、气味和患者反应，并签名整理用物、床单位，协助患者取舒适体位，告知注意事项，感谢患者的配合。

13．用物处置

（1）"进出胃管"一端放入 3000ml 以上的净水桶中。让机器工作 4～5 次清除管路内污物。

（2）将三根管路浸入 2000ml 消毒液中开机循环 20 次左右。

（3）最后用净水循环 2～3 次清洗管路。

（4）待清理完毕，将三根管路同时提出水面，当机器内的水完全排净后，按"停"机键，关机。其余物品处理符合消毒技术规范。

（5）其他用物分类消毒处理。

五、操作流程

检查、调试洗胃机 —→ 核对解释 —→ 安置体位 —→ 铺巾、置弯盘 —→ 洁鼻、检查胃管 —→ 测量长度、润滑 —→ 插管 —→ 验证、固定 —→ 连接自动洗胃机洗胃、观察 —→ 拔除胃管 —→ 清洁、整理 —→ 安置患者 —→ 准确记录 —→ 用物处置。

六、评价

1．洗胃过程顺利，患者无相关并发症发生。
2．洗胃彻底，灌入液量与洗出液量基本平衡。

七、注意事项

1．对中毒物质性质不明的，应留取第一次胃内容物送检，洗胃液可选用温开水或0.9%氯化钠注射液，待毒物性质明确后，再选用对抗剂洗胃。
2．吞服强酸、强碱时禁止洗胃，以免造成穿孔。遵医嘱给予药物解毒，并服用牛奶、豆浆、蛋清、米汤等物理性对抗剂，保护胃黏膜。
3．消化道溃疡、食管梗阻、食管静脉曲张、胃癌等患者不宜洗胃，昏迷患者洗胃应谨慎。
4．如患者主诉腹痛，且流血性灌洗液或出现休克现象，应立即停止洗胃，报告医生进行处理。
5．幽门梗阻患者洗胃宜在饭后4～6h或空腹时进行，同时记录胃内潴留量，以了解梗阻情况。

八、健康教育

告知患者洗胃后如有不适，及时呼叫医护人员。

九、引导性反馈

见附录一。

十、电动洗胃机洗胃法考核评分标准

电动洗胃机洗胃法考核评分标准见表32-1。

表 32-1 电动洗胃机洗胃法考核评分标准

序号	操作要点	操作技术标准	标准分	评分
1	素质要求（2分）	护士衣帽整洁，仪表端庄	2	
2	核对医嘱（2分）	核对医嘱	2	
3	评估患者（4分）	①患者中毒情况，包括毒物性质和量、中毒时间和途径等 ②评估患者生命体征和瞳孔变化，口鼻黏膜是否完好，有无活动义齿，有无洗胃禁忌证 ③评估患者意识状态、心理状况及合作程度 ④向患者及家属解释洗胃法的目的及配合要点	1 1 1 1	
4	洗手，戴口罩（2分）	洗手，戴口罩	2	
5	操作前准备（10分）	全自动洗胃机1台、治疗巾1块、一次性胃管包1个（含24～26G胃管一根、手套1副、液状石蜡棉球1个）、20ml注射器1个、水温计1个、弯盘1个、棉签1包、纱布1包、固定用棉线或胶布1卷、手电筒1个、听诊器1副、开口器1个、舌钳1个、压舌板1个、污水桶1个、根据毒物性质选择洗胃溶液：溶液温度25～38℃，盛于桶中	10	
6	检查、调试洗胃机（8分）	洗胃机连接电源，打开机器电源开关，将进液管、进出胃管、排污管分别与洗胃机各相应管口连接 进液管放入清水桶，排污管放入污水桶中，调节参数，检查机器功能，备用	4 4	
7	核对患者（4分）	携用物至患者床旁，再次认真核对床号、姓名、洗胃液名称 关闭门窗，拉上床帘或用屏风遮挡，保持环境安静	2 2	
8	取体位、铺巾（4分）	用洗胃机洗胃的患者取左侧卧位，昏迷患者平卧，头偏向一侧 颌下垫治疗巾，取下义齿，置弯盘于口角旁	2 2	
9	洁鼻、检查胃管（6分）	清洁鼻腔（从口腔插管者需检查及取下活动义齿）打开一次性胃管包，戴手套，检查胃管是否通畅，胃管末端盖紧，使胃管呈关闭状态	6	
10	测量、润滑胃管（6分）	测量插管长度（成人55～60cm，婴幼儿为14～18cm），即发际到剑突的距离，做好标记，润滑胃管前端后自鼻腔或口腔插管	6	
11	插入胃管（6分）	插管至咽部（插入10～15cm）时，嘱患者头略低并做吞咽动作，随后迅速将胃管插入，患者神志不清时，一手将患者头抬起使下颌靠近胸骨柄，以加大咽喉部通道的弧度，徐徐送入胃管，不可勉强用力	6	
12	判断、固定（6分）	判断胃管位置及固定，将胃管末端与洗胃机进出胃管相连接	6	
13	洗胃、观察（9分）	按"自动键"，机器将自动完成洗胃过程，反复冲洗至吸出液澄清无味为止，按"停机键"，机器停止工作，按下关机键 洗胃过程中随时注意洗出液的性质、颜色、气味、量及患者面色、脉搏、呼吸及血压变化	4 5	

序号	操作要点	操作技术标准	标准分	评分
14	拔除胃管 （6分）	洗胃完毕，胃管末端与洗胃机管道分离并关闭，揭去固定的胶布。用纱布包裹近鼻孔处的胃管，边拔边用纱布擦胃管，拔到咽喉部处时快速拔出，清洗机器管道，需留置胃管者，标志贴上注明胃管插入时间及深度，贴于胃管末端	6	
15	清洁、整理 （5分）	协助患者漱口，清洁患者口、鼻、面部，取舒适卧位，整理床单位及用物	5	
16	洗手、记录 （5分）	脱手套，洗手并记录灌洗液名称、液量及洗出液的数量、颜色、气味并签名整理用物、床单位，协助患者取舒适体位，告知注意事项。	5	
17	用物处置 （5分）	①"进出胃管"一端放入3000ml以上的净水桶中，其他管路不动，让机器工作4～5次清除管路内污物 ②将三根管路浸入2000ml消毒液中开机循环20次左右 ③最后净水循环2～3次清洗管路 ④待清理完毕，将三根管路同时提出水面，当机器内的水完全排净后，按"停"机键，关机。其余物品处理符合消毒技术规范 ⑤其他用物分类消毒处理	5	
18	总体评价 （10分）	患者胃黏膜有无损伤，中毒症状缓解等情况 洗胃是否彻底，全过程稳、准、轻、快，符合操作原则 操作过程中体现人文关怀 考核时间15min，超时酌情扣分	4 4 2	
成绩			100	

（曾　丹）

项目 33 真空负压静脉采集血标本技术

一、教学目标

1. 能从颜色上快速辨别不同检查目的采集管，并知晓各自检查内容、意义及采血要求。
2. 正确评估患者静脉使用情况，选择最佳静脉采血。
3. 能够熟练完成真空负压静脉采血操作。
4. 恰当运用护患沟通技巧，减少操作过程中患者的担心和焦虑。

二、实验目的

1. 为患者采集、留取静脉血标本，作为临床诊断参考及依据。
2. 了解患者病情进展及治疗效果。

三、模拟情景

（一）案例

杨先生，70 岁。主诉：摔倒致左下肢疼痛、肿胀、畸形、运动障碍 3 小时。体格检查：左膝肿胀畸形，左下肢内旋、短缩、屈曲畸形，左膝部压痛（+），叩痛（+），活动受限，肢端感觉、运动无异常，可扪及足背动脉。辅助检查：左膝 X 线片提示"左股骨下段粉碎性骨折，左膝关节退行性变"。初步诊断同拍片结果，拟择期行手术切开复位内固定。医嘱：采集静脉血（含血型、血常规、凝血功能、肝肾功能、血糖、乙肝五项、电解质）。

（二）环境准备

1. 病房情景布置 外科病房、病床单元。
2. 角色信息
（1）护士（扮演者：教师／学生） 通过与"患者"沟通、评估、决策，执行医嘱。
（2）患者 1 个模拟人卧于病床，用于操作；床旁 1 名教师或学生模拟患者（标准化），回应"护士"，根据"护士"完成任务情况推进剧情，实现情景变化。
3. 标准化患者训练 围绕案例的内容，并注意患者的感情。
（1）模拟新入院患者在清晨未起床前要求抽血时的睡意蒙眬但愿意配合的表情。
（2）模拟患者多管采血时担心采血过多对身体不好的担心。
4. 医嘱 采集静脉血（含血型、血常规、凝血功能、肝肾功能、血糖、乙肝五项、电解质）。
5. 用物准备
治疗车上层：注射盘一套（内含 0.5% 碘伏、棉签等）、双向采血针及真空负压采血管多支（根据不同检查目的准备）、止血带、治疗巾、垫枕、胶布、检验单、手消毒液、手套、医嘱单、医嘱执行单。
治疗车下层：锐器盒、医疗垃圾桶、生活垃圾桶。

四、操作步骤

（一）评估

内容：患者年龄、意识状态、生命体征、损伤局部情况、临床诊断及治疗情况、理解配合能力、局部皮肤和血管情况。

1. 护士衣帽整洁，洗手，戴口罩。

2. 接到医嘱，打印执行单，两人共同核对无误。

3. 携带执行单至床旁。

护士："您好，我是您的责任护士李某某，能告诉我您的名字吗？"

患者："我是杨某某。"

护士："您好，杨先生，您现在感觉怎么样？昨晚睡得还好吗？您是新入院患者，医生也准备给您做手术，所以我们要给您抽血做检查，昨晚已向您及家属交代今天早晨会抽血，其中有些项目检查是需要空腹的，请问您今天早上吃东西和喝水了吗？"

患者："没有，从昨晚12点以后我没吃过任何东西，包括喝水。"

护士："好极了，杨先生。一会儿您可以就这样躺着，抽血部位我准备选择您的肘部静脉，现在先让我看看您肘部的皮肤和血管，好吗？另外需要我协助您上厕所吗？"

患者："我暂时不想上厕所。"

护士："好的，那请您稍等，我去准备用物，然后过来给您抽血。"

（二）实施操作

1. 携用物至患者床旁。

2. 再次核对。

护士："您好，请问您叫什么名字？"

患者："杨某某。"

护士："来，请让我看一下您的腕带。"核对患者床号、姓名、性别、住院号。

护士："您好，杨先生，我已将用物准备好，可以给您抽血了。由于您刚入院，又准备手术，所以需要完善各项指标，因此会多抽几管，用于检查血液生化、血常规等。您就这样躺着吧，下肢也不必挪动，一会儿配合我握拳和松拳就好。"

3. 协助患者取舒适卧位，选择容易固定、明显可见的静脉（通常采用肘部静脉），将治疗巾铺于垫枕上，置于穿刺部位下方。

护士："杨先生，刚才我看了您的左侧肘部静脉挺好的，现在准备在这一侧采血，请您不要太紧张，放松一点。"

4. 抽血部位上方（近心端）5~8cm处用止血带打一活结，嘱患者握拳。

护士："杨先生，请您左手配合握拳，这样会使静脉充盈，有助于成功采血。"

5. 用棉签蘸0.5%碘伏在采血部位由内向外环形（直径约8cm）消毒皮肤待干。

6. 再次核对患者信息（操作中核对）。

7. 戴手套，按静脉注射穿刺法将针头刺入静脉，穿刺成功后用胶布固定针柄，将采血针另一端刺入真空管，松止血带，嘱患者松拳，采血至所需血量。

静脉注射穿刺法：护士一手拇指绷紧患者静脉下端皮肤使其固定，一手持注射器并以示指固定针栓，针头斜面朝上，与皮肤呈15°~30°角，从静脉上方或侧方刺入皮下，再沿静脉走向滑行刺入静脉，见回血后可再沿静脉走行进针少许。

护士:"杨先生,穿刺成功了,您可以松开拳头了。"

情景Ⅰ:当采血至第3管时,患者显得有些不安。

患者:"还没有抽好吗?抽了那么多血我该怎么补啊?"

护士:"杨先生,马上就好了,您不用担心,我们采集的每一管血都有量的要求,不会多抽,这是医生诊断治疗的需要,不会对您身体造成影响,等您病情好转后很快就补回来啦!"

处理:平稳操作,按要求采血。

8. 采血毕,先松止血带,拔真空管,再将干棉签轻放于穿刺点上方迅速拔出针头,按压局部1~2min。

9. 操作后处理

(1)再次核对患者信息(操作后核对)。

(2)协助患者取舒适卧位,整理床单位,清理用物。

(3)观察穿刺部位有无渗血、肿胀等,交代注意事项。

(4)洗手,记录采血时间、患者反应等。

(5)及时将标本连同化验单送检。

护士:"杨先生,抽好了,现在请您用右手按压棉签2min,不要揉搓局部,以免局部淤血。这里是呼叫器,如果有需要帮助请叫我们,谢谢您的配合。"

五、操作流程

选择真空管,贴条码 ⟶ 核对解释 ⟶ 安置体位,选择静脉 ⟶ 消毒皮肤,再次核对 ⟶ 穿刺采血 ⟶ 拔针按压 ⟶ 操作后处理。

六、评价

1. 血标本采集正确,符合检验项目要求。

2. 操作熟练有序,能够选择最佳血管进行穿刺,采血过程中患者无明显疼痛反应。

3. 护患沟通有效,患者积极配合。

七、注意事项

1. 严格执行查对制度和无菌操作制度。

2. 采集标本的方法、时间和采血量要准确,如需空腹采血应提前告知患者及家属空腹8h,或晚餐后次日晨空腹采血。

3. 肘部采血时勿拍打患者前臂,若静脉充盈欠佳,可采用局部挤压血管或嘱患者握拳等方法促进静脉充盈。

4. 结扎止血带的时间应不超过1min,过长可导致血液成分发生变化而影响检验结果;如需使用止血带进行静脉选择定位时,建议再次使用前应保证至少间隔2min;使用止血带时,患者不要做松紧拳头的动作。

5. 采集全血标本时,需注意抗凝,血液注入容器后应即轻轻旋转摇动试管8~10次,使血液和抗凝剂充分混匀,避免血液凝固而影响检查结果。

6. 若患者正在进行静脉输液、输血，不宜在同侧手臂采血，更不能在输液、输血的针头处抽取血标本；若女性患者做了乳腺切除术，应在手术对侧手臂采血。

7. 不可先将真空采血管与采血针头相连，以防试管内负压丢失，影响采血；采血时，真空管位置应低于穿刺部位。

8. 如遇个别患者进针时或采血后发生眩晕，应立即拔出针头让其平卧休息片刻，即可恢复。

9. 如需采集多个项目标本，建议采血顺序为：血液培养 —→ 血清生化（红头）—→ 血凝（蓝头）—→ 血常规（紫头）—→ 血浆免疫（绿头）—→ 红细胞沉降率（黑头）。

八、健康教育

1. 向患者及家属讲解采集静脉血标本的目的和重要性。
2. 指导患者掌握静脉采血的配合方法。
3. 向患者及家属说明，如在采集血标本前患者已使用抗生素等药物，应向医护人员如实反映。
4. 拔针后指导患者正确按压，以防皮下出血或形成血肿。

九、引导性反馈

见附录一。

十、真空负压静脉采集血标本技术考核评分标准

真空负压静脉采集血标本技术考核评分标准见表33-1。

表 33-1 真空负压静脉采集血标本技术考核评分标准

序号	操作要点	操作技术标准	标准分	评分
1	素质要求（2分）	护士衣帽整洁，仪表端庄	2	
2	核对医嘱（2分）	核对医嘱	2	
3	评估患者 （4分）	①有效核对患者床号、姓名 ②评估患者的病情、心理状态及合作程度 ③向患者解释轴线翻身的目的、方法以取得合作 ④问候、解释	1 1 1 1	
4	洗手戴口罩 （2分）	洗手，戴口罩	2	
5	操作前准备 （10分）	用物准备 治疗车上层：注射盘一套（内含碘伏、棉签等）、双向采血针及真空负压采血管（根据不同检查目的准备）、止血带、治疗巾、垫枕、胶布、检验单、手消毒液、手套 治疗车下层：锐器盒、医疗垃圾桶、生活垃圾桶	7 3	
6	核对患者 （6分）	携用物至患者床旁，再次进行有效核对（操作前核对） 酌情关闭门窗，环境安静、清洁	3 3	
7	安置体位，选择 静脉 （7分）	协助患者取舒适卧位，选择容易固定、明显可见的静脉（通常采用肘部静脉），将治疗巾铺于垫枕上，置于穿刺部位下方 口述：常用肘部静脉包括哪些	4 3	
8	消毒皮肤，再次 核对（7分）	按静脉注射法扎紧止血带，常规消毒皮肤待干，嘱患者握拳 再次核对患者信息（操作中核对）	4 3	
9	穿刺采血 （26分）	戴手套，按静脉注射穿刺法将针头刺入静脉，穿刺成功后用胶布固定针柄，将采血针另一端刺入真空管，松止血带，嘱患者松拳，采血至所需血量 口述 ①静脉注射穿刺法：护士一手拇指绷紧患者静脉下端皮肤使其固定，一手持注射器并以示指固定针栓，针头斜面朝上，与皮肤呈15°～30°角，从静脉上方或侧方刺入皮下，再沿静脉走向滑行刺入静脉，见回血后可再沿静脉走行进针少许 ②结扎止血带的时间应不超过1min，如需使用止血带进行静脉选择定位时，建议再次使用前应保证至少间隔2min ③若患者正在进行静脉输液、输血，不宜在同侧手臂采血，更不能在输液、输血的针头处抽取血标本 ④不可先将真空采血管与采血针头相连，以防试管内负压丢失，影响采血 ⑤如需采集多个项目标本，建议采血顺序为：血液培养——血清生化（红头）——血凝（蓝头）——血常规（紫头）——血浆免疫（绿头）——红细胞沉降率（黑头）	8 6 3 3 3 3	

序号	操作要点	操作技术标准	标准分	评分
10	拔针按压（8分）	采血毕，先拔真空管，再将干棉签轻放于穿刺点上方迅速拔出针头，按压局部 1～2min	4	
		口述：拔针后指导患者正确按压，以防皮下出血或形成血肿	4	
11	操作后处理（10分）	再次核对患者信息（操作后核对）	3	
		协助患者取舒适卧位，整理床单位，清理用物	2	
		观察穿刺部位有无渗血、肿胀等，交代注意事项	2	
		及时将标本连同化验单送检	3	
11	洗手（2分）	洗手	2	
12	记录（4分）	口述：记录采血时间、患者的反应等	4	
13	总体评价（10分）	正确指导患者	2	
		操作规范，熟练有序	4	
		沟通合理有效	2	
		操作过程中体现出对患者的人文关怀	2	
		时间：10min，超时酌情扣分		
成绩			100	

（曾芬莲）

项目 34 动脉血标本的采集技术

一、教学目标

1. 正确说出采集动脉血标本的部位、注意事项。
2. 能根据检验目的进行含肝素液的采血注射器的准备。
3. 正确说出影响动脉血血气分析检测结果的因素及对策。
4. 正确进行动脉血标本的采集操作。
5. 操作中关心患者，减少患者的暴露。

二、实验目的

1. 采集动脉血，进行血气分析，判断患者氧合情况，为治疗提供依据。
2. 采血做细菌培养。

三、模拟情景

（一）案例

李先生，男，62 岁。因"反复咳嗽、咳痰、气喘 5 年余，再发 3 天"入院，医疗诊断：慢性阻塞性肺病。入院后立即予吸氧、心电监测、吸痰及抗炎等处理。现患者 T37.3℃，P102 次 / 分，R28 次 / 分，BP 120/80mmHg，神志清楚，口唇微绀，双肺呼吸音粗，可闻及多量湿啰音及哮鸣音。医嘱：急查血气分析。

（二）环境准备

1. 病房情景布置 内科病房、病床单元、设备带、床帘或屏风、操作台、摄影设备。
2. 角色信息
（1）护士（扮演者：教师 / 学生） 通过与"患者"沟通、评估、决策，执行医嘱。
（2）患者 1 个模拟人卧于病床，用于操作；床旁 1 名教师或学生模拟患者（标准化），回应"护士"，根据"护士"完成任务情况推进剧情，实现情景变化。
3. 标准化患者训练 围绕案例的内容，并注意患者的感情。
（1）模拟慢性阻塞性肺病患者呼吸费力的痛苦表情。
（2）模拟患者呼吸急促、咳嗽、咳痰。
4. 医嘱 血气分析。
5. 用物准备 治疗车上层：电子条码、橡皮塞、0.5% 肝素（125U）、一次性 5ml 注射器、皮肤消毒剂、手套、治疗盘、体温计、无菌治疗盘、手消毒液、采血单、弯盘、棉签、橡胶塞、手套、一次性预设型血气分析动脉采血器一个（有条件者准备）、医嘱单、医嘱执行单。
治疗车下层：医用垃圾容器、生活垃圾容器。

四、操作步骤

（有条件者拍摄操作过程。）

（一）评估

内容：患者的年龄、病情、临床诊断、意识状态、生命体征、心理状况、治疗（氧疗）及动脉搏动情况、理解配合能力。

1．护士衣帽整洁，洗手，戴口罩。

2．接到医嘱，打印执行单，两人共同核对无误。

3．携带执行单至床旁。

护士："您好，我是您的责任护士王某某，能告诉我您的名字吗？"

患者："我是李某某。"

护士："您好，李先生，您现在感觉怎样？"

患者："我觉得呼吸费力。"

护士："李先生，我们为了帮您解决这个问题，一会儿要给您抽动脉血进行检查，我先看一下您的血管情况，您手腕处的桡动脉搏动较好，周围皮肤正常，我一会儿就在这里抽血，可以吗？"

患者："可以。"

护士："谢谢，李先生，请问您现在需要我协助您上厕所吗？"

患者："暂时不需要。"

护士："那好吧，请您稍等，我去准备用物，然后过来给您采血。"

（二）实施操作

1．携用物至患者床旁。

2．再次核对。

护士："您好，请问您叫什么名字？"

患者："李某某。"

护士："来，让我看一下您的腕带。"核对患者床号、姓名、性别、住院号。

护士："您好，李先生，现在我准备给您抽动脉血，为避免影响血气分析结果，抽血过程中请您尽量保持平稳呼吸，现在您可以示范一个给我看吗？"

情景Ⅰ：李先生平稳呼吸。

护士："您做得很好，李先生，抽血时如果不舒服的时候一定要告诉我，我会及时处理的。"

3．协助患者舒适卧位，暴露并伸直手臂。

护士："李先生，一会抽血时手臂不要弯曲和移动，请坚持一下哟。"

4．手臂下垫巾。

5．用一次性5ml注射器抽吸0.5%肝素0.2ml+生理盐水1.8ml，然后排尽注射器内的肝素盐水和空气，放无菌盘内备用（或者使用一次性预设型血气分析动脉采血器）。

6．常规消毒穿刺局部皮肤（以动脉搏动最强点为圆心，直径大于5cm），左手戴无菌手套或消毒操作者左手拇指、示指、中指前端。

7．指导患者平静呼吸。

8. 用消毒手指触动脉搏动处，确定动脉走向后，以两指固定动脉，右手持注射器在两指间垂直或与动脉成 45°角逆动脉血流方向进针。

9. 见鲜红色动脉回血后固定针头，动脉血自动顶入血气针内，采集到 1.5 ~ 2ml 后迅速拔针，拔针后立即将针头斜面刺入橡皮塞或专用凝胶针帽隔绝空气。

10. 将血气针轻轻转动，使血液与肝素充分混匀，核对患者及血标本，确认无误，贴条码。

11. 用无菌方纱垂直加压穿刺点止血 10 ~ 15min，保持穿刺点清洁干燥。

12. 询问患者对操作的感受，告知注意事项。

13. 撤用物，脱手套。

14. 协助患者取舒适卧位，嘱患者家属垂直加压按压穿刺处 10 ~ 15min。

护士："李先生，现在采血结束了，请您家属帮您按压穿刺部位 10 ~ 15min，防止局部出血，这里是呼叫器，如果有需要帮助请叫我们，谢谢您的配合。"

15. 处理用物，洗手，记录、填写检验单（采血时间，患者吸氧方法及流量，体温，Hb值，机械呼吸的各种参数），送检。

五、操作流程

核对解释 ⟶ 安置体位 ⟶ 垫巾消毒 ⟶ 穿刺采血针 ⟶ 头密闭 ⟶ 局部按压 ⟶ 混匀处理 ⟶ 安置患者整理观察并行健康教育 ⟶ 记录送检。

六、评价

1. 关注患者舒适，交流用语规范，自然，针对性强。

2. 无菌观念强。

3. 严格执行查对制度。

4. 操作流程熟练，动作规范。

七、注意事项

1. 严格执行无菌操作原则。

2. 血气标本宜在 30min 之内检测。否则，会因为全血中有活性的 RBC 代谢，不断地消耗 O_2，并产生 CO_2，从而影响结果的准确性。若 30min 内不能检测，应将标本置于冰箱保存，温度为 0 ~ 4℃。冰箱保存不应超过 1h。

3. 血气标本必须与空气隔绝，与空气接触后可使 PO_2 升高，PCO_2 降低，并污染血标本。同时充分揉搓血样标本使其与抗凝剂混合，以防止标本凝固。

4. 穿刺点按压 10min 以上。凝血功能障碍者按压时间延长至 15min。

5. 桡动脉穿刺点为前臂掌侧腕关节上约 2cm 动脉搏动最明显处；股动脉穿刺点为腹股沟股动脉搏动最明显处。下肢静脉血栓患者应避免从股动脉及下肢动脉采血。

6. 采血前应让患者在安定舒适状态，避免非静息状态造成的误差。

八、健康教育

1．向患者及家属讲解动脉采血的目的。
2．指导患者及家属动脉采血后按压穿刺的部位、方法及按压时间。
3．指导患者掌握动脉采血时的配合方法。

九、引导性反馈

见附录一。

十、动脉采血评分考核评分标准

动脉采血评分考核评分标准见表34-1。

表 34-1 动脉采血评分考核评分标准

序号	操作要点	操作技术标准	标准分	评分
1	素质要求（2分）	护士衣帽整洁，仪表端庄	2	
2	核对医嘱（2分）	核对医嘱	2	
3	评估患者（4分）	①核对患者床号、姓名 ②评估患者的病情、局部皮肤组织及动脉搏动情况 ③向患者解释动脉采血的目的、方法，以取得合作 ④问候解释	1 1 1 1	
4	洗手，戴口罩（2分）	洗手，戴口罩	2	
5	操作前准备（10分）	用物准备 治疗车上层：治疗盘、治疗巾、皮肤消毒剂、棉签、电子条码、无菌注射器和针（根据需要选用规格）、0.5ml 肝素（125U）、橡胶塞、纱布、手套、检验单、盛污物容器，如使用一次性预设型血气分析动脉采血器，则不备肝素和橡胶塞 治疗车下层：医用垃圾容器、生活垃圾容器 治疗盘上铺无菌治疗巾，核对药物，抽取少量肝素液湿润注射器后排尽（或一次性动脉采血器拆除外包装），置于治疗盘内	5 2 3	
6	核对患者（6分）	携用物至患者床旁，再次进行有效核对 环境安静、清洁	3 3	
7	取体位及穿刺前准备（6分）	协助患者取适宜体位，选择穿刺动脉，常用部位为桡动脉、肱动脉、股动脉、足背动脉等	6	
8	戴手套与消毒（8分）	手套戴法正确 消毒患者皮肤及术者中指、示指	4 4	
9	固定动脉与进针（6分）	以中、示指固定动脉 持注射器与动脉走向成适宜角度进针	3 3	
10	采血（9分）	固定针栓、针筒 抽出血量准确 血液标本未凝固于注射器内	3 3 3	
11	拔针、按压（12分）	拔针固定针栓器 针头无松脱 用无菌纱布按压局部 告知患者保持局部干燥24h	3 3 3 3	
12	针头密闭（10分）	针头斜面刺入橡皮塞或专用凝胶针帽隔绝空气 标本不含有空气	5 5	
13	核对及致谢（5分）	核对，贴条码 整理用物、床单元 取舒适体位、致谢	2 1 2	

序号	操作要点	操作技术标准	标准分	评分
14	操作后评估 （2分）	穿刺局部无淤血、血肿	2	
15	处理 （6分）	脱手套、洗手后记录、签名，填写化验单	4	
		口述：用物分类消毒处理	2	
16	总体评价 （10分）	正确指导患者	2	
		操作规范，熟练有序	4	
		沟通合理有效	2	
		操作过程中体现出对患者的人文关怀	2	
		时间：10min，超时酌情扣分		
成绩			100	

（曾芬莲）

项目 35 痰标本采集法技术

一、教学目标

1．正确说出常用痰标本采集法的种类。
2．能根据患者病情进行痰标本采集。
3．正确说出痰标本采集的目的、注意事项。
4．操作前评估患者的一般情况，患者的理解能力及其配合能力。

二、实验目的

1．常规痰标本　检查痰的一般性状，涂片检查癌细胞、细菌、虫卵，协助诊断某些呼吸系统疾病。
2．痰培养标本　检查痰液中的致病菌及确定病菌类型。
3．24h 痰标本　检查 24h 痰液的量及性状，协助诊断或做浓集结核分枝杆菌检查。

三、模拟情景

（一）案例
刘女士，30 岁。主诉"发热，咳嗽、咳痰一周"。医嘱：痰标本采集。

（二）环境准备
1．病房情景布置　内科病房、病床单元、设备带、床帘或屏风、操作台、摄影设备。
2．角色信息
（1）护士（扮演者：教师/学生）　通过与"患者"沟通、评估、决策，执行医嘱。
（2）患者　1 个模拟人卧于病床，用于操作；床旁 1 名教师或学生模拟患者（标准化），回应"护士"，根据"护士"完成任务情况推进剧情，实现情景变化。
3．标准化患者训练　围绕案例的内容，并注意患者的情感变化。
（1）发热患者痛苦表情。
（2）模拟咳嗽、咳痰。
4．医嘱　痰标本采集。
5．用物准备
（1）患者能自行留痰者　治疗车上层：标本容器（痰培养标本备无菌容器及漱口溶液，24h 痰标本备广口集痰器）、检验单（标明病室、床号、姓名）、医嘱本、医嘱执行单、手消毒液。
治疗车下层：医用垃圾容器、生活垃圾容器。
（2）患者无法咳痰或不合作　治疗车上层：集痰器、检验单（标明病室、床号、姓名）、吸痰用物（吸引器、吸痰管）、生理盐水、手套。痰培养标本须备无菌用物、医嘱本、医嘱执行单、手消毒液。

治疗车下层：医用垃圾容器、生活垃圾容器。

四、操作步骤

（有条件者拍摄操作过程。）

（一）评估

内容：患者的年龄、病情、临床诊断、检验目的、意识状态、心理状况、咳嗽咳痰情况、理解配合能力。

1. 护士衣帽整洁，洗手，戴口罩。

2. 接到医嘱，打印执行单，两人共同核对无误。

3. 携带执行单至床旁。

护士："您好，我是您的责任护士李某某，能告诉我您的名字吗？"

患者："我是刘某某。"

护士："您好，刘女士，您现在感觉怎样？觉得有痰吗？我将遵医嘱为您进行痰标本采集，协助诊断。请问您现在需要我协助您漱口吗？"

患者："我自己来。"

护士："不需要是吧？那请您稍等，我去准备用物，然后过来给您进行痰标本采集。"

（二）实施操作

1. 核对医嘱，携用物至患者床旁。

2. 再次核对，向患者及家属解释痰标本采集的目的及配合要点。

护士："您好，请问您叫什么名字？"

患者："刘某某。"

护士："来，核对一下您的腕带。"核对患者床号、姓名、性别、住院号。

3. 收集痰标本。

▲ 常规痰标本

（1）患者能自行留取痰液　清晨醒来未进食前留痰。

护士："您好，是刘女士吗？您漱口了吗？现在我为您进行痰标本采集。进行痰标本采集过程中您需要配合我深呼吸数次后用力咳出气管深处的痰液，您现在深呼吸后用力咳嗽一下给我看好吗？"

患者："好的。"

情景Ⅰ：刘女士做深呼吸后用力咳嗽。

护士："您做得很好，请按这种方法将痰液吐入痰盒内，注意不要将唾液、鼻涕、漱口水混入。"患者留痰后护士盖好痰盒。

（2）无力咳嗽或不合作患者　患者清晨醒来未进食前。

护士："您好，是刘女士吗？您漱口了吗？现在我为您进行痰标本采集。"

患者："漱了。"

护士协助患者取适当卧位，由下至上叩击患者背部，戴好手套，集痰器分别连接吸引器和吸痰管。按吸痰法将痰吸入集痰器内，加盖。

▲ 痰培养标本

（1）患者能自行留取痰液　患者清晨醒来未进食前。

护士："您好，是刘女士吗？现在为您进行痰标本采集。我先协助您用漱口溶液漱口，再用清水漱口，进行痰标本采集过程中您需要配合我深呼吸数次后用力咳出气管深处的痰液，您现在深呼吸后用力咳嗽一下给我看好吗？"

情景Ⅰ：刘女士做深呼吸后用力咳嗽。

护士："您做得很好，请按这种方法将痰液吐入痰盒内，注意不要将唾液、鼻涕、漱口水混入。"患者留痰后护士盖好痰盒。

（2）无法咳嗽或不合作患者　患者清晨醒来未进食前。

护士："您好，是刘女士吗？我现在为您进行痰标本采集。我先协助您用漱口溶液漱口，再用清水漱口"。

协助患者取适当卧位，由下至上叩击患者背部，戴好无菌手套，无菌集痰器分别连接吸引器和无菌吸痰管。按吸痰法将痰吸入无菌集痰器内，加盖。

▲24h 痰标本

在广口集痰器内加入少量清水防止痰液黏附在容器壁上，请患者留取痰液。从清晨醒来（07：00）未进食前漱口后的第一口痰开始留取，次日晨（07：00）未进食前漱口后第一口痰结束，将24h 的全部痰液吐入集痰器内。

护士："您做得很好，请注意留取痰液时不要将唾液、鼻涕、漱口水混入。不舒服的时候一定要告诉我，我会及时处理。"

4．根据患者需要给予漱口或口腔护理。

护士："刘女士，我已经为您做完了痰标本的采集，谢谢您的配合。现在我来协助您漱口。"

患者："谢谢！"

5．洗手，记录痰液的外观和性状。24h 痰标本记录总量。

6．将痰标本连同化验单及时送检。

五、操作流程

▲患者能自行留痰者

核对解释 —→ 协助漱口 —→ 安置体位 —→ 深呼吸数次 —→ 用力咳出气管深处的痰液 —→ 收集痰液 —→ 协助漱口 —→ 洗手记录 —→ 送检。

▲患者无法咳痰或不合作

核对解释 —→ 协助漱口 —→ 安置体位 —→ 叩击患者背部 —→ 戴手套 —→ 连接设备 —→ 收集痰液 —→ 洗手记录 —→ 送检。

六、评价

1．护士留取标本方法正确，操作规范，标本及时送检。

2．护患沟通有效，患者能理解、配合。

3．患者在痰标本采集过程中安全、无不适。

七、注意事项

1．标本内勿混入漱口水、唾液、鼻涕等杂质。

2．痰培养标本操作时严格遵守无菌操作原则。

3．24h 痰标本采集时，标本瓶外可用纸套遮挡，以免引起患者不适感。

4．标本瓶置于阴凉、安全处。

5．若痰液不易咳出者，可先进行雾化吸入以湿化痰液。

6．留取常规痰标本查找癌细胞时应立即送验，也可用 95% 乙醇或 10% 甲醛固定后立即送检。

7．做 24h 痰量和分层检查时，应嘱患者将痰吐在无色的广口瓶内，需要时可加入少许石炭酸以防腐。

八、健康教育

1．向患者及家属讲解正确留取痰液的方法及注意事项。

2．指导患者采取正确的咳痰方法收集痰标本。

九、引导性反馈

见附录一。

十、痰标本采集法考核评分标准

痰标本采集法考核评分标准见表 35-1。

表 35-1 痰标本采集法考核评分标准

序号	操作要点	操作技术标准	标准分	评分
1	素质要求（2分）	护士衣帽整洁，仪表端庄	2	
2	核对医嘱（2分）	核对医嘱	2	
3	评估患者（4分）	①有效核对患者床号、姓名 ②评估患者的病情、心理状态及合作程度 ③向患者解释痰标本采集的目的、方法和注意事项，取得合作 ④问候、解释	1 1 1 1	
4	洗手戴口罩（2分）	洗手，戴口罩	2	
5	操作前准备（10分）	用物准备 治疗车上层： ①常规痰标本：痰盒、检验单 ②痰培养标本：无菌痰盒、漱口溶液、检验单 ③24h痰标本：大容器痰盒、检验单 ④无力咳痰者或不合作者：集痰器、吸引器、吸痰管、化验单、一次性手套 治疗车下层：医用垃圾容器、生活垃圾容器	2 2 2 2 2	
6	核对患者（3分）	携用物至患者床旁，再次进行有效核对	3	
7	环境准备（2分）	温度适宜，光线充足，环境安静	2	
8	痰标本采集（45分）	常规标本 ①能自行留痰者：晨起漱口，呼吸数次后用力咳出气管深处的痰液置于痰盒中 ②无力咳痰或不合作者：合适体位，叩击胸背部，集痰器分别连接吸引器和吸痰管吸痰，置痰液于集痰器中 痰培养标本 ①能自行留痰者：晨起漱口，呼吸数次后用力咳出气管深处的痰液，置于无菌痰盒中 ②无力咳痰或不合作者同常规标本收集，使用无菌集痰试管 24h痰标本 ①晨起漱口后第一口痰起至次晨漱口后第一口痰止，并在容器内先加一定量的清水（防止痰液附着于容器壁上），注明留痰起止时间 ②24h痰液全部收集在痰盒内	 9 6 9 6 9 6	
9	处理（6分）	协助患者取舒适体位，整理床单位 整理用物，垃圾分类	2 4	
10	洗手（2分）	洗手	2	
11	记录（5分）	口述：外观、性状。24h痰标本记录总量	5	
12	送检（3分）	将痰标本连同化验单及时送检	3	

序号	操作要点	操作技术标准	标准分	评分
3	口述提问 （4分）	表述清楚，音量适中 内容准确 语句通顺、流利	1 3 1	
14	评价 （10分）	正确指导患者 操作规范，熟练有序 沟通合理有效 操作中体现出对患者的人文关怀 时间：5min，超时酌情扣分	2 3 2 3	
成绩			100	

（陆　欣）

项目36 咽拭子标本采集法技术

一、教学目标

1．正确说出咽拭子标本采集的适应证。
2．能根据患者病情进行咽拭子标本采集。
3．正确说出咽拭子标本采集的目的、注意事项。
4．能正确进行咽拭子标本采集操作。
5．操作中关爱患者。

二、实验目的

从咽部和扁桃体取分泌物作细菌培养或病毒分离，协助诊断、治疗。

三、模拟情景

（一）案例

江先生，61岁。因"发热（体温39.5℃）伴咳嗽、咽痛3天"入院。医嘱：咽拭子标本采集。

（二）环境准备

1．病房情景布置

内科病房、病床单元、设备带、床帘或屏风、操作台、摄影设备。

2．角色信息

（1）护士（扮演者：教师/学生），通过与"患者"沟通、评估、决策，执行医嘱。

（2）患者 1个模拟人卧于病床，用于操作；床旁1名教师或学生模拟患者（标准化），回应"护士"，根据"护士"完成任务情况推进剧情，实现情景变化。

3．标准化患者训练 围绕案例的内容，并注意患者的情感变化。

（1）模拟发热患者的痛苦表情。

（2）模拟患者咳嗽。

（3）模拟患者咽部疼痛。

4．医嘱 咽拭子标本采集。

5．用物准备

治疗车上层：治疗盘、弯盘、无菌咽拭子培养管、酒精灯、火柴、一次性手套、压舌板、手电筒、温开水、纱布、检验单（标明病室、床号、姓名）、医嘱本、医嘱执行单、手消毒液。

治疗车下层：医用垃圾容器、生活垃圾容器。

四、操作步骤

（有条件者拍摄操作过程。）

（一）评估

内容：患者的年龄、病情、临床诊断、意识状态、心理状况、进食情况、理解配合能力。

1．护士衣帽整洁，洗手，戴口罩。

2．接到医嘱，打印执行单，两人共同核对无误。

3．携带执行单至床旁。

护士："您好，我是您的责任护士罗某某，能告诉我您的名字吗？"

患者："我是江某某。"

护士："您好，江先生，您现在感觉怎样？觉得咽部疼痛有痰吗？医生诊断可能是流感，为进一步确诊，我将为您做咽拭子标本采集，您不用紧张，一会儿请配合我，好吗？"

患者："好的。"

护士："那请您稍等，我去准备用物，然后过来给您做咽拭子标本采集。"

（二）实施操作

1．核对医嘱，携用物至患者床旁。

2．再次核对患者，向患者及家属解释咽拭子标本采集的目的及配合要点。

护士："您好，是江先生吗？现在我帮您做咽拭子标本采集。在咽拭子标本采集过程中请您配合我张口发"啊"音。"

情景Ⅰ：江先生张口发"啊"音。

护士："您做得很好。在操作过程中如果有恶心或不舒服的时候一定要告诉我，我会及时处理。现在需要请您用清水漱口。"

3．戴手套，再次核对标本标签，点燃酒精灯，让患者张口发"啊"音，暴露咽喉部，必要时使用压舌板。

护士："请您张口发'啊'音。"

4．取出培养管中的拭子，轻柔、快速地擦拭两侧腭弓、咽及扁桃体的分泌物，避免咽拭子触及其他部位。

护士："江先生，请您稍微忍耐一下。"

5．试管口在酒精灯火焰上部消毒，然后迅速将咽拭子插入无菌试管内，塞紧。

6．再次核对，将标签条贴于标本容器上，注明留取时间。

7．用纱布擦净患者口唇，脱手套，用手消毒液消毒双手，整理床单位，协助患者取舒适卧位，询问患者需要并做相关健康教育。

8．处理用物，洗手，取口罩。

9．按要求将咽拭子标本连同化验单及时送检。

10．记录。

五、操作流程

核对解释 ⟶ 协助漱口 ⟶ 洗手、戴手套 ⟶ 嘱患者张口发"啊"音 ⟶ 取拭子擦拭两腭弓、咽及扁桃体的分泌物 ⟶ 放入无菌试管内 ⟶ 注明留取时间 ⟶ 安置患者 ⟶ 询问患者需要并做相关健康教育 ⟶ 送检 ⟶ 准确记录。

六、评价

1. 护士操作规范，标本留取方法正确，无菌观念强，采集的标本无污染。
2. 动作轻柔，患者无不适。
3. 护患沟通有效，患者积极配合。

七、注意事项

1. 操作过程中，应注意保持容器无菌。
2. 最好在使用抗菌药物治疗前采集标本。
3. 避免在进食后 2h 内留取咽拭予标本，以防呕吐。
4. 棉签不要触及其他部位以防止污染，影响检验结果。

八、健康教育

1. 向患者及家属解释标本采集的重要性。
2. 指导患者掌握咽拭子标本采集时的配合方法。

九、引导性反馈

见附录一。

十、咽拭子标本采集考核评分标准

咽拭子标本采集考核评分标准见表 36-1。

表 36-1 咽拭子标本采集考核评分标准

序号	操作要点	操作技术标准	标准分	评分
1	素质要求（2分）	护士衣帽整洁，仪表端庄	2	
2	核对医嘱（2分）	核对医嘱	2	
3	评估患者 （4分）	①有效核对患者床号、姓名 ②向患者解释咽拭子标本采集的目的、方法以取得配合 ③了解患者病情、口腔黏膜和咽部感染情况 ④问候、解释	1 1 1 1	
4	洗手，戴口罩 （2分）	洗手，戴口罩	2	
5	操作前准备 （10分）	用物准备 治疗车上层：治疗盘、无菌咽拭子培养管、酒精灯、火柴、检验单、压舌板、一次性手套、温开水、纱布、手电筒、弯盘、手消毒液 治疗车下层：医用垃圾容器、生活垃圾容器	6 4	
6	核对患者（2分）	携用物至患者床旁，再次进行有效核对	2	
7	取体位及取标本前准备（2分）	协助患者取合适体位，用清水漱口	2	
8	戴手套（3分）	一次性手套戴法正确	3	
9	取标本 （30分）	①点燃酒精灯，让患者张口发"啊"音，必要时使用压舌板 ②取出培养管中的拭子轻柔、快速地擦拭两腭弓、咽及扁桃体的分泌物，避免咽拭子触及其他部位 ③试管口在酒精灯火焰上消毒，然后迅速将咽拭子插入无菌试管内塞紧	10 10 10	
11	再次核对（4分）	再次核对，将标签贴于标本容器上，注明留取时间	4	
12	处理 （6分）	用纱布擦净患者口唇，脱手套，手消毒液消毒双手，整理床单位，协助患者取舒适体位，询问患者需要，并做相关健康教育 口述：用物分类消毒处理	4 2	
13	洗手（2分）	洗手、取口罩	2	
14	送检（4分）	按要求及时送检	4	
15	记录（2分）	准确记录	2	
16	注意事项 （15分）	①操作过程中，应注意保持容器无菌 ②最好在使用抗菌药物治疗前采集标本 ③避免在进食后2h内留取咽拭子标本，以防呕吐，棉签不要触及其他部位以免影响检验结果	5 5 5	
17	总体评价 （10分）	正确指导患者 操作规范，熟练有序 沟通合理有效 操作中体现出对患者的人文关怀 时间：5min，超时酌情扣分	2 3 2 3	
成绩			100	

（陆　欣）

203

第三章　专科护理

项目 37　一般状态体格检查

项目 37-1　体格检查基本检查法

一、教学目标

1. 正确进行体格检查基本检查法：视诊、触诊、叩诊、听诊。
2. 能正确叙述体格检查基本检查法的注意事项。

二、实验目的

学生能进行一般状态、头颈部、皮肤及淋巴结的视诊、触诊、叩诊及听诊操作。

三、情景模拟

1. 病房情景布置　病床单元、床帘或屏风、空调、摄影设备。
2. 角色信息
（1）护士（扮演者：教师/学生）　通过与"患者"沟通、进行体格检查。
（2）模拟患者（刘先生）　床旁1名学生模拟患者（刘先生）回应"护士"，根据"护士"完成任务情况推进评估进行。
3. 用物准备　听诊器、棉毯。

四、基本检查内容与检查方法

（一）视诊
是运用视觉观察被检查者全身或局部状态的检查方法。
（二）触诊
是检查者通过手接触被检查部位时的感觉来判断的一种方法。手指指腹对触觉较为敏感，掌指关节部掌面皮肤对震动较为敏感，手背皮肤对温度较为敏感。
1. 触诊方法
（1）浅部触诊法
将右手（亦可双手重叠）轻放于触诊部位上，利用掌指关节及腕关节的弹力，柔和地依次进行滑动触摸。适用于体表浅在的病变（关节、软组织、浅表动脉、静脉、神经、阴囊、精索等）的检查。浅部触诊一般不引起痛苦或痛苦较轻，因此有利于检查腹部有无压痛、抵抗感、搏动、包块和某些脏器大等异常。

（2）深部触诊法　主要用于检查腹腔深部脏器和胃肠病变。

1）深部滑行触诊法　此法有利于检查腹腔深部脏器和胃肠病变。以并拢的示、中、环指末端由浅入深地进行滑动性触诊，应注意该触诊法应有一定深度，一般要能触及后腹壁。在被触及的脏器或包块上做上下左右的滑动触摸，如遇肠管或索条状包块，则应做与长轴相垂直方向的滑动触诊。

2）插入触诊法　用并拢的两个或三个手指由浅入深、垂直于腹壁，逐渐用力地向下按压，以确定深部的压痛点。检查反跳痛时，在上述深压的基础上，在病变位置迅速将手抬起，同时观察患者有无痛苦的表情，并询问患者有无疼痛。

3）双手触诊法　此法常用于肾、脾、肝和腹腔肿物的检查。用两手进行触诊，右手按滑行触诊法进行，左手将被检查的部位或脏器后方托起推向右手，以便能清楚地触及检查脏器，必要时可嘱患者侧卧。

4）冲击触诊法　此法仅适用于大量腹水，肝、脾及腹腔肿块难于触及时。用右手，以示、中、环指并拢，垂直于腹壁相应部位，将手指指端向下进行数次急速而较有力的冲击动作，以推开腹水，在冲击时即会触及腹腔内脏器或肿块在指端沉浮。注意此法应避免用力过猛，否则会使被检查者不适；另外，手指不能离开腹壁。

2．注意事项

（1）患者应采取适当体位。腹部检查取仰卧位，两腿屈曲，避免腹肌紧张；检查肝、脾、肾时，也可嘱患者取侧卧位。

（2）腹部检查时，需嘱患者做缓慢腹式呼吸，使腹部肌肉松弛。

（3）护士的手必须温暖、轻柔。

（4）必要时，可一边与患者交谈，一边检查，以分散患者的注意力，从而减轻被检查者自主性的腹肌紧张。

（5）腹部检查顺序　由浅入深，由下至上，按逆时针方向，由健侧到患侧。

（6）手脑并用，边检查，边思考，注意病变的部位、特点、毗邻关系，以明确病变的性质和来源。

（7）护士一般站在患者右侧进行触诊检查。

（三）叩诊

1．方法

（1）直接叩诊法，用右手中间三指的掌面直接拍击被检查的部位，借拍击振动感来判断病变情况。

（2）间接叩诊法，为应用最多的叩诊方法。将左手中指第2指节紧贴于叩诊部位，勿重压，其余四指稍微抬起，勿与体表接触，以免影响被叩组织震动。以右手中指自然弯曲，指端为叩诊锤，叩击左手中指第二指骨的前端。叩击方向应与被叩击部位的表面垂直，用腕关节及掌指关节的运动进行叩击（避免肘或肩关节参加），要有节奏、灵活、短促且富于弹性，叩击后右手指应立即抬起，在同一部位只需连续均匀地叩击两、三下（必要时可重复），这样才能较准确地判断叩诊音的性质及变化。

备注：肝区或肾区有无叩击痛：可将左手手掌平放于被检查部位，右手握成空心拳状，并用其尺侧叩击左手手背，询问并观察患者有无疼痛感。

2．叩诊音

辨别各种叩诊音：清音、浊音、实音、鼓音、过清音。

3．注意事项

（1）环境安静，温暖，适当暴露检查部位，注意外来音影响叩诊音的判断。

（2）根据叩诊部位和叩诊目的不同，患者应采取适当体位。叩诊胸部时，取坐位或卧位；叩诊腹部时，取仰卧位；确定胸水范围时，取仰卧位。

（3）叩诊时注意对称部位的比较，音响的变化，不同病灶的震动感的差异。

（4）叩诊操作应规范，用力要均匀适当，叩诊力量应视不同的检查目的、部位、病变组织性质、范围大小或位置深浅等情况而定。

（四）听诊

广义的听诊包括听身体各部分所发出的声音，如呼吸声、咳嗽声、关节活动音及骨擦音。

1．听诊法

（1）间接听诊法　利用听诊器听诊。使用听诊器时，将弯曲金属管的凹面向前，将耳件放在两耳的外耳道，胸件置于听诊部位。胸件有钟型与膜型两种，钟型适于小区域检查及听取低调杂音，常用于心肺的检查；膜型适于听取深部病变及高调杂音的检查，常用于肺的检查。

（2）直接听诊法　护士将耳直接贴附于被检查者的体壁上进行听诊，这种方法在某些特殊和紧急情况下才会使用。

2．注意事项

（1）诊查室内必须安静、温暖，听诊器胸件在使用前应保持温暖，避免因寒冷引起肌肉震颤影响听诊。

（2）适当暴露检查部位，使其全身肌肉松弛，以便进行听诊。

（3）采取适宜方便的位置进行听诊，手持听诊器的体件，紧贴听诊部位，避免因摩擦而产生杂音，避免过度用力而使被检查者感到痛苦。

（4）集中注意力听取检查器官所发出的声音，辨别外来的杂音，如听心音时要避免呼吸音的干扰。

（五）嗅诊

检查者利用嗅觉发现来自被检查者的各种气味以判断其健康状况的方法。

项目 37-2　一般状态、皮肤、淋巴结及头颈部评估

一、教学目标

1．能正确说出一般情况、皮肤、淋巴结及头、面、颈部评估内容和方法并认识其正常状态。

2．正确进行淋巴结触诊，头颈部触诊、听诊的操作。

二、实验目的

1. 判断各种检查结果的异常及临床意义。
2. 根据检查结果进行评估，为临床诊疗、护理提供依据。

三、情景模拟

1. 病房情景布置　病床单元、床帘或屏风、空调、摄影设备。
2. 角色信息
（1）护士（扮演者：教师/学生）　通过与"患者"沟通，进行体格检查。
（2）模拟患者（刘先生）　床旁1名学生模拟患者"刘先生"回应"护士"完成任务情况，推进检查进行。
3. 用物准备　血压计、体温计、电子称、软尺、手电筒、棉签、压舌板。

四、基本检查内容与检查方法

（一）评估
内容：患者的年龄、病情、临床诊断、意识状态、理解配合能力
1. 护士衣帽整洁，洗手，戴口罩。
2. 护士与患者沟通。
护士："您好，我是您的责任护士小王，能告诉我您的名字吗？"
患者："我是刘某某"。
护士："刘先生，您现在感觉怎么样？能配合我做一个简单的体格检查吗？了解有无体格检查的异常。如果在这个过程中，有任何的不舒服，麻烦告诉我。谢谢您的配合。"
患者："好的。"

（二）实施操作
1. 携用物至患者床旁，保暖（触诊前搓热手，捂热听诊器）。
2. 再次核对。
护士："您好，请问您叫什么名字？"
患者："刘某某。"
护士："来，让我核对一下您的腕带。"核对患者床号、姓名、性别、住院号。
3. 关闭门窗，拉上床帘或用屏风遮挡，保持环境安静、清洁，开始进行以下检查
▲ 一般状态
（1）发育和营养状态
1）发育　通常以年龄、智力和体格成长状态之间的关系来判断（要具体描述）。
判断结果以"正常""不正常"（包括超前或迟缓）记录之。
2）营养状态　分为良好、中等、不良。良好者面色红润光泽，皮下脂肪丰满有弹性，肋间隙及锁骨上窝平坦，肌肉结实丰满。不良者皮肤干燥无华，弹性减退，皮下脂肪菲薄，肌肉松弛无力，双手向前平举时全部肋骨附着部均明显突出。中等介于两者之间。
2. 体位　如自动体位、被动体位、强迫体位（强迫侧卧位、强迫坐位、辗转体位、角弓反张等）等。

（3）面容　健康面容、急性病容、重危病容、慢性病容、贫血面容、甲亢面容、二尖瓣面容、伤寒面容、满月面容等。

（4）表情　如安静、烦躁、愉快、痛苦、淡漠、激动、惊愕等。

（5）意识状态　如清晰、嗜睡、模糊、谵妄、昏睡、昏迷等。

（6）步态　如步态自然、蹒跚步态、慌张步态、醉酒步态等。

▲皮肤

（1）颜色　主要观察皮肤色泽改变，有无发红、苍白、发绀、黄染、色素沉着或脱失、发绀。观察黄疸时应在自然光线下进行，轻度黄疸只能通过巩膜的颜色察觉。

（2）皮肤弹性　在手臂、上臂内侧及腹壁等部位选择较为松弛的皮肤，用拇指及示指轻捏起该处皮肤，并轻轻放下。如所捏皱纹不立即消失，表示弹性差；在捏起该处皮肤同时，观察皮下脂肪之厚薄。

（3）水肿　一般多观察眼睑、小腿胫骨前、踝部，卧位患者应注意枕部及腰骶部。以右手拇指或示指压迫胫骨部皮肤或水肿部位，如压后出现凹陷即表示有凹陷性水肿。

（4）皮疹　应仔细观察和记录其出现与消失的时间、发展顺序、分布部位、形态大小、颜色与压之是否褪色、平坦或隆起、有无瘙痒及脱屑。

（5）出血点及紫癜　注意大小、形态及分布状况。

（6）注意有无肝掌及蜘蛛痣　蜘蛛痣由一支中央小动脉和向外辐射的多个细小血管组成，形如蜘蛛，用棉签或火柴杆压迫中央小动脉，即蜘蛛痣的中心，其辐射状的小血管网立即消失。肝掌主要见于慢性肝病患者，其手掌大小鱼际肌处常发红，加压后褪色。

（7）其他　溃疡、瘢痕结节、皮下结节及脱屑。

（8）毛发　注意头发、腋毛、眉毛的颜色及分布，有无脱落（乌黑、斑白、毛发脱落、毛发增多、毛发分布状态）。

▲淋巴结检查

检查顺序：依序同时检查双侧耳前、耳后、枕部、颌下、颏下、颈前、颈后、锁骨上窝、腋窝、滑车上、腹股沟、腘窝等部位之淋巴结。

检查方法：检查者用示、中、环三指并拢，手指紧贴检查部位，由浅入深进行滑动触诊，触诊时手检部位的皮肤肌肉应放松。

（1）头部淋巴结　双手或单手检查：耳前、耳后（乳突区）、枕部。

（2）颈部淋巴结　包括颌下、颏下、颈前三角、颈后三角。手指紧贴检查部位，嘱受检者头稍低或偏向检查侧，由浅及深进行滑动。

（3）锁骨上淋巴结　受检者取坐位或仰卧位；头部稍向前屈；护士用双手触诊，左手触右侧，右手触左侧；由浅部逐渐触摸至锁骨后深部。

（4）腋窝淋巴结　一般先检查左侧，后检查右侧；以右手检查左腋窝，左手检查右腋窝。

1）左侧腋窝　受检者采取坐位或仰卧位，检查者面对受检者；以左手握住受检者左腕外展45°角；右手指并拢；掌面贴近胸壁向上逐渐达腋窝顶部；按下列顺序进行检查：尖群—中央群—胸肌群—肩胛下群—外侧群。

2）右侧腋窝淋巴结，右手握受检者右手腕，左手触摸，方法同检查左侧。

（5）滑车上淋巴结　是指位于肱骨滑车以上肱二头肌与肱三头肌沟肱动、静脉下段周围的一组淋巴结；一般先检查左侧，后检查右侧；以右手检查左侧，左手检查右侧。

1）左侧滑车上淋巴结　受检者采取坐位或仰卧位，检查者面对受检者；左手握住受检者左手腕抬至胸前；右手掌面向上；小指抵在肱骨内上髁；无名指、中指、示指并拢；在肱二头肌与肱三头肌沟中纵行、横行滑动触摸。

2）右侧滑车上淋巴结　右手握受检者右手腕，左手触摸，方法同检查左侧。

（6）腹股沟淋巴结　受检者取仰卧位，髋关节稍屈曲；护士用双手触诊，左手触右侧，右手触左侧；按上群、下群顺序由浅逐深滑动触诊。

（7）腘窝淋巴结　一般以右手扶起（或托起）被检查者小腿，以左手触摸淋巴结。

记录：肿大时应记录部位、大小、数目、硬度、压痛、活动度、有无粘连、局部皮肤有无瘘管、瘢痕、红肿、波动等。

▲头部及其器官

（1）头颅　视诊：形状（正常或畸形）、大小、凹陷、肿块、不自主运动。必要时测量头围。

测量头围：以软尺自眉间绕到颅后通过枕骨粗隆，再从对侧绕回到眉间。

（2）头发和头皮　头发的颜色、光泽、量及其分布；有无头皮屑，头皮有无头癣、疖痈、外伤、血肿及瘢痕等。

（3）眼　眉毛（有无脱落）、眼睑（有无水肿、下垂、闭合障碍、内翻或外翻）、眼球（有无突出、凹陷、运动障碍、斜视、震颤）、结膜（颜色，有无颗粒、滤泡、出血点）、巩膜（有无黄疸）、角膜（透明度、有无云翳、白斑、溃疡、新生血管翳、老年环，角膜反射是否正常等）、虹膜、瞳孔（形状、大小，两侧是否等圆、等大，对光反射、集合反射是否正常）、晶体有无混浊。

1）眼睑检查　检查上睑结膜时需翻眼睑，注意检查者手要干净。其要领为：嘱被检者下视，用示指和拇指捏住左上睑中外1/3交界处边缘，轻轻向前下牵拉，然后示指向下压迫睑板上缘并与拇指配合将睑缘向上捻转翻转上眼睑。观察睑结膜和穹窿结膜。检查后提起上眼睑皮肤，同时嘱患者向上看，翻转复原。

检查下睑结膜时，用双手拇指置于下眼睑中部，请受检者向上看，同时向下牵拉下眼睑边缘，观察下眼睑结膜、球结膜及巩膜。

2）瞳孔直径测量　测量瞳孔直径，双侧瞳孔是否等大同圆。

3）瞳孔反射　直接对光反射和间接对光反射。先查左侧瞳孔：取手电筒，聚光后，手电光由外向内移动，直接照射瞳孔，瞳孔缩小，称为直接对光反射。用手于鼻根部隔开双眼，用手电光直接照射左侧瞳孔并观察右侧瞳孔，如缩小，称间接对光反射。同法检查右侧。

对光反射记录：灵敏、迟钝、消失。

4）集合反射　嘱被检者注视1m以外的示指，然后将示指逐渐向眼球方向移动至距眼球5～10cm处，观察两侧眼球和瞳孔变化。

（4）耳　耳郭外形、大小、位置和对称性，是否有发育畸形、外伤瘢痕、红肿、结节等；外耳道分泌物或出血、溢液、乳突有无压痛。

外耳道检查：使被检者头部转向右侧，将左手拇指放在其耳屏前向外上牵拉，右手持手电筒观察外耳道的皮肤及有无溢液，先左后右。

（5）鼻　外形、鼻翼扇动、分泌物、鼻中隔偏曲或穿孔、鼻窦压痛。

1）鼻腔　左手拇指将鼻尖上推，借手电光观察鼻前庭和鼻腔、分泌物、鼻中隔有无偏曲、鼻息肉或肿瘤等。

2）鼻通气　手在被检查者鼻上，分别用拇指和示指压闭一侧鼻翼，检查另一侧的通气情况。同法检查另一侧。

3）鼻窦　检查顺序为上颌窦—额窦—筛窦。一般检查方法：检查者用双手拇指分别按压受检者两侧鼻窦，其余四指置于受检者两侧固定头部。

①上颌窦检查方法　检查者双手置于受检者两侧耳后，双手拇指分别于受检者左右眼眶下缘向后按压。

②额窦检查方法　检查者双手置于受检者两颞部，双手拇指分别置于受检者左右眼眶上方稍内，用力向后按压。

③筛窦检查方法　检查者双手置于受检者两侧耳郭部，双手拇指分别置于受检者鼻根部与眼内角处向内后方按压。

（6）口腔　口唇（颜色，有无干裂、疱疹、唇裂、口角糜烂）、口腔黏膜（有无溃疡、出血点、皮疹）、牙齿（有无形状异常、龋齿、义齿，齿龈有无红肿、溢脓、出血，有无齿龈沿铅线）、舌（颜色、舌苔厚薄及颜色，有无舌面乳头增生或萎缩、舌面干燥，伸舌时有无舌尖、偏斜或震颤）、扁桃体（大小、颜色，有无渗出物、假膜）、咽（有无充血、分泌物、滤泡）、口腔有无特殊的气味。

1）口腔黏膜　应在自然光线下进行，借助手电筒和消毒压舌板照明。注意腮腺开口情况（上颌第二磨牙对面的颊黏膜上），有无红肿或分泌物。

2）牙齿　如发现牙齿有龋齿、缺齿或义齿，应按格式标明所在部位。

3）牙龈　以压舌板轻轻压迫牙龈，注意有无肿胀、出血和溢脓。

4）舌　请被检者伸舌，观察舌体、舌苔和伸舌运动。

5）咽部与扁桃体　嘱患者张大口并发"a"音，手持压舌板在舌前2/3与后1/3交界处将舌迅速下压，借助手电光观察硬腭、软腭弓、腭垂、扁桃体。如扁桃体肿大则应注意分度（分为Ⅲ度：Ⅰ度肿大之扁桃体不超过咽腭弓；Ⅱ度超过咽腭弓，未达到咽后壁中线；Ⅲ度处于或超过咽后壁中线）。

▲颈部检查

（1）颈部外形、与包块的检查方法及其异常的临床意义　颈部包块的检查用浅部触诊法，注意其部位、数目、大小、质地、活动度、与邻近器官的关系和有无压痛。

（2）颈静脉怒张　正常人取立位或座位时颈外静脉常不显露，去枕平卧时稍充盈，充盈水平仅限于锁骨上缘到下颌角距离的下2/3以内。如保持在30°～45°的半卧位时颈静脉充盈度超过正常水平或立位、坐位时可见颈静脉充盈，称颈静脉怒张。

（3）颈动脉搏动　正常人颈动脉搏动在安静时不易见到，剧烈活动后可有微弱搏动。安静状态下明显搏动，多见于主动脉瓣关闭不全、高血压、甲亢等情况。

（4）甲状腺

1）视诊　观察甲状腺的大小和对称性。检查时可嘱患者做吞咽动作，可见甲状腺随吞咽动作而向上移动。

2）触诊　检查时注意甲状腺大小、质地、有无结节、是否对称、有无压痛及震颤等。

①甲状腺峡部　位于环状软骨下方第二至第四气管环前面；站于受检者前面用拇指或站于受检者后面用示指从胸骨上切迹向上触摸；并请受检者作吞咽动作；可感到此软组织在手指下滑动，判断气管前软组织有无增厚、肿大和肿块。

②甲状腺侧叶

a. 前面触诊　被检者取坐位，检查者站在被检者前面，一手拇指施压于一叶甲状软骨，将气管推向对侧，另一手示、中指在胸锁乳突肌后缘向前推挤甲状腺侧叶，拇指在胸锁乳突肌前缘触诊，受检者配合吞咽动作，重复进行检查，可触及被推挤的甲状腺。用同样方法检查另一侧甲状腺。注意在前位检查时，检查者拇指应交叉检查对侧，即右拇指检查左侧，左拇指检查右侧。

b. 后面触诊　一手示、中指施压于一侧甲状软骨，将气管推向对侧；另一手拇指在对侧胸锁乳突肌后缘向前推挤甲状腺，示、中指在其前缘触诊甲状腺，配合吞咽动作，重复检查；用同样方法检查另一侧甲状腺。

3）听诊　用钟型听诊器直接放到肿大的甲状腺上发现是否能听到低调的连续性静脉"翁鸣"音。

（5）气管　检查者面向被检查者，以示指和环指分别置于左右胸锁关节上，将中指置于胸骨上窝气管正中处，观察中指是否位于示指和环指正中央。

五、操作流程

评估患者 ⟶ 解释核对 ⟶ 准备用物 ⟶ 一般状态 ⟶ 皮肤 ⟶ 淋巴结 ⟶ 头颈部 ⟶ 甲状腺 ⟶ 气管。

六、评价

1．检查手法正确、熟练检查内容无遗漏。
2．检查遵循体格检查的顺序和原则。
3．能正确判断检查结果。
4．沟通合理有效，检查过程中体现人文关怀。

七、注意事项

1．甲状腺触诊时检查动作宜轻柔，避免过于重压引起疼痛、咳嗽、憋气等。
2．注意甲状腺肿大的分度及描述。

八、引导性反馈

见附录一。

九、一般状态、皮肤、淋巴结及头面颈部体格检查考核评分标准

一般状态、皮肤、淋巴结及头面颈部体格检查考核评分标准见表37-1。

表 37-1　一般状态、皮肤、淋巴结及头面颈部体格检查考核评分标准

序号	操作要点	操作技术标准	标准分	评分
1	素质要求（1分）	护士衣帽整洁，仪表端庄	1	
2	评估患者（3分）	①有效核对患者床号、姓名	1	
		②评估患者的病情、心理状况、意识状态及合作程度	1	
		③向患者解释胸部检查的目的、方法，以取得合作	1	
3	洗手，戴口罩（1分）	洗手，戴口罩	1	
4	操作前准备（2分）	用物准备 血压计、体温计、电子称、软尺、手电筒、棉签、压舌板	2	
5	核对患者（2分）	携用物至患者床旁，再次进行有效核对	1	
		关闭门窗，拉上床帘或用屏风遮挡，环境安静、清洁	1	
6	体位（1分）	患者取平卧位或坐位	1	
7	一般状态检查（9分）	性别、年龄	1	
		生命体征：测腋温10min，触诊桡动脉至少30s，双手同时触诊双侧桡动脉，检查其对称性，计数呼吸频数至少30s，测右上肢血压	2	
		发育与体形	1	
		营养状态：简便营养判断方法：用拇指和示指捏起前臂屈侧或上臂背侧下 1/3 处皮下脂肪，直尺测量厚度	1	
		口述		
		①意识状态：分为清晰、嗜睡、模糊、谵妄、昏睡、昏迷等	1	
		②面容与表情：分为健康面容、急性面容、重危病容、慢性病容、贫血病容、甲亢面容等	1	
		③体位：常见体位，如自主体位、被动体位、强迫体位	1	
		④步态：分为自然步态、蹒跚步态、慌张步态、醉酒步态	1	
8	皮肤（6分）	口述检查内容：颜色、湿度、弹性、皮疹、脱屑、皮下出血、蜘蛛痣与肝掌、水肿、皮下结节、瘢痕、毛发	1	
		皮肤弹性：以左手握住受检者右腕部，将其上臂轻度外展；右手拇指与示指捏起患者上臂内侧肘上 3～4cm 处皮肤，片刻后松手，观察皮肤皱折平复的情况	1	
		蜘蛛痣模拟检查并口述：选择额部或颈部，用棉签或火柴杆压迫蜘蛛痣的中心，其辐射状小血管网立即消失，去除压力后又复出现	2	
		水肿：右手拇指或示指压迫胫骨部皮肤或水肿部位	1	
		肝掌拟检查并口述：慢性肝病患者手掌大小鱼际处常发红，加压后褪色	1	

序号	操作要点	操作技术标准	标准分	评分
9	淋巴结（15分）	检查顺序：指示并口述：耳前、耳后（包括乳突区）、枕部、颌下、颏下、颈前三角、颈后三角、锁骨上窝、腋窝（尖群、中央群、胸肌群、肩胛下群、外侧群）、滑车上、腹股沟（上群、下群）、腘窝的淋巴结	2	
		①头部淋巴结：双手或单手检查耳前、耳后（乳突区）、枕部	1	
		②颈部淋巴结：包括颌下、颏下、颈前三角、颈后三角；手指紧贴检查部位；嘱受检者头稍低或偏向检查侧；由浅及深进行滑动	1	
		③锁骨上淋巴结：受检者取坐位或仰卧位，头部稍向前屈，用双手触诊，左手触右侧，右手触左侧，由浅部逐渐触摸至锁骨后深部	1	
		④腋窝淋巴结：一般先检查左侧，后检查右侧，以右手检查左腋窝，左手检查右腋窝	1	
		左侧腋窝：受检者采取坐位或仰卧位，检查者面对受检者，以左手握住受检者左腕外展45°角，右手指并拢，掌面贴近胸壁向上逐渐达腋窝顶部	1	
		按下列顺序进行检查：尖群—中央群—胸肌群—肩胛下群—外侧群		
		检查右侧腋窝淋巴结：右手握受检者右手腕，左手触摸，方法同检查左侧（未检查以上操作得一半分）	1	
		⑤滑车上淋巴结：一般先检查左侧，后检查右侧；以右手检查左侧，左手检查右侧	1	
		左侧滑车上淋巴结：受检者采取坐位或仰卧位，检查者面对受检者；左手握住受检者左手腕抬至胸前；右手掌面向上；小指抵在肱骨内上髁；环指、中指、示指并拢；在肱二头肌与肱三头肌沟中纵行、横行滑动触摸	1	
		右侧滑车上淋巴结：右手握受检者右手腕，左手触摸，方法同检查左侧	1	
		⑥腹股沟淋巴结受检者取仰卧位；髋关节稍屈曲；用双手触诊，左手触右侧，右手触左侧，按上群、下群顺序由浅逐深滑动触诊	1	
		⑦腘窝淋巴结检查一般以右手扶起（或托起）被检查者小腿，以左手触摸淋巴结	1	
		口述：记录淋巴结肿大时应记录部位、大小、数目、硬度、压痛、活动度、有无粘连	2	

序号	操作要点	操作技术标准	标准分	评分
10	头 （32 分）	①头发：注意颜色、疏密度、脱发的类型与特点	1	
		②头皮：观察颜色、头皮屑，有无头癣、疖痈、外伤、血肿及瘢痕等	1	
		头颅 ①视诊：注意大小、外形变化，有无异常活动	1	
		头颅的大小以头围来测量：以软尺自眉间绕到颅后通过枕骨粗隆，再到眉间	1	
		②触诊：用双手仔细触摸头颅的每一个部位，了解其外形，有无压痛和异常隆起	1	
		眼 ①眼睑：口述：有无睑内翻、上睑下垂，有无包块、压痛、倒睫等	1	
		②结膜：检查者用右手检查左眼，左手检查右眼	1	
		上睑结膜：拇指和示指捏住上睑中部边缘的皮肤；嘱受检者眼向下看；轻轻向前下方牵拉；示指向下压迫睑板上缘并与拇指配合向上捻转即可将眼睑翻开	1	
		检查完毕嘱受检者向上看，上眼睑即复原	1	
		下睑结膜：嘱受检者眼向上看，检查者拇指向下按睑边缘	1	
		口述：检查时注意结膜颜色（有无充血、苍白），有无颗粒、滤泡、出血点等	1	
		③瞳孔：口述，注意瞳孔形状、大小，注意两侧瞳孔是否对称，是否等大、等圆，边缘是否规整。对光反射及调节反射有无异常等	1	
		④对光反射 直接对光反射：嘱受检者注视正前方，检查者用手电筒直接照射一侧瞳孔，观察被照的瞳孔是否立即收缩，移开光源后是否很快复原	2	
		间接对光反射：嘱被检者注视正前方，检查者以手隔开两眼，光照一侧瞳孔，观察另一侧瞳孔是否同时收缩	2	
		集合反射：嘱被检者两眼注视正前方 1m 以外的目标（一般用检查者的示指尖），然后将目标逐渐移近距眼球约 10cm 处，正常人此时可见双眼内聚，瞳孔逐渐缩小。记录检查结果：灵敏、迟钝、消失	1	
		耳 ①外耳：耳郭，注意外形、大小、位置和对称性，是否有发育畸形、外伤瘢痕、红肿、瘘口、低垂耳等，是否有结节；牵拉和触诊耳郭有无疼痛	1	
		②外耳道：皮肤是否正常，有无溢液，有无分泌物、出血、溢脓	1	
		③乳突：视诊及按压触诊，询问被检者有无压痛	1	

序号	操作要点	操作技术标准	标准分	评分
		鼻 检查内容：口述，鼻外形，有无鼻翼扇动、分泌物、鼻中隔偏曲，鼻腔黏膜是否正常，是否有鼻窦压痛等。鼻窦检查顺序为上颌窦—额窦—筛窦	1	
		一般检查方法：检查者用双手拇指分别按压受检者两侧鼻窦，其余四指置于受检者两侧固定头部	1	
		①上颌窦检查方法：检查者双手置于受检者两侧耳后，双手拇指分别于受检者左右眼眶下缘向后按压	1	
		②额窦检查方法：检查者双手置于两颞部，双手拇指分别置于受检者左右眼眶上方稍内，用力向后按压	1	
		③筛窦检查方法：检查者双手置于受检者两侧耳郭部，双手拇指分别置于受检者鼻根部与眼内角处向内后方按压	1	
		口 检查内容：口述，口唇、口腔黏膜、牙齿与牙龈（注意牙齿形态，有无龋齿、缺齿、义齿和残根。齿龈有无红肿、出血、溢脓及牙龈缘有无铅线等）、舌、咽部与扁桃体、喉、口腔气味、腮腺等	1	
		咽部与扁桃体 检查方法：让受检者坐于椅上，头略后仰，口张大并发"啊"音。检查者用压舌板压舌前 2/3 与后 1/3 交界处	1	
		口述：可见到软腭、悬雍垂、腭弓、扁桃体、咽后壁等	1	
		①咽：口述，有无充血、分泌物。有无咽后壁淋巴滤泡增殖	1	
		②扁桃体：口述，检查大小、颜色、渗出物、假膜。扁桃体肿大分三度。不超过咽腭弓者为Ⅰ度，超过咽腭弓者为Ⅱ度，超过咽后壁中线者为Ⅲ度	3	
11	颈部 （18 分）	**颈部运动** 伸曲、左右转动，观察有无活动受限	1	
		颈静脉 正常状态：正常人立位或坐位时颈外静脉常不显露，平卧时可稍见充盈，充盈的水平仅限于锁骨上缘至下颌角距离的下 2/3 以内	1	
		异常状态：超过正常水平为颈静脉充盈，在坐位或半坐位（身体屈曲呈 45°）时，如颈静脉明显充盈、怒张或搏动，为异常征象	1	
		口述：平卧位时若看不到颈静脉充盈，提示低血容量状态	1	
		颈动脉：观察有无异常搏动	1	

序号	操作要点	操作技术标准	标准分	评分
		甲状腺		
		视诊：观察甲状腺的大小和对称性。检查时嘱被检查者做吞咽动作，可见甲状腺随吞咽动作而向上移动	2	
		触诊：甲状腺峡部：位于环状软骨下方第二至第四气管环前面，护士站于受检者前面用拇指或站于受检者后面用示指从胸骨上切迹向上触摸，并请受检者作吞咽动作，可感到此软组织在手指下滑动	2	
		口述：判断气管前软组织有无增厚、肿大和肿块	1	
		甲状腺侧叶：前面触诊：一手拇指施压于一侧甲状软骨，将气管推向对侧。另一手示、中指在对侧胸锁乳突肌后缘向前推挤甲状腺侧叶，拇指在胸锁乳突肌前缘触诊，配合吞咽动作，重复检查，可触及被推挤的甲状腺。用同样方法检查另一侧甲状腺	1	
		后面触诊：类似前面触诊。一手示、中指施压于一侧甲状软骨，将气管推向对侧。另一手拇指在对侧胸锁乳突肌后缘向前推挤甲状腺，示、中指在其前缘触诊甲状腺，配合吞咽动作，重复检查。用同样方法检查另一侧甲状腺	1	
		口述：注意甲状腺大小、质地、有无结节、是否对称、有无压痛及震颤	1	
		听诊：将听诊器放置在肿大的甲状腺上发现是否能听到低调的连续性"嗡鸣"音	1	
		气管		
		检查时让被检者取舒适坐位或仰卧位，使颈部处于自然直立状态	1	
		检查者将示指与环指分别置于被检查者两侧胸锁关节上，然后将中指置于气管之上	1	
		观察中指是否在示指与环指中间，或以中指置于被检查者气管与两侧胸锁乳突肌之间的间隙，据两侧间隙是否等宽来判断气管有无偏移	2	
12	总体评价（10）	正确指导患者	2	
		操作规范，熟练有序	3	
		沟通合理有效	3	
		操作过程中体现出对患者的人文关怀	2	
		时间：20min，超时酌情扣分		
成绩			100	

（付　蕾）

216

项目 38　胸、肺部体格检查

一、教学目标

1. 正确说出胸部常用的体表标志，包括骨骼标志、自然陷窝、解剖区域及人工划线。
2. 能够掌握胸廓、肺部、乳房评估内容和方法并认识其正常状态。
3. 能说出胸部、肺部及乳房异常检查结果的表现。

二、实验目的

1. 对患者进行胸部及肺部的评估。
2. 能够判断各种检查内容的正常结果、异常表现及临床意义。

三、情景模拟

1. 病房情景布置　病床单元、床帘或屏风、棉毯、空调及摄影设备。
2. 角色信息
（1）护士（扮演者：教师／学生）　通过与"患者"沟通，进行体格检查。
（2）模拟患者（刘先生）　床旁 1 名学生模拟患者"刘先生"回应"护士"完成任务情况推进检查进行。
3. 用物准备　听诊器、直尺、标记笔。

四、基本检查内容和检查法

（一）评估
内容：患者的年龄、病情、临床诊断、意识状态、理解配合能力。
1. 护士衣帽整洁，洗手，戴口罩。
2. 护士与患者沟通
护士："您好，我是您的责任护士王某某，能告诉我您的名字吗？"
患者："我是刘某某"。
护士："刘先生，您现在感觉怎么样？能配合我做胸、肺部体格检查吗？
护士：了解有无体格检查的异常。
护士："如果在这个过程中，有任何的不舒服，麻烦告诉我。"
（二）实施操作
1. 携用物至患者床旁，保暖（触诊前搓热手，听诊器捂热）。
2. 再次核对。
护士："您好，请问您叫什么名字？"
患者："刘某某。"
护士："来，让我核对一下您的腕带。"核对患者床号、姓名、性别、住院号。

3．关闭门窗，拉上床帘或用屏风遮挡，保持环境安静、清洁，开始进行以下检查。

▲胸部体表标志

（1）骨骼标志　胸骨角、肋骨、肋间隙、剑突、肩胛下角、脊柱棘突。

（2）划区　胸骨上窝、腋窝、锁骨上窝、锁骨下窝、肩胛上区（左、右）、肩胛间区（左、右）、肩胛下区（左、右）。

（3）垂直线标志　前正中线、锁骨中线、腋前线、腋中线、腋后线、肩胛下角线、后正中线。

▲乳房检查

（1）体位

患者取坐位时，嘱患者两臂下垂后，双臂高举超过头部或双手叉腰。

患者取仰卧位时，可在患者肩部垫一个小枕头。

（2）乳房视诊　乳房发育情况，是否对称，皮肤有无溃疡、红肿、色素沉着。

（3）乳房触诊

1）检查顺序　先健侧，后患侧或先左后右。

2）触诊方法

①以乳头为中心做一垂直线和水平线，将乳房分为内上、外上、外下、内下四个象限。

②护士手指和手掌应平置在乳房上，应用指腹，轻施压力，以旋转或来回滑动进行触诊。

③以左侧乳房外上象限开始，顺时针方向，依次为外上、外下、内下、内上象限，由浅入深地将4个象限检查完毕，最后检查乳头。

④以同样的方式沿逆时针方向检查右侧乳房。

3）触诊内容　应着重注意有无红肿、热痛和包块。乳头有无硬结、弹性消失和分泌物。

▲胸部和肺部检查

（1）体位　患者取坐位或平卧位，两侧对称，尽量暴露胸部。

（2）胸部视诊

1）胸壁　皮肤、肌肉发育、有无静脉曲张。

2）胸廓　外形，即前后径与横径比值和两侧对称性；肋间隙是否增宽；胸椎是否弯曲。

3）肺部　呼吸运动：包括呼吸方式（胸式、腹式）、深度、频率、节律、吸气时相和呼气时相的相对时间、两侧呼吸运动的一致性。

（3）胸部触诊

1）胸壁压痛　手指轻压胸壁、肋骨、肋软骨、胸骨等处。

2）皮下气肿　如有皮下积气，用手按压时有捻发感或握雪感。

3）如有静脉曲张，应了解血流方向。

血流方向检查方法：选择一段没有分支的静脉。右手示指和中指并拢压静脉，示指沿静脉向上移动，挤压血液，然后放松中指，观察静脉是否迅速充盈；或放松示指，观察静脉是否迅速充盈。

4）胸廓扩张度

①前侧　将左右手分别放在患者两侧肋下缘处。手指分开，左右拇指分别沿患者两侧肋指向剑突，手掌和伸展的手指置于前侧胸壁。嘱患者做深呼吸，感觉两侧呼吸运动是否一致。

②后侧　患者取坐位，将两手平置于患者背部，约于第10肋骨水平，拇指与正中线平

行。将两侧皮肤向正中线推。嘱患者做深呼吸，观察比较两手动度是否一致。

5) 语音震颤

①前侧 将两手掌或手掌尺侧缘轻轻放在患者的胸壁两侧的对称部位上。

②背侧 将两手掌或手掌尺侧缘轻轻放在患者的肩胛间区或肩胛下区的对称部位上，嘱患者轻声发"yi"，感觉患者胸壁上有无轻微震动。从上至下，从内到外，左右对称，双手交叉依次检查前胸和后背语颤异同，有无增强、减弱或消失。

6) 胸膜摩擦感 将左右手掌尺侧缘或掌面平放于前胸下前侧部或腋中线第5、6肋间胸壁；嘱患者反复做深慢呼吸；感觉有无皮革摩擦样感觉。

(4) 肺界叩诊

1) 辨别叩诊音 清音（肺野）、浊音（肝相对浊音界）、实音（肝绝对浊音界）、鼓音（Traube 鼓音区）。

2) 肺部叩诊，也是比较叩诊。

①体位 嘱患者取坐位，肌肉放松，低头，身体稍向前倾，两肩下垂，两手放在膝盖上或肩上。

②叩诊方法 由清音区向浊音区进行，由外至内、由上至下，左右对比叩诊；除叩诊肩胛间区时，作为叩诊板的手指与脊柱平行外，其余部位的检查作为叩诊板的手指均与肋间平行。

③部位 前胸、侧胸、肩胛间区、肩胛下区。

前胸：按照由上至下、左右对比顺序进行叩诊，由锁骨上窝开始，然后沿 1 ~ 4 肋间，从腋前线开始逐渐左右对比向内叩诊，直至清音变浊音。

侧胸：嘱被检查者举起上臂至头部，自腋窝开始沿腋中线、腋后线向下叩诊至肋缘。

背部：由肩胛间区对比叩诊完毕后，至肩胛下区对比叩诊。

3) 肺上界叩诊 自患者斜方肌前缘中点开始（清音），分别向内侧叩至浊音处，用笔做一记号。再由外向内叩到清音变为浊音处，用笔做一记号。测量清音带的距离。两者距离为（清音区）肺尖宽度（Kronig 峡），即肺上界。

4) 肺下界叩诊

①右肺下界 沿锁骨中线、腋中线、肩胛下角线自上而下地在肋间叩诊。

②左肺下界 用同法沿腋中线、肩胛下角线进行叩诊。

5) 肺下界移动度 叩出肩胛下角线处的肺下界后，嘱患者深吸气后屏住呼吸，向下叩至出现浊音处，然后标记。嘱患者深呼气后屏住呼吸从肩胛下角处向下叩至出现浊音处标记。测量并记录两处标记间的距离。

(5) 肺部听诊

1) 顺序 从前侧到侧面，最后检查背部，两侧对比检查。

①前侧 由肺尖开始，分别在锁骨中线、腋前线、腋中线三条线上自上而下，左右对称进行听诊呼吸音（6线，最少为18点），注意有无啰音。

②背部 分别在肩胛间区、肩胛下区自上而下，左右对称进行听诊呼吸音

2) 语音共振 将听诊器分别放在前胸壁、肩胛间区、肩胛下区对称部位。嘱患者发"yi"，注意有无听到柔和而不清楚的声音。

3) 胸膜摩擦音 当患者吸气或呼气末时，紧压听诊器于前下胸壁处，注意有无听到如在耳边用两手背互相摩擦的声音。

五、操作流程

前胸：评估患者 —→ 解释核对 —→ 体位 —→ 视诊胸壁、乳房、呼吸运动 —→ 乳房触诊 —→ 前胸壁胸廓扩张度 —→ 语音震颤 —→ 胸膜摩擦感 —→ 肺界叩诊、肺上界叩诊 —→ 肺下界 —→ 肺下界活动度叩诊 —→ 前侧肺部听诊 —→ 语音共振 —→ 胸膜摩擦音。

背侧：患者取端坐或平卧位 —→ 后侧胸壁胸廓扩张度 —→ 语音震颤 —→ 肩胛间区叩诊、肩胛线叩诊 —→ 肩胛线处肺下界及移动度 —→ 腋后线、肩胛线、肩胛间区听诊 —→ 语音共振。

六、评价

1. 检查手法正确，熟练检查内容无遗漏。
2. 检查遵循体格检查的顺序和原则。
3. 能正确判断检查结果。
4. 沟通合理有效，检查过程中体现人文关怀。

七、注意事项

1. 患者取坐位或平卧位，护士面向患者检查；一般先检查前胸部及两侧胸部，然后再检查背部。
2. 护士应熟练掌握检查方法，熟悉检查内容，既要尽量暴露胸廓，又要避免患者受凉。
3. 注意心脏、肝等部位对叩诊音的影响。
4. 患者经口行深而均匀的呼吸，以免杂以鼻音。
5. 叩诊时注意对称部位的比较；音响的变化；不同病灶的震动感差异。
6. 力量要均匀适当，叩诊力量应视不同的检查部位、病变组织性质、范围大小或位置深浅等情况而定。
7. 前面及后面叩诊，如患者取卧位，应立于患者的右侧。
8. 实际操作中是先前侧胸壁的视听叩触内容，再请患者取半坐位，进行背侧的视听叩触。

八、引导性反馈

见附录一。

九、胸、肺部体格检查考核评分标准

胸、肺部体格检查考核评分标准见表38-1。

表 38-1 胸、肺部体格检查考核评分标准

序号	操作要点	操作技术标准	标准分	评分
1	素质要求（2分）	护士衣帽整洁，仪表端庄	2	
2	评估患者（3分）	①有效核对患者床号、姓名	1	
		②评估患者的病情、心理状况、意识状态及合作程度	1	
		③向患者解释胸部检查的目的、方法以取得合作	1	
3	洗手，戴口罩（2分）	洗手，戴口罩	2	
4	操作前准备（5分）	用物准备（听诊器，尺1把，标记笔）	2	
		核对患者信息、沟通	1	
		站于患者右侧，患者取坐位或仰卧位	1	
		保暖（触诊前搓热手，捂热听诊器）	1	
5	胸部和肺部的视诊（13分）	暴露全部胸廓，上腹部暴露至脐水平（便于观察腹式呼吸）	2	
		指出胸部体表标志 前胸部：主要骨骼标志（胸骨角、剑突、腹上角、肋间隙）	2	
		主要垂直标志线（前正中线、锁骨中线、腋前线）	2	
		主要自然陷窝（锁骨上窝、锁骨下窝、胸骨上窝、腋窝）	2	
		后胸部：肋脊角、肩胛线	1	
		胸壁：口述皮肤状态；肌肉发育；有无静脉曲张	1	
		胸廓：口述两侧是否对称；横径与前后径比值；肋间隙有无增宽、变窄；胸椎是否有畸形	2	
		乳房：口述两侧乳房是否对称，皮肤有无溃疡、红肿、色素沉着	1	
		呼吸运动：口述，胸式或腹式呼吸、呼吸频率、呼吸节律、深度	2	
6	胸部和肺部触诊（25分）	乳房触诊：口述：先健侧，后患侧或先左后右	1	
		以左侧乳房外上象限开始，顺时针方向，依次为外上、外下、内下、内上象限，由浅入深地将4个象限检查完毕	3	
		最后检查乳头	1	
		以同样的方式检查沿逆时针方向检查右侧乳房	3	
		口述：注意有无红肿、热痛和包块。乳头有无硬结、弹性消失和分泌物	1	
		胸壁：胸骨、肋骨有无压痛	1	
		胸壁：有无皮下气肿，有无静脉曲张	1	
		口述：如有静脉曲张，需了解血流方向	1	
		前胸廓扩张度的检查 两手置于患者两侧肋缘下，左右手拇指分别沿两侧肋缘指向剑突，拇指尖在前正中线两侧对称部位，两手掌和伸展的手指置于前侧胸壁	1	
		嘱患者做深呼吸运动	1	
		观察比较两手的动度是否一致	1	

序号	操作要点	操作技术标准	标准分	评分
		后胸廓扩张度的检查		
		检查者将两手平置于患者背部，约于第10肋骨水平	1	
		拇指与中线平行，并将两侧皮肤向中线轻推	1	
		嘱患者做深呼吸运动	1	
		比较两手的动度是否一致	1	
		语音震颤检查		
		检查者将左右手掌的尺侧缘或掌面轻放于患者两侧胸壁的对称部位	1	
		告知患者用同等强度重复轻发"yi"长音	2	
		自上而下；从内到外；左右对称；两手交叉检查	2	
		口述：比较两侧对称部位语音震颤的异同，注意有无增强或减弱	1	
		胸膜摩擦感检查		
		检查者将左右手掌的尺侧缘或掌面轻贴于患者两侧胸壁的对称部位（前胸下前侧部或腋中线第5、6肋间胸壁）	1	
		令受检者反复作深慢呼吸运动		
		口述：感觉有无皮革摩擦样感觉	1	
7	胸部和肺部叩诊（25分）	间接叩诊		
		患者平卧，检查者站其右侧	1	
		检查者一手中指第一节和第二节作为叩诊板指，紧贴于欲叩诊的部位上	1	
		另一手指自然弯曲，中指指端以垂直的方向叩诊于板指上	1	
		叩击手法正确，力量适当	1	
		肺部叩诊		
		①前胸部：叩诊自锁骨上窝开始；然后至1~4肋间由腋前线开始，逐一肋间隙进行叩诊	2	
		②侧胸部：请患者举起上臂置于头部，自腋窝开始沿腋中线、腋后线向下叩诊至肋缘	1	
		③背部：请患者坐起告知其向前稍低头、双手交叉抱肘。由肩胛间区至肩胛下区进行叩诊，比较两侧叩诊音的变化	1	
		叩诊时注意左右、上下、内外进行对比		
		要求逐一肋间对比左右相同位置，侧部可叩完一肋间腋中线及腋后线再叩对侧	1	
		肺界叩诊		
		①肺上界		
		自斜方肌前缘中央部开始，叩诊为清音	1	
		逐渐叩向外侧，当由清音变为浊音时即为肺上界的外侧终点（用记号笔标记）	2	
		然后再由中央部叩向内侧，由清音变为浊音时即肺上界的内侧终点（用记号笔标记）	2	
		口述：两者间的宽度即为肺尖的宽度	1	

序号	操作要点	操作技术标准	标准分	评分
		②肺下界 a.右肺下界：沿锁骨中线、腋中线、肩胛下角线自上而下地在肋间叩诊。由浊音变为实音的部位为肺下界	2	
		b.左肺下界：用同法沿腋中线、肩胛下角线进行叩诊 另一侧同法叩出（未做者上述得分减半）	2	
		肺下界移动度叩诊 检查者在患者肩胛线上叩出肺下界的位置	1	
		告知患者作深吸气后在屏住呼吸的同时，沿肩胛线继续向下叩诊	1	
		当由清音变为浊音时，即为肩胛线上肺下界的最低点，做标记	1	
		当患者恢复平静呼吸后，同样先于肩胛线上叩出平静呼吸时的肺下界	1	
		嘱患者作深呼气并屏住呼吸，再由下向上叩诊，直至浊音变为清音时，即为肩胛线上肺下界的最高点，做标记	1	
		由此测量出最高点与最低点之间的距离（厘米）即为肺下界移动的范围 同法叩诊另一侧（未做者上述得分减半）	1	
8	肺的听诊 （13分）	双耳戴上听诊器耳件，右手拇指与中指控住听诊器体件，紧密而适度地置于听诊部位 （隔衣服叩诊应扣1分）	2	
		呼吸音 听诊顺序由肺尖开始，自上而下，分别检查前胸部、侧胸部、背部。应注意上下、左右、对称部位进行对比	3	
		口述：听双肺呼吸音性质，是否闻及异常呼吸音，是否闻及啰音	2	
		语音共振 将听诊器分别放在前胸壁、肩胛间区、肩胛下区	1	
		告知患者用同等强度重复轻发"yi"长音	2	
		两侧对称比较其强弱和性质	1	
		胸膜摩擦音 听诊器放于前下侧胸壁	1	
		嘱患者深呼吸，口述在吸气末或呼气初可闻及两手背互相摩擦的声音	1	
9	处理（2分）	协助患者穿好衣服，整理用物及床单位，洗手，开窗通风	2	
10	总体评价 （10分）	正确指导患者	2	
		操作规范、熟练有序	3	
		沟通合理有效	3	
		操作中体现出对患者的人文关怀	2	
		时间：20min，超时酌情扣分		
成绩			100	

（付 蕾）

项目 39　心脏体格检查

一、教学目标

1．正确说出心脏体格检查的目的与注意事项。
2．正确进行心脏视诊、触诊、叩诊、听诊的检查，能比较准确地叩出心界。
3．正确指出各瓣膜听诊区的部位，辨别第一心音和第二心音。

二、实验目的

1．判断心脏有无异常，心前区有无隆起、有无器质性病变。
2．根据检查结果进行评估，为临床诊疗、护理提供依据。

三、情景模拟

1．病房情景布置　内科病房、病床单元、设备带、床帘或屏风、操作台、摄影设备。环境应安静、整洁，光线、温度适宜。
2．角色信息
（1）护士（扮演者：教师/学生）　通过与"患者"沟通、进行体格检查。
（2）模拟患者（刘先生）　床旁1名学生模拟患者（刘先生）回应"护士"，根据"护士"完成任务情况推进评估进行。
3．用物准备　听诊器、直尺（精确到毫米）、体表标记笔（蓝色或黑色）。

四、基本检查内容与方法

（有条件者拍摄操作过程。）
（一）评估
内容：患者的年龄、病情、临床诊断、意识状态、心理状况、排便情况、理解配合能力。
1．护士衣帽整洁，洗手，戴口罩。
2．评估及解释。
护士："您好，我是您的责任护士王某某，能告诉我您的名字吗？"
患者："我是刘某某。"
护士："您好，刘先生，您现在感觉怎样？请问您现在需要我协助您上厕所吗？不需要是吧？那我现在给您做个心脏体格检查，看一下有无异常好吗？"
患者："好的。"
（二）实施操作
1．携用物至患者床旁。
2．再次核对。
护士："您好，请问您叫什么名字？"

患者："刘某某。"

护士："请让我核对一下您的腕带。"核对患者床号、姓名、性别、住院号。

3. 关闭门窗，床帘遮挡，保持环境安静、清洁。

4. 患者取仰卧位（或坐位），解开衣扣，正确暴露胸部。护士开始进行以下检查

▲心脏视诊

（1）视诊方法　护士站在患者右侧，视线与患者胸廓同一高度。

（2）视诊内容

1）观察患者心前区有无隆起或凹陷；心尖搏动最强的位置与搏动范围：正常人心尖搏动位于第五肋间，左锁骨中线内侧 0.5 ~ 1.0cm，搏动范围以直径计算为 2.0 ~ 2.5cm。

①左心室增大时，心尖搏动向左下移位。

②右心室增大时，心尖搏动向左移位。

③左右心室增大时，心尖搏动向左下移位。

2）观察心前区其他部位有无搏动（心脏搏动）。

▲心脏触诊

（1）触诊方法　护士先双手保暖后用右手全手掌开始检查，置于心前区，然后逐渐缩小到用手掌尺侧或示指、中指及环指指腹并拢同时触诊，必要时也可单指指腹触诊，压力应适宜。

（2）触诊内容

1）心尖搏动及心前区搏动　正常心尖搏动位于左锁骨中线内侧 0.5 ~ 1.0cm 处，并注意其强弱。当心尖搏动增强时，用手指触诊，可使指端被强有力的心尖搏动抬起，并停留片刻，称为抬举性心尖搏动，是左心室肥大的可靠体征。

2）震颤　震颤是触诊时手掌感觉到的一种细微振动感，又称猫喘。用手掌或手掌尺侧小鱼际平贴于心前区各个部位，若有震颤，应辨别是收缩期还是舒张期震颤。辨别方法是随心尖搏动撞击手掌发生者为收缩期震颤，心尖搏动撞击手掌后发生者，为舒张期震颤。

3）心包摩擦感　是用手在心前区触到的一种连续性震动感。多在心前区或胸骨左缘第三、第四肋间触及，心脏收缩期及舒张期均能触及，但以收缩期、坐位前倾或呼气末更为明显。急性心包炎时才能触及。

护士："刘先生，请您坐起来，胸部前倾，深呼气好吗？"

（报告心脏触诊检查结果）

▲心脏叩诊

（1）叩诊方法　常采用间接叩诊法，患者取仰卧位或坐位，护士以左手中指作为叩诊板指，卧位时，板指与肋间隙平行，坐位时板指与肋间隙垂直。叩诊时，板指平置于心前区拟叩诊的部位，以右手中指藉右腕关节的活动均匀叩击板指，并由外向内逐渐移动板指，以叩诊音由清音变为浊音来确定心浊音界，用蓝色或黑色笔标记变音点。

（2）叩诊顺序　叩诊顺序一般为先叩左界，后叩右界。

1）叩左界时，在心尖搏动外 2 ~ 3cm 处开始叩诊，由外向内至浊音出现，逐个肋间向上，直至第二肋间隙。

2）叩右界时，首先叩出肝上界：从第二肋间隙沿右锁骨中线向下叩出肝浊音界，然后于上一肋间由外向内叩至浊音出现，逐一肋间向上叩诊，直至第二肋间隙。

将在各肋间隙标志出的浊音点连起，在胸廓体表画出心相对浊音界。

（3）心界测量法　用直尺测量各肋间隙标出的浊音点距前正中线的垂直距离。

（报告心脏叩诊检查结果）

▲ 心脏听诊

（1）检查方法　心脏听诊检查时，环境安静，听诊器保暖。患者一般取仰卧位或坐位，或根据需要可改变体位，做深呼吸，或做适当运动，护士注意力要集中，根据听诊内容正确选用听诊器，每个瓣膜听诊区至少听 30s 以上。

（2）听诊顺序　通常从心尖部开始按逆时针方向依次进行。即二尖瓣区、肺动脉瓣区、主动脉瓣区、主动脉瓣区第二听诊区、三尖瓣区。

1）二尖瓣区　位于心尖搏动最强点，多在左侧第五肋间锁骨中线内侧。

2）主动脉瓣区　在胸骨右缘第二肋间。

3）主动脉瓣区第二听诊区　在胸骨左缘第三、四肋间，主动脉瓣关闭不全时的舒张期杂音在此处听诊最响亮。

4）肺动脉瓣区　在胸骨左缘第 2 肋间。

5）三尖瓣区　在胸骨左下端左缘，即胸骨左缘第四、五肋间。

（3）听诊内容　包括心率、心律、心音、额外心音、心脏杂音和心包摩擦音。

1）心率　正常成人在安静、清醒的情况下心率范围为 60 ～ 100 次 / 分钟。

2）心律　正常人心跳的节律规则。注意听诊时有无心律不齐。

3）心音　首先辨别第一心音和第二心音：将听诊器置于听诊的瓣膜区，同时以手触心尖或颈动脉搏动，与心尖或颈动脉搏动同时发生的心音即第一心音，其后为第二心音。第一心音标志着心室收缩期的开始，第二心音标志着心室舒张期的开始。偶尔可在第二心音后听到第三心音。

在每一瓣膜听诊时，应比较第一心音和第二心音的强弱，有无额外心音如舒张期奔马律和心音分裂。

4）心脏杂音　收缩期杂音；舒张期杂音；连续性杂音。如有杂音应注意在哪个瓣膜区；杂音性质是吹风样、隆隆样或叹气样；杂音强度；传导方向。

5）心包摩擦音　正常无，心包炎症时可听到，在心前区或胸骨左缘第三、四肋间最响亮，坐位前倾或呼气末更明显，当心包腔有一定积液量后，摩擦音可消失。

护士："请您坐起来，胸部前倾，深呼吸好吗？"

报告心脏听诊检查结果。

五、操作流程

解释核对 —→ 体位 —→ 心脏视诊 —→ 心脏触诊 —→ 心脏叩诊 —→ 心脏听诊 —→ 整理。

六、评价

1．检查手法正确、熟练检查内容无遗漏。

2．检查遵循体格检查的顺序和原则。

3．能正确判断检查结果。

4．沟通合理有效，检查过程中注意人文关怀。

七、注意事项

1．触诊时护士手掌要暖和，听诊时注意听诊器胸件不能过凉，以免引起肌束的收缩颤抖而影响检查结果。

2．注意听诊的顺序，以防漏听。

3．叩诊检查左手中指做板指，平贴肋间隙；右手中指指端作叩指锤，叩击板指第二指节前端；叩诊时应以腕、掌关节的活动为主；叩击动作要灵活，力量要合适，心脏叩诊为轻叩；每次扣击2～3下，在同一部位可叩击2～3次。

4．听诊检查时不可隔着衣服听诊，可嘱咐患者微张口均匀呼吸，注意力要集中，要排除呼吸的干扰，必要时可采用屏住呼吸配合听诊。

八、引导性反馈

见附录一。

九、心脏体格检查考核评分标准

心脏体格检查考核评分标准见表39-1。

表 39-1　心脏体格检查考核评分标准

序号	操作要点	操作技术标准	标准分	评分
1	素质要求（2分）	护士衣帽整洁，仪表端庄	2	
2	评估患者 （5分）	①有效核对患者床号、姓名 ②评估患者的病情、心理状况、意识状态及合作程度 ③向患者解释心脏检查的目的、方法以取得合作	1 1 3	
3	洗手，戴口罩 （2分）	洗手，戴口罩	2	
4	操作前准备 （3分）	用物准备 听诊器、直尺、体表标记笔（蓝色或黑色）	3	
5	核对患者 （4分）	携用物至患者床旁，再次进行有效核对 关闭门窗，拉上床帘或用屏风遮挡，保持环境安静、清洁	2 2	
6	体位（2分）	患者取仰卧位（或坐位），解开衣扣，正确暴露胸部	2	
7	心脏视诊（8分）	护士站在患者右侧，其视线与胸部同水平开始视诊 观察心前区有无隆起及异常活动，然后正俯视整个前胸，观察心尖搏动位置与范围	2 2	
		能够正确指出被检查者心尖搏动的位置（正常人心尖搏动在第五肋间，锁骨中线内侧 0.5 ～ 1.0cm） 能够正确描述患者心尖搏动范围（正常人心尖搏动范围直径为 2.0 ～ 2.5cm）	2 2	
8	心脏触诊 （22分）	触诊心尖搏动及心前区搏动 ①护士手保暖后用右手全掌开始触诊 ②然后逐渐以手掌尺侧小鱼际，或示指、中指、环指并拢，以其指腹进行触诊 ③触诊时手掌按压力度适当 ④确认心尖搏动（用两指或单一中指指腹指出） 口述：正常心尖搏动的位置在左第五肋间隙，锁骨中线内侧 0.5 ～ 1.0cm 处 ①左心室增大时，心尖搏动向左下移位 ②右心室增大时，心尖搏动向左移位 ③左、右心室增大时，心尖搏动向左下移位	2 2 2 3 2 1 1 1	
		触诊震颤 ①用手掌或手掌尺侧小鱼际肌平贴于心前区各个部位 ②分清震颤出现时期（收缩期、舒张期还是连续性的） ③检查顺序：心尖 → 胸骨左缘第二肋间 → 胸骨右缘第二肋间 → 胸骨左缘第三肋间 → 剑突下偏左（逆时针法）	2 2 2	
		触诊心包摩擦感 口述：在心前区或胸骨左缘第三至四肋间触诊，急性心包炎时才能触及，被检查者取胸前倾位、收缩期、呼气末最明显	2	

序号	操作要点	操作技术标准	标准分	评分
9	心脏叩诊 (20分)	①护士以左手中指的第一、二指作为叩诊板指，平置于心前区拟叩击的部位	2	
		②取坐位时，板指与肋间垂直，取卧位时，板指与肋间平行	2	
		③右手指自然弯曲，以中指指端叩击左手中指（板指）第二指骨的前端，叩击方向与叩诊部位的体表垂直	2	
		④叩击时应以腕关节与指关节的活动为主，叩击动作要灵活、短促、富有弹性。叩击后右手中指立即抬起，在同一部位叩诊可连续 2～3 下	2	
		先叩左界 ①在心尖搏动外 2～3cm 处开始叩诊，由外向内至浊音出现，用笔标记变音点	2	
		②逐个肋间向上，直至第二肋间	2	
		心右界叩诊： ①先叩出肝上界：从第二肋间隙沿右锁骨中线向下叩出心浊音界	2	
		②然后上一肋间由外向内叩至浊音出现	2	
		③逐一肋间向上叩诊，直至第二肋间	2	
		将在各肋间隙标志出的浊音点连起，在胸廓体表画出心相对浊音界，测量各点距正中线的距离	2	
10	心脏听诊 (20分)	口述瓣膜听诊区 ①二尖瓣区：在心尖搏动最强点，又称心尖区，多在左侧第五肋间锁骨中线内侧	1 1	
		②肺动脉瓣区，即胸骨左缘第二肋间	1	
		③主动脉瓣区，即胸骨右缘第二肋间	1	
		④主动脉瓣第二听诊区，即胸骨左缘第三、四肋间	1	
		⑤三尖瓣区，即胸骨下端左缘（剑突下）		
		听诊顺序：二尖瓣区开始 → 肺动脉瓣区 → 主动脉瓣区 → 主动脉瓣第二听诊区 → 三尖瓣区	5	
		口述：主次法也可，每个听诊区至少听30s以上	2	
		听诊内容 心率、心律、正常心音	4	
		口述：听诊其他内容，异常心音、心脏杂音、心包摩擦音	4	
11	处理（2分）	协助患者穿好衣服，整理用物及床单位，洗手，开窗通风	2	
12	总体评价 (10分)	正确指导患者	2	
		操作规范，熟练有序	4	
		沟通合理有效	2	
		操作过程中体现出对患者的人文关怀	2	
		考核时间 15min，超时酌情扣分		
成绩			100	

（刘志燕）

项目 40 腹部体格检查

一、教学目标

1. 能够正确说出腹部范围的定义、体表标志、划区方法、腹腔脏器的解剖位置及其在腹壁的投影对应关系。
2. 能够掌握腹部检查的操作内容和方法（重点为叩、触诊）。

二、实验目的

1. 能够对患者进行腹部的评估。
2. 能够判断各种腹部评估内容的正常结果、异常表现及临床意义。

三、情景模拟

1. 病房情景布置　病床单元、床帘或屏风、棉毯、空调、摄影设备。
2. 角色信息
（1）护士（扮演者：教师/学生）　通过与"患者"沟通，进行体格检查。
（2）模拟患者（刘先生）　床旁1名学生模拟患者"刘先生"回应"护士"完成任务情况推进检查进行。
3. 用物准备　听诊器、直尺、硬尺和软尺、标记笔。

四、基本检查内容和检查法

（一）评估
内容：患者的年龄、病情、临床诊断、意识状态、理解配合能力
1. 护士衣帽整洁，洗手，戴口罩。
2. 护士与患者沟通
护士："您好，我是您的责任护士王某某，能告诉我您的名字吗？"
患者："我是刘某某"。
护士："刘先生，您现在感觉怎么样？能配合我做腹部体格检查吗？了解有无体格检查的异常。如果在这个过程中，有任何的不舒服，麻烦您告诉我。"

（二）实施操作
1. 携用物至患者床旁，保暖（触诊前搓热手，捂热听诊器）。
2. 再次核对。
护士："您好，请问您叫什么名字？"
患者："刘某某。"
护士："来，让我核对一下您的腕带。"核对患者床号、姓名、性别、住院号。
3. 关闭门窗，拉上床帘或用屏风遮挡，保持环境安静、清洁。开始进行以下检查

▲ 识别腹部的体表标志及分区

（1）肋弓下缘、剑突、腹上角、脐、髂前上棘、腹直肌外侧缘、腹中线、腹股沟韧带、耻骨联合、肋脊角。

（2）腹部分区

腹部四区：通过脐划一水平线与一垂直线，两线相交将腹部分为四区，即右上腹部、左上腹部、右下腹部、左下腹部。

腹部九区：分别从左、右髂前上棘至腹中线连线的中点上各作一垂线，与肋弓和髂前上棘连线相交，将腹部分为九个区域，即右上腹部、上腹部、左上腹部、右腰部、脐部、左腰部、右下腹部、下腹部、左下腹部。

▲ 视诊

（1）方法

1）从上腹部至下腹部视诊全腹或从左下腹开始逆时针方向视诊全腹。

2）护士视线处于与患者腹平面同水平。

3）自侧面沿切线方向观察。

（2）视诊内容

1）常见的腹部外形 （腹部增大时应测量腹围）。

2）腹壁有无静脉曲张，注意其分布及血流方向。

3）有无胃型、肠型及蠕动波，注意蠕动波的部位及方向。

4）腹壁有无手术瘢痕、妊娠纹、阴毛分布及脐疝等。

5）呼吸运动方式。

▲ 听诊

（1）肠鸣音 将听诊器放置于右下腹，计时 1min。注意肠鸣音有无增强、减弱或消失，及性质有无改变。

（2）腹部血管杂音 将听诊器放置中腹部（主动脉）和左右两侧上腹部（肾动脉），左右两侧下腹部（髂动脉），听诊有无收缩期杂音。

（3）振水音 患者仰卧，护士以一耳凑近或用听诊器置于上腹部，同时以冲击触诊法振动胃部或摇晃患者身体。

临床意义：若在清晨空腹或餐后 6 ~ 8h 以上仍有此音，则提示幽门梗阻或胃扩张。

▲ 叩诊

（1）全腹叩诊 由左下腹开始，叩至左上腹，再由右上腹叩至右下腹，检查路线呈逆时针旋转。如有病变部位，应从健康部位开始，逐渐移向病变区域。

（2）移动性浊音 用于确定腹腔内有无游离液体。

从脐部开始沿脐水平向左侧叩诊，如叩诊音由鼓音变为浊音，则叩诊板指位置固定（不离开皮肤），嘱患者向右侧卧，再次叩诊该处了解叩诊音有无变化。

继续向左侧叩诊至侧腰部。然后向右侧移动叩诊达浊音区，叩诊板指固定位置，嘱患者向左侧卧，再次叩诊，听取叩诊音的改变，并继续向右叩至侧腰部。

如叩诊音在体位变化时出现由鼓音向浊音的变化，提示浊音区随体位而变动，即存在移动性浊音。

（3）肝浊音界

肝上界：由右锁骨中线第二肋间向下叩向腹部，当由清音转为浊音时，即为肝上界。

肝下界：自脐水平沿右锁骨中线向上叩，叩至浊音处即为肝下界。

（4）肝区和肾区叩击痛　均采用的是间接叩诊法

肝区叩击痛：将左手置于被检者的肝区（右季肋部），以右手握拳叩击左手背部。

肾区叩击痛：左手置于患者的肋脊角处（肾区），以右手握拳叩击左手背部。然后检查另一侧。叩痛阳性提示该区存在炎症或急剧肿大的脏器。

（5）膀胱区叩诊　判断膀胱膨胀的程度。

叩诊在耻骨联合上方进行。膀胱空虚时，因耻骨上方有肠管存在，叩诊呈鼓音，叩不出膀胱的轮廓。当膀胱内有尿液充盈时，耻骨上方叩诊呈圆形浊音区。

▲ 触诊

（1）触诊方法

1）浅部触诊　使腹壁压陷约 1cm，用于发现腹壁的紧张度、表浅的压痛、肿块、搏动和腹壁上的肿物等。

2）深部触诊　是使腹壁压陷至少 2cm 以上，有时可达 4～5cm，用于探测腹腔深部病变的压痛点和反跳痛；脏器和肿块形态、大小的检查。包括深压触诊法、插入触诊法、滑动触诊法、单手及双手触诊法、钩指触诊法。

（2）触诊内容

1）腹肌紧张度　先浅部触诊后深部触诊。将手平放于患者腹壁上，用手指轻轻按压腹壁进行触摸，以检查腹肌紧张度、压痛及浅表肿物和脏器肿大情况。从左下腹开始，逆时针检查至右下腹至脐部（如有病变部位，则先从无病变部位开始，后检查有病变部位）。

2）压痛、反跳痛

① Murphy 征　勾指法：左手掌平放于患者右肋缘以上部位，左手大拇指放在腹直肌外缘与肋弓交界处（即胆囊点），并向下勾压，左手其余四指与肋骨垂直交叉。然后嘱患者作深吸气，当吸气过程中因胆囊触及按压之左手拇指发生疼痛而突然中断吸气动作，为Murphy 征（+），只有压痛而无吸气动作的被迫停止，不能称为 Murphy 征阳性，只称为胆囊区压痛。

② McBurney 压痛点（麦氏点压痛）　插入法：脐与右髂前上棘连线中外 1/3 处深压痛及反跳痛时预示阑尾可能有炎症。

3）肝颈静脉回流征深压法　在肝区逐步施压，观察颈静脉是否充盈。

4）肝触诊　可用双手触诊法、勾手触诊法，也可用单手作滑动触诊。触诊时均应配合患者的呼吸。被检查者处于仰卧位，两膝关节屈曲，使腹壁放松，并做较深腹式呼吸以使肝上下移动。

①单手触诊法　护士将右手四指并拢，掌指关节伸直，与肋缘大致平行地放在右侧腹部估计肝下缘的下方或叩诊肝浊音界的下方，随患者呼气时，手指压向腹壁深部，吸气时，手指缓慢抬起，朝肋缘向上迎触下移的肝缘。如此反复进行，手指逐渐向肋缘移动，直到触及肝缘或肋缘为止，需在右锁骨中线上及前正中线上进行。

②双手触诊法　右手位置同单手触诊法；左手托住检查者右腰部，拇指张开置于季肋部，触诊时左手向上推，使肝下缘紧贴前腹壁下移，并限制右下胸扩张，增加膈肌下移的幅度。

③肝大小的测量

a. 测量右锁骨中线上肝下缘至肋弓的距离。

b．测量右锁骨中线上肝上界至肝下界的距离（正常为 10～11cm）。

c．测量前正中线上剑突基底（两侧肋弓与前正中线相交处，即腹上角顶端）至肝下缘的距离。均以 cm 表示。

④脾的触诊

a．触诊方法　嘱患者采取仰卧位，两腿稍弯曲；或者右侧卧位，右腿伸直，左腿屈曲。护士左手绕过患者腹前方，手掌置于其左胸下部第九～十一肋处，将后胸向前推动并与拇指共同限制胸廓运动。右手平放于腹部，使示指和中指指尖连线与肋缘平行。自脐平面开始触诊，与左肋弓大致成垂直方向，如同触诊肝一样，配合呼吸，逐步向上，迎触脾尖，直至左肋缘。即嘱患者进行均匀而深的腹式呼吸，呼气时护士右手手指压向深腹部，吸气时手指向前迎触下移的脾下缘。

b．脾大测量法

Ⅰ．测量左锁骨中线上肋弓到脾下缘的距离。

Ⅱ．测量左锁骨中线与肋弓的交叉点到脾最远端的距离。

Ⅲ．测量脾右缘到前正中线的距离，如超过正中线，以"+"号表示；如未超过正中线，以"−"号表示。

5）包块　运用滑动触诊法，触到包块时，应注意其部位、大小、形态、硬度、压痛、搏动和移动度。

6）泌尿系压痛点（主要使用插入触诊法）

①季肋点　第十肋前端。

②上输尿管点　在脐水平线上腹直肌外缘。

③中输尿管点　两髂前上棘连线与通过耻骨结节所作垂线的相交点。

④肋脊点　在脊柱外侧缘和十二肋骨下缘交角处，又称肋脊角。

⑤肋腰点　在第十二肋下缘和腰肌外缘交角处，又称肋腰角。

五、操作流程

评估患者 ⟶ 解释核对 ⟶ 准备用物 ⟶ 体位 ⟶ 视诊腹部 ⟶ 听诊肠鸣音、血管杂音 ⟶ 全腹叩诊 ⟶ 肝脾肾叩诊 ⟶ 膀胱区叩诊 ⟶ 移动性浊音 ⟶ 腹部紧张度 ⟶ 肝触诊 ⟶ 胆囊触诊 ⟶ 肝颈静脉回流征 ⟶ 麦氏点压痛 ⟶ 脾触诊 ⟶ 泌尿系压痛点 ⟶ 肾叩诊 ⟶ 肋脊点、肋腰点压痛。

六、评价

1．检查手法正确，熟练检查内容无遗漏。

2．检查遵循视、听、触、叩的顺序和原则。

3．能正确判断检查结果。

4．沟通合理有效，检查过程中体现人文关怀。

七、注意事项

1．进行腹部体格检查时，应按照视、听、叩、触的顺序进行。

2．患者取平卧位，双下肢屈曲，使腹肌放松后进行触诊。

3．触诊前应教会患者进行深而均匀的腹式呼吸。

4．触诊应先从正常部位开始，最后检查病变部位，检查压痛及反跳痛要放在最后进行。

5．必要时，可一边与患者交谈，一边检查，以分散患者的注意力，从而减轻被检查者自主性的腹肌紧张。

八、引导性反馈

见附录一。

九、腹部体格检查考核评分标准

腹部体格检查考核评分标准见表 40-1。

表 40-1 腹部体格检查考核评分标准

序号	操作要点	操作技术标准	标准分	评分
1	素质要求（2分）	护士衣帽整洁，仪表端庄	2	
2	评估患者 （3分）	①有效核对患者床号、姓名 ②评估患者的病情、心理状况、意识状态及合作程度 ③向患者解释腹部检查的目的、方法以取得合作	1 1 1	
3	洗手戴口罩 （2分）	洗手，戴口罩	2	
4	操作前准备 （2分）	用物准备 听诊器、记号笔、直尺或软尺、棉签	2	
5	核对患者 （2分）	携用物至患者床旁，再次进行有效核对 关闭门窗，拉上床帘或用屏风遮挡，保持环境安静、清洁	1 1	
6	体位 （2分）	被检者仰卧位，双腿屈曲，双上肢置于躯干两侧。护士站在被检者右侧	2	
7	腹部视诊 （5分）	腹部视诊 从上腹部至下腹部视诊全腹或从左下腹开始逆时针方向视诊全腹	1	
		视线处于与患者腹平面同水平，自侧面沿切线方向观察	2	
		口述视诊内容：腹部外形、呼吸运动、腹部静脉情况，有无胃肠型、蠕动波，毛发分布情况，有无皮疹、瘢痕等	2	
8	前腹部听诊 （10分）	肠鸣音 在右下腹部听诊肠鸣音（至少1min）	2	
		口述：判断肠鸣音有无活跃、亢进、减弱、消失	2	
		在上腹中部听诊腹主动脉，在左、右上腹听诊肾动脉，左右下腹髂动脉	2	
		振水音 以一耳凑近或用听诊器置于上腹部，同时以冲击触诊法振动胃部或摇晃被检者身体	2	
		口述：若在清晨空腹或餐后6～8h以上仍有此音，则提示幽门梗阻或胃扩张	2	
9	前腹部叩诊 （18分）	腹部叩诊 从左下腹开始逆时针方向至右下腹部，再至脐部	2	
		肝叩诊 确定肝上界：由右锁骨中线第2肋间向下叩向腹部，当由清音转为浊音时，即为肝上界	2	
		确定肝下界：自脐水平沿右锁骨中线向上叩，由鼓音转为浊音处即是肝下界	2	
		间接叩诊法检查肝区是否有叩痛	3	

序号	操作要点	操作技术标准	标准分	评分
		膀胱区叩诊 护士在耻骨联合上方进行叩诊	1	
		口述：膀胱空虚时，叩诊呈鼓音，叩不出膀胱的轮廓，当膀胱内有尿液充盈时，耻骨上方叩诊呈圆形浊音区	2	
		移动性浊音 被检者先仰卧，自腹中部脐水平面向左侧叩诊，变浊时，板指固定不动，嘱右侧卧位，再度叩诊	2	
		同样方法向右侧叩诊	2	
		口述：如何判断移动性浊音	2	
10	前腹部触诊 （38分）	腹部触诊 注意事项：用双手搓擦法温暖手，指甲应短	1	
		腹壁紧张度 先以全手掌放于腹壁上，使患者适应片刻	1	
		护士此时可感受患者腹壁紧张程度，然后以轻柔动作开始触诊，触诊时应避免用指尖猛戳腹壁	2	
		检查完一个区域后，护士的手应提起并离开腹壁	1	
		再以上述手法检查下一区域	1	
		先从左下腹开始，逆时针方向进行浅触诊	1	
		原则上先触诊健康部位，逐步移向病痛部位	1	
		同样方向进行深触诊	2	
		肝触诊 单手触诊：让被检者做较深的腹式呼吸	1	
		然后将右手四指并拢，掌指关节伸直，与肋缘大致平行地放在患者的右锁骨中线脐水平	1	
		随患者呼气时，手指压向腹深部，吸气时，手指向前上迎触下移的肝缘	1	
		如此反复进行，并逐渐向肋缘移动，直到触及肝缘或肋缘为止	1	
		双手触诊：护士右手位置同单手触诊手法	1	
		用左手托住患者右腰部	1	
		拇指张开置于季肋部，触诊时左手向上推	1	
		使肝下缘紧贴前腹壁下移，并限制右下胸扩张	1	
		在前正中线上进行一次触诊（若手法错误，此项分数减半）	1	
		Murphy 征检查 左手掌平放于患者右胸下部，拇指指腹勾压于胆囊点	1	
		告知其缓慢做深吸气	1	
		口述：判断 Murphy 征阳性：突然因疼痛而屏住呼吸或胆囊点压痛	2	
		肝颈静脉回流征 在肝区逐步施压，观察颈静脉是否充盈	2	

序号	操作要点	操作技术标准	标准分	评分
		脾触诊		
		侧卧位触诊：站在患者右侧，请被检者取右侧卧位；右下肢伸直，左下肢屈曲	1	
		左手绕过腹前方，手掌置于左胸下部第九～第十一肋处，试将其脾从后向前托起	1	
		右手掌平放于脐部，与左肋弓大致成垂直方向	1	
		配合呼吸，以手指的力量下压腹壁，直至触及脾缘或肋缘	1	
		麦氏点压痛与反跳痛		
		选择脐与右髂前上棘连线中外 1/3 交点处	2	
		用两指尖深压，观察有无压痛	2	
		停留片刻，突然抬手，观察有无反跳痛	2	
		泌尿系压痛点		
		左右季肋点（第十肋首端）有无压痛	1	
		左右上输尿管点（脐水平腹直肌外缘）有无压痛	1	
		左右中输尿管点（髂前上棘水平与腹直肌外缘交点）有无压痛	1	
11	背部 （4 分）	肋脊点和肋腰点叩痛		
		肋脊点（第十二肋与脊柱交点）压痛	1	
		肋腰点（第十二肋与腰肌外缘交点）压痛	1	
		叩击痛：被检者取坐位或侧卧位，用左手掌平放在其肋脊角处（肾区）	1	
		右手握空拳用轻到中等力量叩击左手背	1	
12	处理（2 分）	协助患者穿好衣服，整理用物及床单位，洗手，开窗通风	2	
13	总体评价 （10 分）	正确指导患者	2	
		操作规范，熟练有序	3	
		沟通合理有效	3	
		操作过程中体现出对患者的人文关怀	2	
		时间：20min，超时酌情扣分		
成绩			100	

（付　蕾）

237

项目41 脊柱四肢及神经系统检查

一、教学目标

1. 正确说出脊柱、四肢的检查目的与注意事项。
2. 正确进行脊柱、四肢的检查，并对检查结果做出正确判断。
3. 正确说出神经系统检查的目的与注意事项。
4. 正确进行神经系统检查，并对检查结果做出正确判断。

二、实验目的

1. 判断脊柱四肢与神经系统有无异常。
2. 根据检查结果进行评估，为临床诊疗、护理提供依据。

三、情景模拟

1. 护士准备　衣帽整洁，举止端庄，态度诚恳和蔼，语言柔和恰当，微笑服务，剪短指甲，洗手，戴口罩。
2. 环境准备　环境应安静、整洁，光线、温度、湿度适宜，酌情关闭门窗，用屏风遮挡。
3. 用物准备　大头针、叩诊锤、棉签、128Hz 音叉、笔、记录本。
4. 角色信息
（1）护士（扮演者：教师 / 学生）　通过与"患者"沟通、进行体格检查。
（2）模拟患者（王先生）　床旁 1 名学生模拟患者（王先生）回应"护士"，根据"护士"完成任务情况推进评估进行。

四、基本检查内容与方法

（有条件者拍摄操作过程。）
（一）评估
内容：患者的年龄、病情、临床诊断、意识状态、心理状况、理解配合能力。
1. 护士衣帽整洁，洗手，戴口罩。
2. 护士与患者沟通。
护士："您好，我是您的责任护士罗某某，能告诉我您的名字吗？"
患者："我是王某某。"
护士："您好，王先生，您现在感觉怎样？"
患者："觉得头有点晕，背有些不舒服。"
护士："根据您目前的状况，现在先给您做个脊柱四肢与神经系统的体格检查，看一下有无异常，好吗？"

患者："好。"

护士："做这个检查会花一点时间，请问您现在需要我协助您上厕所吗？"

患者：王先生摇头示意。

护士："好的，那请您稍等，我去准备用物，然后过来给您做体格检查。谢谢您的配合。"

（二）实施操作

1. 携用物至患者床旁。

2. 再次核对。

护士："您好，是王某某吗？"

患者：王某某点头示意。

护士："王先生，现在我要给您进行体格检查了。请先让我看一下您的腕带。"核对患者床号、姓名、性别、住院号。

3. 关闭门窗，拉上床帘或用屏风遮挡，保持环境安静、清洁。开始进行以下检查

▲ 脊柱检查

（1）患者取立位，解开衣扣，正确暴露背部。

（2）护士站在患者右侧。

1）脊柱弯曲度　分别从侧面和背面检查患者脊柱有无畸形，有无脊柱病理性变形。正常人直立时无脊柱病理性变形，从背面观察脊柱无侧弯。侧面观察有四个弯曲部位，即颈椎段稍向前凸，胸椎段稍向后凸，腰椎段明显前凸，骶椎段明显后凸，类似 S 形，称为生理性弯曲。

2）脊柱活动度　嘱患者活动脊柱，以观察脊柱活动情况。脊柱各段活动度不能达到以下范围（表 41-1），或活动过程中出现疼痛、僵直等，则为脊柱活动受限。

表 41-1　正常人颈椎段、腰椎段与全脊柱的活动范围

脊柱部位	动作			
	前屈	后伸	左右侧弯	左右旋转
颈椎段	35°～45°	35°～45°	45°	60°～80°
胸椎段	30°	20°	20°	35°
腰椎段	75°～90°	30°	20°～35°	30°
全脊柱段	128°	125°	73.5°	115°

3）脊柱压痛与叩击痛

①脊柱压痛　患者取坐位，身体微向前倾。护士用右手拇指从枕骨粗隆开始，由上向下逐个按压脊柱棘突与椎旁肌肉，询问有无压痛。

②脊柱叩击痛

直接叩击法：护士用叩诊锤直接叩击各椎体棘突，询问有无疼痛。

间接叩击法：患者取坐位，护士将左手掌心向下置于其头顶，右手半握拳用小鱼际肌叩击左手背，询问有无疼痛。

正常人脊柱无压痛与叩击痛。

▲ 四肢检查

（1）患者取坐位，解开衣扣，正确暴露四肢。

（2）护士站在患者右侧　正常人四肢与关节左右对称、形态正常、无肿胀及压痛，活动不受限。

1）四肢与关节的形态

①检查皮肤有无异常改变，包括检查皮肤颜色或形态异常、破损、皮下出血及下肢静脉曲张等。正常人皮肤颜色均一，暴露部分微深，无发绀、黄染、色素沉着或脱失，皮肤温暖，无水肿、局部肿胀、皮疹、压疮、破损、皮下出血及下肢静脉曲张等。

②检查指（趾）甲有无异常改变。正常人指（趾）甲红润，坚韧而呈现弧形，平滑而有光泽，指甲根部的甲半月呈灰白色，无匙状甲。

③检查有无杵状指与指端肥大。正常人无杵状指与指端肥大。

④检查指、腕、肘、肩、髋、膝关节有无变形。正常人指、腕、肘、肩、髋、膝关节无变形。

⑤检查有无膝、足内翻或外翻。正常人两脚并拢时双膝和双踝可靠拢。

2）运动功能　嘱患者做主动或被动运动，观察关节活动度、有无活动受限或疼痛。正常人关节活动度见下表（表41-2），无关节活动受限或疼痛。

表 41-2　正常人各关节的活动度

关节	动作			
	前屈	后伸	外展	内收
指关节	各指关节可伸直，屈指可握拳			
腕关节	50°～60°	30°～60°	30°～40°	25°～30°
肘关节	130°～150°	5°～10°	旋前或旋后 80°～90°	
肩关节	135°	45°	90°	45°～50°
髋关节	130°～140°	15°～30°	30°～45°	20°～30°
膝关节	120°～150°	5°～10°	——	——
踝关节	40°～50°	20°～30°	正常足内、外翻各为35°	
跖趾关节	30°～40°	45°	——	——

▲ 神经系统检查

护士站在患者右侧。

（1）感觉功能检查法

1）浅感觉

①痛觉　患者取仰卧位，闭目。护士用大头针的针尖轻刺患者皮肤，询问患者有无疼痛。正常人有疼痛感。

②触觉　患者取仰卧位，闭目。护士用棉签于左右对称部位轻触皮肤，询问患者有无一种轻痒感觉。正常人对轻触觉灵敏。

2）深感觉

①运动觉 患者闭目，护士轻夹患者的手指或足趾两侧，上或下移动，令其说出肢体运动的方向。正常人可正确辨别运动方向。

②位置觉 患者闭目，护士将其肢体放置在某一位置，令其说出肢体所放的位置。正常人可正确辨别肢体所处位置。

③振动觉 患者闭目，用振动的音叉（128Hz）柄置于骨突出处（如内、外踝，手指、桡尺骨茎突、胫骨、膝盖等），询问有无振动感。正常人有共鸣性振动感。

3）复合感觉

①皮肤定位觉 患者闭目，护士以手指或棉签轻触患者皮肤某处，令其指出被触部位。正常人可正确辨别被触部位。

②两点辨别觉 患者闭目，护士用分开的钝脚分规同时刺激皮肤上的两点，若患者有两点感觉，再缩小两脚规的距离，直到感觉为一点为止，测出实际间距。正常值：指尖为2～4mm；手掌、足底为15～20mm；手背、足背为30mm；背部为40～50mm。

③实体觉 患者闭目，将熟悉的物品放于其手中，令患者触摸后，说出该物的名称。正常人可正确分辨。

④体表图形觉 患者闭目，以钝物在其皮肤上写数字或画图形，令其辨别。正常人可正确分辨。

（1）运动功能检查法

1）肌力 患者取仰卧位，依次做有关肌肉收缩运动，护士从相反方向予以阻力抵抗，以此测试患者对阻力的克服力量。正常人可拮抗护士给予的阻力。

2）肌张力 嘱患者肌肉放松，护士触摸感受肌肉紧张度，并被动屈伸肢体以感知阻力。正常人肌肉无强直与松软，被动屈伸肢体时阻力均匀一致。

3）非随意运动检查 观察有无手震颤、舞蹈症、手足徐动等。正常人无手震颤、舞蹈症、手足徐动等运动。

4）共济运动检查

①指鼻试验 嘱患者先以示指接触距其前方0.5m护士的示指，再以示指触自己的鼻尖，由快到慢，先睁眼、后闭眼重复进行。正常人动作准确。

②跟-膝-胫试验 患者取仰卧位，上举一侧下肢，用足跟触及对侧膝盖，再沿胫骨前缘下移，先睁眼后闭眼，重复进行。正常人动作准确。

（3）神经反射检查法

1）浅反射

①角膜反射 嘱患者向内上方注视，以细棉签纤维由角膜外缘向内轻触其角膜。正常人可见眼睑迅速闭合。

②腹壁反射 患者取平卧位，两下肢稍屈曲，以松弛腹壁，护士用棉签由外向内轻划上、中、下腹壁皮肤。正常时于刺激部位可见腹壁肌肉收缩。

2）深反射

①肱二头肌反射 护士以左手扶托患者屈曲的肘部，并将拇指置于肱二头肌肌腱上，然后用叩诊锤叩击拇指。正常反应为肱二头肌收缩，前臂快速屈曲。

②肱三头肌反射 患者外展前臂，半屈肘关节，护士用叩诊锤直接叩击尺骨鹰嘴上方的

241

肱三头肌肌腱。正常反应为肱三头肌收缩，前臂稍伸展。

③膝腱反射　患者取坐位，小腿自然下垂，护士用叩诊锤叩击髌骨下方的股四头肌肌腱。正常反应为股四头肌收缩，小腿伸展。

④跟腱反射　患者取仰卧位，髋、膝关节稍屈，下肢取外旋、外展位，护士用左手托患者足掌，然后用叩诊锤叩击跟腱。正常反应为腓肠肌收缩，足向跖面屈曲。

3）病理反射

①巴宾斯基征（Babinski 征）　患者取仰卧位，髋膝关节伸直，护士手持患者踝部，用棉签杆由后向前划足底外侧至小趾近跟部并转向（踇）趾侧。正常反应为足趾向跖面屈曲。阳性反应为（踇）趾背伸，其余四趾呈扇形展开。

②奥本海姆征（Oppenheim 征）　护士用拇指及示指沿患者的胫骨前缘用力由上向下推动。正常与阳性反应同巴宾斯基征。

4）脑膜刺激征检查法

①颈强直　患者取仰卧位，护士以一手托住患者枕部，另一手放于其胸，使患者作屈颈动作。患者正常反应为颈部柔软，活动自如，下颏能触及胸部。阳性反应为患者颈项僵硬且有抵抗感，下颌不能触及胸部。

②凯尔尼格征（Kernig 征）　患者取仰卧位，护士将一侧的髋、膝关节屈曲成直角，然后用手抬高小腿。正常膝关节可伸达 135°以上。阳性反应为伸膝受限且有疼痛与屈肌痉挛。

③布鲁津斯基征（Brudzinski 征）　患者取仰卧位，下肢自然伸直，护士一手托患者枕部，一手按于患者胸前，使其头前屈。阳性反应为两侧膝关节和髋关节同时屈曲。

五、操作流程

解释核对 ⟶ 脊柱检查 ⟶ 四肢检查 ⟶ 神经系统检查 ⟶ 整理。

六、评价

1．检查手法正确、熟练检查内容无遗漏。

2．检查遵循体格检查的顺序和原则。

3．能正确判断检查结果。

4．沟通合理有效，检查过程中注意人文关怀。

七、注意事项

1．检查肌力时，应注意测试时机，疲劳时、运动后或饱餐后不宜进行。

2．进行感觉功能检查，检查过程中始终要求患者闭上双眼；检查时注意肢体左右的对比，肢体近端与远端的对比。

3．有感觉障碍者，检查应先检查感觉障碍一侧，再检查正常侧；存在感觉障碍的部位，应明确障碍的类型，包括正常、过敏、减退或消失及其范围。

4．进行神经反射检查前，患者肢体应自然放置、放松；检查时应注意转移患者的注意力，使患者肌肉放松，方便反射引出。如进行膝跳反射检查时，令患者两手用力对拉，以转移注意力，放松屈肌的紧张力，则易叩出膝跳反射。

5．使用叩诊锤进行检查，应将叩诊锤握在拇指、示指之间，以腕关节为轴，用适当的强度，迅速地叩击肌腱或骨膜。

八、引导性反馈

见附录一。

九、四肢脊柱及神经系统体格检查考核评分标准

四肢脊柱及神经系统体格检查考核评分标准见表41-3.。

表 41-3　四肢脊柱及神经系统体格检查考核评分标准

序号	操作要点	操作技术标准	标准分	评分
1	素质要求（2分）	护士衣帽整洁，仪表端庄	2	
2	评估患者（4分）	①有效核对患者床号、姓名	1	
		②评估患者的年龄、病情、临床诊断、意识状态、心理状况、理解配合能力	1	
		③向患者解释四肢脊柱及神经系统体格检查的目的、方法以取得合作	1	
		④做好解释	1	
3	洗手，戴口罩（2分）	洗手，戴口罩	2	
4	操作前准备（3分）	棉签、叩诊锤、大头针、128Hz音叉、笔、记录本	3	
5	核对患者（2分）	携用物至患者床旁，再次进行有效核对	1	
		关闭门窗，拉上床帘或用屏风遮挡，保持环境安静、清洁	1	
6	脊柱检查（9分）	脊柱弯曲度		
		①口述：护士从侧面视诊患者脊柱有无前凸或后凸畸形（患者双足并拢站立，双臂自然下垂）	1	
		②口述：从背面视诊患者脊柱有无侧凸畸形（患者双足并拢站立，双臂自然下垂）	1	
		③患者双足并拢站立，双臂自然下垂，护士从背面用手指沿脊椎棘突，以适当压力从上向下划压，划压后皮肤即出现一条红色充血线，以此线为标准，观察脊柱有无侧凸	1	
		④口述：观察脊柱有无病理性变形	1	
		脊柱活动度		
		①嘱患者作前屈、后伸、侧弯、旋转等动作，以观察脊柱活动情况	1	
		②观察脊柱活动有无受限	1	
		脊柱压痛与叩击痛：		
		①患者取坐位，身体微向前倾。护士用右手拇指从枕骨粗隆开始，由上向下逐个按压脊柱棘突与椎旁肌肉，询问有无压痛	1	
		②叩击痛，直接叩击法：患者取坐位，护士用叩诊锤直接叩击各脊柱棘突，询问有无疼痛	1	
		③叩击痛，间接叩击法：患者取坐位，护士将左手掌心向下置于其头顶，右手半握拳，用小鱼际肌叩击左手背，询问有无疼痛	1	

序号	操作要点	操作技术标准	标准分	评分
7	四肢检查（8分）	四肢与关节形态： ①口述：正常人四肢与关节左右对称、形态正常、无肿胀及压痛	1	
		②口述：观察皮肤有无异常改变，包括皮肤颜色或有无形态异常、破损、皮下出血、局部肿胀及下肢静脉曲张等	1	
		③口述：观察指（趾）甲有无异常改变	1	
		④口述：观察有无杵状指与指端肥大	1	
		⑤口述：观察指、腕、肘、肩、髋、膝关节有无变形	1	
		⑥口述：观察膝外形情况、有无足内翻或外翻	1	
		四肢与关节功能 让患者作伸屈、内收、外展及旋转等活动，观察关节的活动度、有无活动受限或疼痛	2	
8	神经系统检查（58分）	感觉功能 ①浅感觉 a. 痛觉：患者取仰卧位，闭目。护士用大头针的针尖于左右对称部位轻刺皮肤（检查顺序为面部、颈部、上肢、躯干、下肢，由远心端至近心端），询问患者有无疼痛。检查四肢时，刺激方向应与长轴平行。检查腹部时，刺激走向与肋骨平行（先左侧后右侧）	2	
		b. 触觉：患者取仰卧位，闭目。护士用棉签于左右对称部位轻触皮肤，询问患者有无一种轻痒感觉。检查顺序同痛觉检查	2	
		②深感觉 a. 运动觉：患者闭目，护士轻夹患者的手指或足趾两侧，上或下移动，让患者说出肢体运动的方向（先左侧后右侧）	2	
		b. 位置觉：患者闭目，护士将其肢体放置在某种位置上，让患者说出肢体所处的位置（先左侧后右侧）	2	
		c. 振动觉：患者闭目，用振动的音叉（128Hz）柄置于骨突出处，询问有无振动感（先左侧后右侧）	2	
		③复合感觉 a. 皮肤定位觉：患者闭目，护士以手指或棉签轻触患者皮肤某处，令其指出被触部位（先左侧后右侧）	2	
		b. 两点辨别觉：患者闭目，护士用分开的钝脚分规同时刺激皮肤上的两点，若患者有两点感觉，再缩小两脚规的距离，直到感觉为一点为止，测出实际间距（先左侧后右侧，依次测指尖、手掌、手背）	2	
		c. 实体觉：患者闭目，将熟悉的物品放于其手中，令患者触摸后，说出该物的名称（先左侧后右侧）	2	
		d. 体表图形觉：患者闭目，在其皮肤上写数字或画图形（圆形、方形、三角形等），询问其能否辨别（先左侧后右侧）	2	

序号	操作要点	操作技术标准	标准分	评分
		运动功能		
		①肌力：患者取仰卧位，依次做有关肌肉收缩运动，护士从相反方向予以阻力抵抗，以此测试患者对阻力的克服力量。检查时，上肢作屈肘和伸肘动作，下肢作屈膝和伸膝动作（先上肢，后下肢，先左侧后右侧）	4	
		②肌张力：嘱患者肌肉放松，触摸感受肌肉紧张度，并被动屈伸肢体以感知阻力。上肢检查时，触摸患者上臂和前臂肌肉，再作被动屈肘和伸肘动作；下肢检查时，双手分别触摸受检者下肢肌肉，再作下肢被动运动（先上肢，后下肢，先左侧后右侧）	4	
		③非随意运动　口述：观察有无手震颤、舞蹈症、手足徐动等	2	
		④共济运动		
		a．指鼻试验：嘱患者先以示指接触距其前方 0.5m 护士的示指，再以示指触自己的鼻尖，由快到慢，先睁眼、后闭眼重复进行（先左侧后右侧）	2	
		b．跟-膝-胫试验：患者取仰卧位，上举一侧下肢，用足跟触及对侧膝盖，再沿胫骨前缘下移，先睁眼后闭眼，重复进行（先左侧后右侧）	2	
		神经反射检查		
		①浅反射		
		a．角膜反射：嘱患者向内上方注视，以细棉签纤维由角膜外缘向内轻触其角膜（先左侧后右侧）	4	
		b．腹壁反射：患者取平卧位，两下肢稍屈曲，以松弛腹壁，护士用棉签由外向内轻划上、中、下腹壁皮肤（先左侧后右侧）	3	
		②深反射		
		a．肱二头肌反射：以左手扶托患者屈曲的肘部，并将拇指置于肱二头肌肌腱上，然后用叩诊锤叩击拇指（先左侧后右侧）	3	
		b．肱三头肌反射：患者外展前臂，半屈肘关节，然后用叩诊锤直接叩击尺骨鹰嘴上方的肱三头肌肌腱（先左侧后右侧）	2	
		c．膝跳反射：患者取坐位，小腿自然下垂，右手用叩诊锤叩击髌骨下方的股四头肌肌腱（先左侧后右侧）	2	
		d．跟腱反射：患者取仰卧位，髋、膝关节稍屈，下肢取外旋、外展位，护士用左手托患者足掌，然后以叩诊锤叩击跟腱（先左侧后右侧）	2	
		③病理反射		
		a．巴宾斯基征：患者取仰卧位，髋膝关节伸直，护士手持患者踝部，用棉签杆由后向前划足底外侧至小趾关节近跟部并转向（踇）趾侧（先左侧后右侧）	4	
		b．奥本海姆征：护士用拇指及示指沿患者的胫骨前侧用力由上向下推动（先左侧后右侧）	2	

序号	操作要点	操作技术标准	标准分	评分
		脑膜刺激征		
		①颈强直：患者取仰卧位，护士以一手托住患者枕部，另一手置于其胸作屈颈动作	2	
		②凯尔尼格征：患者取仰卧位，将一侧的髋、膝关节屈曲成直角，再用手抬高小腿（先左侧后右侧）	2	
		③布鲁津斯基征：患者取仰卧位，下肢自然伸直，护士一手托患者枕部，一手按于患者胸前，使其头前屈	2	
9	处理（2分）	协助患者穿好衣服，整理用物及床单位，洗手，开窗通风	2	
10	总体评价（10分）	正确指导患者	2	
		操作规范，熟练有序	2	
		沟通合理有效	2	
		操作中体现出对患者的人文关怀	2	
		时间：20min，超时酌情扣分	2	
成绩			100	

（罗　晶）

项目 42　呼吸机管路的连接技术

一、教学目标

1．正确说出呼吸机管路的连接目的、方法、患者的配合要点及注意事项。
2．正确进行呼吸机管路的连接。

二、实验目的

1．纠正急性呼吸性酸中毒。
2．纠正低氧血症。
3．降低呼吸功耗，缓解呼吸肌疲劳。
4．防止肺不张。
5．为安全使用镇静剂和肌松剂提供通气保障。
6．稳定胸壁。

三、模拟情景

（一）案例

李某，女，66岁，高中文化，退休。主诉"'慢性阻塞性肺疾病'10年，咳嗽咳痰进行性加重2天；明显呼吸困难2小时，伴发热"。入院体格检查：T 39.0℃，P 121次/分，R 38次/分，BP 89/56mmHg。急性病容，口唇发绀，PaO_2 55mmHg，$PaCO_2$ 65mmHg。

入院诊断：

1．急性呼吸窘迫综合征。
2．慢性阻塞性肺疾病急性加重期。医嘱：机械通气。

（二）环境准备

1．病房情景布置　内科病房、病床单元、设备带、床帘或屏风、操作台、摄影设备。
2．角色信息
（1）护士（扮演者：教师/学生）　通过与"患者"沟通、评估、决策，执行医嘱。
（2）患者　1个模拟人卧于病床，用于操作；床旁1名教师或学生模拟患者（标准化），回应"护士"，根据"护士"完成任务情况推进剧情，实现情景变化。
3．标准化患者训练　围绕案例的内容，并注意患者的感情。
（1）模拟气管切开行机械通气患者的失语状态。
（2）模拟急性呼吸窘迫综合征患者的焦虑表情。
4．医嘱　机械通气。
5．用物准备
治疗车上层：消毒备用的配套呼吸机管路及相关配件1套、配套湿化罐1个、灭菌注射用水1瓶、开瓶器、纱布、无菌手套1副、无菌治疗巾1张、简易呼吸器1套、模拟肺1

个、75% 乙醇、棉签、标签、手消毒液、笔、记录本、医嘱单、医嘱执行单。

治疗车下层：医用垃圾桶、生活垃圾桶。

呼吸机。

四、操作步骤

（有条件者拍摄操作过程。）

（一）评估

内容：患者的病情、治疗情况、人工气道类型、意识、心理状态及合作程度。

1. 护士衣帽整洁，洗手，戴口罩。

2. 接到医嘱，打印执行单，两人共同核对无误。

3. 携带执行单至床旁。

护士："您好，我是您的责任护士王某某，请问您叫李某某，对吗？"

患者：李某某点头示意。

护士："您好，李女士，现在感觉怎么样？觉得呼吸困难是吗？根据您现在的病情，需要上呼吸机治疗，这样可以让您呼吸更顺畅，对提高血液含氧量、减少二氧化碳潴留、改善病情有好处。在上呼吸机前，我会先将呼吸机管路连接好，之后医生会根据您的病情设置上机参数，给您把呼吸机接上。请问您现在有哪里不舒服吗？"

患者：李某某摇头示意。

护士："痰还多吗？"。

患者：李某某摇头示意。

护士："好的，那请您稍等，我去准备用物，稍后过来给您连接呼吸机管路。"（此外，目测患者人工气道类型，该患者为气管切开）。

情景Ⅰ：患者痰多，不利于机械通气治疗。

处理：立即经人工气道吸痰。

（二）实施操作

1. 携用物至患者床旁。

2. 再次核对。

护士："您好，李女士，现在我要帮您连接呼吸机管路了。"

3. 协助患者取半卧位。

4. 固定呼吸机，安置呼出阀和流量表，用75% 乙醇消毒呼吸机上各接头。

5. 将灭菌注射用水加入湿化罐，安置湿化罐于呼吸机上。

6. 打开无菌呼吸机管路，戴手套，连接呼吸机管路。

7. 连接呼吸机电源、呼吸机气源，打开主机、湿化器开关。

护士："李女士，现在我去请医生来给您设置上机参数，稍后给您上呼吸机，请稍等。"

患者：李某某点头示意。

8. 护士请医生来给患者设置上机参数、报警限及湿化罐的湿化温度。

9. 使用模拟肺试机，在试机过程中，观察呼吸机是否正常工作，管路有无漏气。

10. 将呼吸机管路接于患者气管切开套管上，贴上标签，注明呼吸机管路的连接时间，观察患者反应。

护士："李女士，现在呼吸机给您用上了，呼吸机的上机参数已经帮您设置好，请您和您的家人不要随意调节。因为您现在必须靠呼吸机维持正常呼吸，所以一定要记住不能自行拔管，同时，也要避免套管脱落。当您在床上活动时，注意不能过度牵拉管路和防止身体压闭管路。谢谢您的配合，如果您有什么不舒服，可以按呼叫器呼叫我们，我们也会随时过来看您。"

11. 整理用物、洗手、记录呼吸机管路连接时间。

五、操作流程

核对解释 ── 安置体位 ── 安置呼出阀和流量表、湿化罐、呼吸机管路 ── 连接、打开电源 ── 请医生设置参数 ── 试机 ── 给患者戴机 ── 观察记录。

六、评价

1. 护士操作敏捷，操作后有效缓解患者缺氧与呼吸困难的症状。
2. 护患沟通有效，患者积极配合操作，无不良反应。

七、注意事项

1. 机械通气患者没有体位改变的禁忌证，应予半卧位。
2. 湿化罐内只能加灭菌注射用水，禁用生理盐水或加入药物。
3. 使用呼吸机期间，严密观察生命体征、氧饱和度的变化。清醒患者还需注意观察患者手势、面部表情等，及时了解患者的需求并给予处理。
4. 调节呼吸机支架或给患者翻身时，妥善固定好人工气道，防止因管路牵拉造成气管插管或套管脱出，导致患者呼吸困难或窒息。

八、健康教育

1. 向患者及其家属讲解给患者行机械通气的重要性与必要性。
2. 告知患者及其家属在进行机械通气时，不要自行调节参数、不能自行拔管。
3. 告知患者若有异常不适，如呼吸机不送气或过度送气等，需及时向护士表达。
4. 告知清醒患者在床上活动的注意事项，指导其不能过度牵拉管路和防止身体压闭管路。

九、引导性反馈

见附录一

十、呼吸机管路的连接考核评分标准

呼吸机管路的连接考核评分标准见表 42-1。

表 42-1　呼吸机管路的连接考核评分标准

序号	操作要点	操作技术标准	标准分	评分
1	素质要求（2分）	护士洗手戴口罩，衣帽整洁，仪表端庄	2	
2	核对医嘱（2分）	核对医嘱	2	
3	评估患者（4分）	①有效核对患者床号、姓名	1	
		②评估患者的病情、治疗情况、人工气道类型、意识、心理状态及合作程度	1	
		③向患者解释连接呼吸机管路的目的、方法以取得合作	2	
4	洗手，戴口罩（2分）	七步洗手法洗手，戴口罩	2	
5	用物准备（10分）	治疗车上层：消毒备用的配套呼吸机管路及相关配件1套、配套湿化罐1个、灭菌注射用水1瓶、开瓶器、纱布数块、无菌手套1副、无菌治疗巾1张、简易呼吸气囊1套、模拟肺1个、75%乙醇、棉签、标签、手消毒液、笔、记录本	5	
		治疗车下层：医用垃圾桶、生活垃圾桶	2	
		呼吸机	3	
6	核对解释（6分）	①携用物至患者床旁，再次进行有效核对	3	
		②向患者及家属解释呼吸机管路的连接目的与配合要点	3	
7	安置体位（5分）	协助患者取半卧位	5	
8	安置呼出阀和流量标（5分）	固定呼吸机，安置呼出阀和流量表	5	
9	消毒接头（5分）	用75%乙醇消毒呼吸机上各接头	5	
10	连接呼吸机管路（40分）	①打开无菌呼吸机管路	2	
		②戴手套	2	
		③安置新湿化罐：将灭菌注射用水加入湿化罐，安置湿化罐于呼吸机上	4	
		④连接呼吸机管路：一般呼吸机回路管路为5根，其中1根短的，4根长的，4根长的分别为2根吸气支与2根呼气支，在吸气支的2根长管中间接集水杯，在呼气支的2根长管中间接集水杯，吸气支与呼气支长管末端接"Y"形管	10	
		⑤连接呼吸机电源、呼吸机气源	3	
		⑥打开主机、湿化器开关	3	
		⑦请医生设置参数：护士请医生给患者设置上机参数、报警限及湿化罐的湿化温度	3	
		⑧使用模拟肺试机，在试机过程中，口述：观察呼吸机是否正常工作，管路有无漏气	5	
		⑨将"Y"形管接呼吸机延长管接于患者气管切开套管上，贴上标签，注明呼吸机管路的连接时间，观察患者反应	5	
		⑩询问患者的感受，告知患者使用呼吸机的注意事项	3	
11	整理用物（5分）	①整理床单位，协助患者取舒适体位	3	
		②口述：用物分类消毒处理	2	

序号	操作要点	操作技术标准	标准分	评分
12	洗手（2分）	洗手	2	
13	记录（2分）	口述：记录呼吸机管路的连接时间	2	
14	总体评价 （10分）	正确指导患者 操作规范，熟练有序 沟通合理有效 操作过程中体现出对患者的人文关怀 考核时间 15min，超时酌情扣分	2 4 2 2	
成绩			100	

（罗　晶）

252

项目 43 呼吸机管路的更换技术

一、教学目标

1. 正确说出呼吸机管路更换的目的与注意事项。
2. 正确进行呼吸机管路的更换。

二、实验目的

预防或减少呼吸机相关性肺炎等感染性疾病的发生。

三、模拟情景

（一）案例

李某，女，66 岁，高中文化，退休。主诉"'慢性阻塞性肺疾病'10 年，咳嗽咳痰进行性加重 2 天；明显呼吸困难 2 小时，伴发热"。入院体格检查：T 39.0℃，P 121 次 / 分，R 38 次 / 分，BP 89/56mmHg。急性病容，口唇发绀，PaO_2 55mmHg，$PaCO_2$ 65mmHg。入院诊断：①急性呼吸窘迫综合征。②慢性阻塞性肺疾病急性加重期。入院后，经积极的抗感染、机械通气、营养支持等处理，患者病情平稳。入院 2 天后，患者突发支气管大咯血，大量血液流入呼吸机管路。医嘱：更换呼吸机管路。

（二）环境准备

1. 病房情景布置 内科病房、病床单元、设备带、床帘或屏风、操作台、摄影设备。
2. 角色信息
（1）护士（扮演者：教师 / 学生） 通过与"患者"沟通、评估、决策，执行医嘱。
（2）患者 1 个模拟人卧于病床，用于操作；床旁 1 名教师或学生模拟患者（标准化），回应"护士"，根据"护士"完成任务情况推进剧情，实现情景变化。
3. 标准化患者训练 围绕案例的内容，并注意患者的感情。
（1）气管切开行机械通气患者的失语状态。
（2）急性呼吸窘迫综合征患者的焦虑表情。
4. 医嘱 更换呼吸机管路。
5. 用物准备
治疗车上层：消毒备用的配套呼吸机管路及相关配件 1 套、配套湿化罐 1 个、灭菌注射用水 1 瓶、纱布数块、无菌手套 1 副、简易呼吸气囊 1 套、流量表、一次性吸氧管 1 根、湿化瓶（内盛 1/3 灭菌注射用水）、通气管 1 支、吸痰管、75% 乙醇、棉签、标签、笔、记录本、手消毒液、医嘱单、医嘱执行单。
治疗车下层：医用垃圾桶、生活垃圾桶。
抢救车（内备有各种抢救物品）。

四、操作步骤

（有条件者拍摄操作过程。）

（一）评估

内容：患者的病情、意识、有无自主呼吸（特别是呼吸模式及参数、SpO_2情况）、呼吸机管路及相关配件型号、气道分泌物情况、插管深度、理解配合能力。

1．护士衣帽整洁，洗手，戴口罩。

2．接到医嘱，打印执行单，两人共同核对无误。

3．携带执行单至床旁。

护士："李女士，因为之前您大咯血后，大量的血液污染了呼吸机管路，为了降低呼吸机相关性肺炎的发生，一会儿给您更换呼吸机管路，您现在有哪里不舒服吗？没有吗？痰还多吗？"。

患者：李某某摇头示意。

护士："不多吗？好的，那请您稍等，我去准备用物，然后过来给您更换呼吸机管路。（此外，目测患者呼吸模式及参数，SpO_2情况，呼吸机管路及相关配件型号，插管深度：①呼吸模式及参数，SpO_2：SIMV+PSV+ PEEP，气道压峰值设置为15cmH$_2$O，潮气量为6ml/kg，SpO_2为100%，提示该患者有自主呼吸；②呼吸机管路及相关配件型号：AVEA牌；③插管深度：气管插管下端在气管分叉上1cm气管插管固定良好，无脱出。）

（二）实施操作

1．携用物至患者床旁。

2．再次核对。

护士："您好，李女士，现在我要帮您更换呼吸机管路了，因为您现在不能说话，所以待会儿在整个操作中如果觉得不舒服，请眨眼睛示意。"

3．灭菌注射用水加入新备好的湿化罐，打开无菌呼吸机管路，戴手套，连接呼吸机管路。

4．连接供氧装置，打开流量表，调节流量为6L/min，将少许棉花置于吸氧管前，检查氧气流出是否通畅。

5．关闭呼吸机报警器，先分离呼吸机管路患者端，将吸氧管置于患者气管套管内（给患者吸氧），再拆呼吸机管路机器端。（如为无自主呼吸患者，呼吸囊接上氧气后再接人工气道进行辅助呼吸）

6．用75%乙醇擦拭呼吸机管路的接头，将旧的湿化罐取下，换上新的湿化罐。

7．将准备好的呼吸机管路先连呼吸机，再连患者（同时将吸氧管从气管套管内取出），贴上标签，注明有效日期。

8．观察管路连接是否正确，管路衔接是否紧密，有无漏气，呼吸机运行情况。

9．整个过程中密切观察病情。

10．整理床单位，协助患者取舒适体位。

护士："李女士，现在呼吸机管路已经更换好了，您有哪里不舒服吗？"。

患者：李某某摇头示意。

护士："好的，那您好好休息，我会随时过来看您的。谢谢您的配合。"

11．整理用物，将呼吸机管路做初步清洗后送供应室消毒。

12．洗手，记录呼吸机管路更换时间。

五、操作流程

核对解释 → 备好湿化罐、呼吸机管路 → 更换呼吸机管路、湿化罐 → 观察整理 → 处理用物 → 准确记录

六、评价

1．护士操作熟练、迅速，手法正确，程序规范。

2．护患沟通有效，患者积极配合操作，无不良反应。

七、注意事项

1．无自主呼吸的患者更换呼吸机管路时必须有医生在场。

2．危重患者被临时中断机械通气，需代之以简易呼吸气囊辅助通气。简易呼吸气囊辅助通气，必须由病房医生或护士操作。

3．更换呼吸机管路时，整个过程要迅速、准确。

八、健康教育

1．告知患者若有异常不适，如呼吸困难加重、胸痛等，需及时向护士表达。

2．向患者强调机械通气过程中口腔护理、翻身拍背、有效咳嗽及吸痰等的重要性，使患者能配合各项基础护理操作。

3．经常告诉患者加强自主呼吸，争取早日脱机。

九、引导性反馈

见附录一。

十、呼吸机管路的更换考核评分标准

呼吸机管路的更换考核评分标准见表43-1。

表 43-1　呼吸机管路的更换考核评分标准

序号	操作要点	操作技术标准	标准分	评分
1	素质要求（2分）	护士洗手戴口罩，衣帽整洁，仪表端庄	2	
2	核对医嘱（2分）	核对医嘱	2	
3	评估患者（4分）	①有效核对患者床号姓名 ②评估患者的病情、意识、有无自主呼吸（特别是呼吸模式及参数、SpO₂情况）、呼吸机管路及相关配件型号、气道分泌物情况、插管深度、理解配合能力 ③向患者解释连接呼吸机管路的目的、方法以取得合作	1 1 2	
4	洗手戴口罩（2分）	七步洗手法洗手，戴口罩	2	
5	用物准备（10分）	治疗车上层：消毒备用的配套呼吸机管路及相关配件1套、配套湿化罐1个、灭菌注射用水1瓶、纱布数块、无菌手套1副、无菌治疗巾1张、简易呼吸气囊1套、流量表、一次性吸氧管1根、湿化瓶（内盛1/3灭菌注射用水）、通气管1支、吸痰管、75%乙醇、棉签、标签、笔、记录本 治疗车下层：医用垃圾桶、生活垃圾桶 抢救车（内备有各种抢救物品）	5 2 3	
6	核对解释（6分）	①携用物至患者床旁，再次进行有效核对 ②向患者及家属解释呼吸机管路的连接目的与配合要点	3 3	
7	备好新湿化罐（5分）	灭菌注射用水加入新备好的湿化罐至其刻度	5	
8	备好新的呼吸机管路（15分）	①打开无菌呼吸机管路 ②戴手套 ③连接呼吸机管路（一般呼吸机回路管路为5根，其中1根短的，4根长的，4根长的分别为2根吸气支与2根呼气支，在吸气支的2根长管中间接集水杯，在呼气支的2根长管中间接集水杯，吸气支与呼气支长管末端接"Y"形管）	3 2 10	
9	备好供氧装置（6分）	①连接供氧装置 ②打开流量表，调节流量为6L/min ③将少许棉花置于吸氧管前，检查氧气流出是否通畅	2 2 2	
10	连接新的呼吸机管路与湿化罐（30分）	①关闭呼吸机报警器 ②分离呼吸机管路患者端 ③将吸氧管置于患者气管套管内（给患者吸氧） ④拆呼吸机管路机器端 ⑤用75%乙醇擦拭呼吸机管路的接头 ⑥将旧的湿化罐取下，换上新的湿化罐 ⑦将准备好的呼吸机管路先连呼吸机 ⑧再连患者（同时将吸氧管从气管套管内取出） ⑨贴上标签，注明呼吸机管路更换时间	2 3 5 4 4 4 3 3 2	

序号	操作要点	操作技术标准	标准分	评分
11	整理用物（4分）	①整理床单位，协助患者取舒适体位	2	
		②口述：用物分类消毒处理	2	
12	洗手（2分）	洗手	2	
13	记录（2分）	口述：记录呼吸机管路的连接时间	2	
14	总体评价 （10分）	正确指导患者	2	
		操作规范，熟练有序	4	
		沟通合理有效	2	
		操作过程中体现出对患者的人文关怀	2	
成绩			100	

（罗　晶）

项目 44 心电监测技术

一、教学目标

1．能正确掌握心电监护的工作原理及作用，心电监护的方法。

2．能正确设置患者信息，正确进行体温、血压、心电图、呼吸及监测，能根据患者情况正确设置报警值。

3．能识别正常心电图、常见的异常心电图。

4．正确掌握心电监护的护理措施。

二、实验目的

1．监测患者血压、呼吸、SpO_2、心率、节律变化等生命体征参数变化，为病情诊断及治疗提供信息支持。

2．培养学生具有与患者沟通和评估患者的能力，能根据监测结果判断病情。

3．具有在真实或模拟的护理工作场景中解决实际问题的能力，为心电监护患者实施护理措施。

三、模拟情景

（一）案例

患者，女，60岁。主诉"反复胸闷、心悸、胸痛1周，突发心前区剧烈疼痛，持续4小时未缓解，伴恶心、呕吐、大汗淋漓"。急诊拟为"急性心肌梗死"收入CCU。入院后体格检查：T：38.5℃，P：60次/分，心律不齐，R24次/分，BP85/45mmHg。医嘱：心电监护

（二）环境准备

1．病房情景布置　内科病房、病床单元、床帘或屏风、操作台、摄影设备。

2．角色信息

（1）护士（扮演者：教师/学生）　通过与"患者"沟通、评估、决策，执行医嘱。

（2）患者　1个模拟人卧于病床，用于操作；床旁1名教师或学生模拟患者（标准化），回应"护士"，根据"护士"完成任务情况推进剧情，实现情景变化。

3．标准化患者训练　围绕案例的内容，注意患者的情感变化。

（1）急性心肌梗死患者的痛苦表情。

（2）模拟患者呼吸增快、心前区剧烈疼痛。

4．医嘱　心电监护。

5．用物准备　治疗车上层：心电监护仪（包括监护导联线）、电极片3～5个、75%乙醇、棉签、纱布、弯盘、治疗卡。

治疗车下层：医疗垃圾容器、生活垃圾容器。

根据需要携带监测血氧饱和度、无创血压等的导联线。

四、操作步骤

（有条件者拍摄操作过程。）

（一）评估

内容：评估患者病情、意识状态；胸部皮肤状况。对清醒患者，告知监测目的及方法，取得患者合作。评估患者周围环境，有无电磁波干扰。

1．护士衣帽整洁，洗手，戴口罩。

2．接到医嘱，打印执行单，两人共同核对无误。

3．携执行单至床旁。

护士："您好！我是您的责任护士王某某，能告诉我您的名字吗？"

患者："我是刘某某。"

护士："您好，刘女士，您现在感觉怎样？疼痛有所缓解么？根据医嘱，我们将为您进行连续的心电监测，持续观察您的各项生命体征，以便及时发现您的异常情况，为您的治疗和护理提供依据。请您不要担心，这是一项没有痛苦的操作，只是将几个电极片贴于胸前部位，请您配合我一下，好吗？"

患者："好的"

护士："现在让我检查一下您的皮肤情况，您的皮肤情况良好，没有破损的地方，请您稍等，我准备好用物。"

（二）实施操作

1．携用物至患者床旁。

护士："您好，请问您叫什么名字？"

患者："刘某某。"

护士："刘女士，我可以查看一下您的腕带么？"

患者："可以。"

3．根据患者病情，协助患者取平卧或半卧位。

4．连接电源线，打开监护仪开关。

5．暴露患者胸部皮肤，酌情用围帘遮挡。选择电极放置的位置：（右上电极 RA，右锁骨中线与第二肋间交点；左上电极 LA，左锁骨中线与第二肋间交点；左下电极 LL，左锁骨中线剑突水平处；右下电极 RL，右锁骨中线剑突水平处；胸电极 V，胸骨左缘第四肋间）。

护士："请您平卧，放松，我要给您贴电极片。我来帮您解开衣扣，清洁皮肤，可能会感觉有点儿凉。"

6．清洁患者皮肤，一般用 75% 乙醇棉签清洁，必要时在电极安放处剃除体毛，保证电极与皮肤表面接触良好。

情景Ⅰ：当电极片粘贴于患者胸部时，患者显得有些不安。

患者："您这机子安全吗？会不会有什么危险啊？"

护士："请您不要担心，这是一项没有损伤和痛苦的操作，只是有时会感到皮肤有点痒，出现这种情况请您告诉我们好吗？而且我们也会随时过来查看，请您不用担心。"

处理：平稳操作，准备连接导线。

7．将电极片连接至监测仪导联线上，按照监测仪标识要求，粘贴于患者胸部正确位置，避开伤口和敷料，必要时应当避开除颤部位。

8．帮患者穿好衣服，注意保暖。

9．检查指脉氧传感器，将 SpO_2 指套放置于患者示指上。（不要与测血压的手臂在同一肢体上，以免影响测量结果）。

10．触摸肱动脉搏动，肘窝上 2～3cm 处连接血压袖带，启动测血压。

11．选择心电显示导联（一般选择Ⅱ导联），根据情况调心电图及滤波器状态，根据情况调心电图波幅大小。

12．设置各监护参数的报警声，同时调血压自动测时间。各参数：心率（HR）50～120 次／分；收缩压（SBP）80～150mmHg；舒张压（DBP）50～90mmHg；血氧饱和度（SpO_2）90%～100%；呼吸（R）10～30 次／分。

13．观察监护仪屏幕显示的参数，记录。

14．患者取舒适体位，妥善放置监护线。

15．整理床单位，再次核对患者。

护士："心电监护已经为您上好了，请您不要自行移动和摘除电极片，好吗？请您和您的家属尽量不要使用手机，以免形成干扰。如有痒、痛感请及时告诉我们医护人员，自己不要随意摘除传感器。若机器报警也请及时告知我们好吗？感谢您的配合"

16．拉开围帘。处理用物，洗手做好记录。

五、操作流程

评估 ⟶ 核对解释 ⟶ 安置体位 ⟶ 连接电源 ⟶ 清洁皮肤 ⟶ 将电极片连接至监测仪导联线上 ⟶ 连接指脉氧传感器、血压袖带 ⟶ 按键调节导联、振幅，设置各监护参数的报警声 ⟶ 整理观察并进行指导 ⟶ 处理用物，做好记录。

六、评价

1．操作准确、熟练，查对规范。

2．与患者沟通有效。

3．在规定时间内完成操作。

七、注意事项

1．根据患者病情，协助患者取平卧位或者半卧位。

2．密切观察心电图波形，及时处理干扰和电极脱落。带有起搏器的患者要区别正常心率与起搏心率。

3．每日定时回顾患者 24h 心电监测情况，必要时记录。

4．正确设定报警界限，不能关闭报警声音。

5．放置电极片时应避开伤口、瘢痕、中心静脉插管、起搏器及电除颤时电极板的位置。定期观察患者粘贴电极片处的皮肤，定时更换电极片和电极片位置。

6．对躁动患者，应当固定好电极片和导线，避免电极线脱位以及导线打折缠绕。

7．停机时，先向患者说明，取得合作后关机，断开电源。

8．心电监护不具有诊断意义，如需更详细了解心电图的变化，需做常规导联心电图。

八、健康教育

1．向患者及家属讲解心电监护的目的和重要性。

2．指导患者及家属不要随意取下电极连接导线。翻身或其他活动时动作轻柔，以免牵拉，导致电极片和导线脱落。

3．告知患者及家属如患者需如厕、外出检查等要告诉医护人员，取下电极连接导线。

4．若出现电极片、导线脱落，尤其是出现机器报警时不要恐慌，立即告知医护人员。

九、引导性反馈

见附录一。

十、心电监测考核评分标准

心电监测考核评分标准见表44-1。

表 44-1 心电监测考核评分标准

序号	操作要点	操作技术标准	标准分	评分
1	素质要求（2分）	护士衣帽整洁，仪表端庄	2	
2	核对医嘱（2分）	核对医嘱	2	
3	评估患者（4分）	①有效核对患者床号、姓名 ②评估患者的病情、意识状态、患者胸部皮肤状况及合作程度 ③对清醒患者，告知监测目的及方法，取得患者合作 ④评估患者周围环境、有无电磁波干扰	1 1 1 1	
4	洗手，戴口罩（2分）	洗手，戴口罩	2	
5	操作前准备（10分）	用物准备 治疗车上层：心电监护仪（包括监护导联线）、电极片3～5个、75%乙醇、棉签、纱布、弯盘、治疗卡、根据需要携带监测血氧饱和度、无创血压等的导联线 治疗车下层：黄色袋垃圾桶、黑色袋垃圾桶	8 2	
6	核对患者（4分）	携用物至患者床旁，再次进行有效核对 关闭门窗，拉上床帘或用屏风遮挡，环境安静、清洁	2 2	
7	安置体位（5分）	根据患者病情，协助患者取平卧或半卧位	5	
8	连接电源（5分）	连接电源线，然后打开监护仪开关	5	
9	清洁皮肤（5分）	暴露患者胸部皮肤，清洁患者皮肤，一般用75%乙醇棉签清洁，必要时在电极安放处剃除体毛，保证电极与皮肤表面接触良好	5	
10	将电极片连接至监测仪导联线上（15分）	将电极片连接至监测仪导联线上，按照监测仪标识要求贴于患者胸部正确位置。避开伤口，必要时应当避开除颤部位 口述：右上电极RA，右锁骨中线与第二肋间交点；左上电极LA，左锁骨中线与第二肋间交点；左下电极LL，左锁骨中线剑突水平处；右下电极RL，右锁骨中线剑突水平处；胸电极V，胸骨左缘第四肋间	10 5	
11	连接指脉氧传感器、血压袖带（7分）	检查指脉氧传感器，将 SpO_2 指套放置于患者示指上 触摸肱动脉搏动，肘窝上2～3cm处连接血压袖带，启动测血压	3 4	
12	按键调节导联、振幅，设置各监护参数的报警声（15分）	选择导联（一般选择Ⅱ导联），保证监测波形清晰，无干扰。设置相应合理的报警参数 口述：您好，机器会出现报警声，请及时告知我们，不要关闭报警声音好吗？	10 5	
13	整理观察并行指导（10分）	协助患者穿好衣服，取舒适卧位，整理床单位 口述：心电监护已经为您上好了，请您不要自行移动和摘除电极片。请您和您的家属尽量不要使用手机，以免形成干扰。电极片周围皮肤如有痒痛，请及时告知医护人员。	5 5	
14	处理用物（2分）	开窗通风，处理用物	2	

序号	操作要点	操作技术标准	标准分	评分
15	洗手、记录 （2分）	洗手，记录监护参数	2	
16	总体评价 （10分）	正确指导患者 操作规范，熟练有序 沟通合理有效 操作过程中体现出对患者的人文关怀 考核时间15min，超时酌情扣分	2 4 2 2	
成绩			100	

（刘志燕）

263

项目 45　心脏电除颤（非同步）技术

一、教学目标

1. 能正确说出心脏电除颤的适应证和注意事项。
2. 能掌握心脏电除颤的作用原理。
3. 能熟练掌握心脏电除颤的操作方法。

二、实验目的

1. 通过电除颤，纠正、治疗心律失常，恢复窦性心律，挽救患者生命。
2. 培养学生具有与患者沟通和评估患者的能力，能根据评估结果判断病情。
3. 具有在真实或模拟的护理工作场景中解决实际问题的能力，为心搏骤停、心室颤动患者实施急救护理措施。

三、模拟情景

（一）案例

患者，女，60岁。因"胸闷不适40分钟，意识丧失2分钟"入院。既往有"心脏病"史，具体不详。入科查体：BP：0　P：0　R：6次/分，意识丧失，大动脉搏动消失，叹息样呼吸，面色口唇重度紫绀，双瞳孔等大等圆，对光反射消失，心音消失。急救处理：面罩给氧、建立静脉通道、心电监护。监护仪显示室颤波。医嘱：立即行胸外心脏非同步直流电除颤。

（二）环境准备

1. 病房情景布置　内科病房、病床单元、床帘或屏风、操作台、摄影设备。
2. 角色信息
（1）护士（扮演者：教师/学生）　通过与"家属"沟通、评估、决策，执行医嘱。
（2）患者　1个模拟人卧于病床，用于操作；床旁1名教师或学生模拟患者家属，回应"护士"，根据"护士"完成任务情况推进剧情，实现情景变化。
3. 标准化患者训练　围绕案例的内容，并注意患者的病情变化。
（1）患者突然出现意识丧失、叹息样呼吸、发绀、大动脉搏动消失。
（2）模拟心电监护仪显示室颤波。
4. 医嘱　胸外心脏非同步直流电除颤。
5. 用物准备　治疗车上层：75%酒精、棉签、电极（3～5个）、心电图纸、除颤仪、导电糊或生理盐水纱布、治疗碗（内放干燥纱布5块、湿纱布2块）、弯盘、护理记录单、笔、砂轮（必要时）、电插板、急救用物。治疗车下层：医院垃圾容器、生活垃圾容器。

四、操作步骤

（有条件者拍摄操作过程。）

（一）评估

内容：患者的心律失常类型、神志、除颤部位皮肤情况，有无义齿或金属物品。评估除颤仪的性能（除颤仪处于完好备用状态）、蓄电池充电情况。病房环境温度、光线适宜、电源插座。

1. 护士衣帽整齐，动作敏捷、迅速。

2. 接到医嘱，打印执行单，两人共同核对无误。

3. 携带执行单至床旁。

护士："家属您好，我是责任护士王某某，能告诉我患者的名字吗？"

患者家属："她是刘某某。"

护士："您好，根据刘女士目前病情，需要立即行心脏直流电非同步电除颤。"

（二）实施操作

1. 携用物快步奔向至患者床旁。

2. 再次核对。

护士："您好，请让我核对一下您的腕带。"核对患者床号、姓名、性别、住院号。

3. 迅速将患者摆放为复苏体位，暴露胸部，将义齿或金属物品取下。

4. 连接电源线（避开除颤部位），打开除颤仪监护开关，再次判断除颤指征。

5. 将除颤仪按钮旋于"非同步"除颤位置，准确选择出所需除颤电量（单向波能量选择 360J；双向波 200J），准备除颤。

6. 双电极板涂匀导电糊，用 5 ~ 6 层生理盐水纱布包裹，避免直接将电极板放于患者胸壁上，导致灼伤。

7. 按下充电按钮，充至医嘱所需除颤电量。

8. 左手电极板置于胸骨右侧第二肋间，右手电极板置于心尖部（左侧第五肋间隙与左锁骨中线内侧 1 ~ 2cm 处），保证导电良好。

9. 双手同时按压放电按钮除颤。除颤放电时操作人员与患者保持一定距离，并提醒周围人员与患者床边保持一定距离，避免电击伤，快速放电。

10. 放电后迅速将开关旋钮调回监护状态，立即进行 5 个循环的 CPR（2010 年国际标准）。

11. 在第 5 次循环按压结束时观察心电监护仪上的波形变化，观察患者心率是否转为窦性，若转复窦性心律，表明除颤成功。按压同时观察面部表情及心电示波；人工呼吸同时观察胸廓起伏。若无效，可加大电击能量，重复电击，但最大量不超过 360J。

12. 除颤完毕后，电极板归位，将开关旋钮调回监护状态，用干纱布擦净患者胸部导电糊或药水，继续心电监护。

护士："刘女士，感觉怎样？知道我是谁吗？没事了，不要紧张，若疼痛、呼吸困难未缓解或加剧请及时告诉我们医护人员好吗？现在您有点累，好好休息。有什么事医生会及时处理的。"

13. 关闭电源，整理用物和床单位，爱护体贴患者。

14. 用干纱布擦净电极板上的导电糊，清洁消毒后放回原位，除颤器充电备用。

15. 洗手，做好护理准备记录。

五、操作流程

评估解释 → 准备用物 → 摆体位、暴露胸部 → 连接电源线 → 打开除颤仪开关 → 选择除颤模式及电能 → 涂导电糊 → 充电 → 安放电极板除颤 → 5个循环CPR → 观察心电波 → 电极板、各开关复位 → 关电源、整理用物 → 洗手记录。

六、评价

1. 动作规范，操作熟练。
2. 关心、体贴患者、保持床单位整洁。
3. 能量选择正确，患者无皮肤灼伤。
4. 除颤效果好，记录准确及时。

七、注意事项

1. 除颤时远离水及导电材料。
2. 操作时保持手干燥，可戴橡胶手套绝缘。忌空极板对空放电或单相放电。
3. 清洁并擦干皮肤，不能使用酒精、含有苯基的酊剂或止汗剂。
4. 手持电极板时，两极不能相对，不能面向自己。
5. 放置电极板部位应避开瘢痕、伤口。
6. 如电极板部位安放有医疗器械，除颤时电极板应远离医疗器械至少2.5cm以上。
7. STERNUM电极板放置于右侧：心底部，即右侧锁骨中线2～3肋间；APEX电极板放置于左侧：心尖部，即左侧腋中线第5肋间。
8. 为安装有起搏器的患者除颤时，电极板距起搏器至少10cm。
9. 如果一次除颤后不能消除室颤，移开电极板后应立即进行胸外按压。
10. 整理用物时应擦拭电极板并检查记录纸、导电糊、电极片是否清洁处理完备，仪器放回原处并充电，处于备用状态。

八、健康教育

1. 向患者及家属讲解心肌梗死疾病的相关知识，解释卧床休息、继续心电监测的重要性。
2. 告知患者家属患者病情危重程度，以配合抢救工作。
3. 指导患者及家属保持情绪稳定，避免紧张、焦虑、恐惧等不良心理，正确对待自己的病情。
4. 告知患者及家属若有任何不适，及时告诉医护人员处理。

九、引导性反馈

见附录一。

十、心脏电除颤考核评分标准

心脏电除颤考核评分标准见表45-1。

表 45-1　心脏电除颤考核评分标准

序号	操作要点	操作技术标准	标准分	评分
1	素质要求（2分）	护士衣帽整洁，仪表端庄	2	
2	核对医嘱（2分）	核对医嘱	2	
3	评估患者（4分）	①有效核对患者床号、姓名	1	
		②评估患者的心律失常类型、神志、大动脉搏动消失、除颤部位皮肤情况，有无义齿或金属物品	1	
		③评估除颤仪的性能（除颤仪处于完好备用状态）、蓄电池充电情况	1	
		④病房环境温度、光线适宜、电源插座	1	
4	洗手，戴口罩（2分）	洗手，戴口罩	2	
5	操作前准备（10分）	用物准备 治疗车上层：除颤仪、电极片（3～5个）、75%乙醇、棉签、心电图纸、导电糊或生理盐水纱布、治疗碗（内放干燥纱布5块、湿纱布2块）、弯盘、护理记录单、笔、砂轮（必要时）、电插板、急救用物	8	
		治疗车下层：医用垃圾容器、生活垃圾容器	2	
6	核对患者（4分）	携用物奔跑至患者床旁，再次进行有效核对	2	
		关闭门窗，拉上床帘或用屏风遮挡，保持环境安静、光线良好	2	
7	摆体位、暴露胸部（5分）	迅速将患者摆放为复苏体位，暴露胸部，将义齿和金属物品取下	5	
8	连接电源线、打开除颤仪开关（6分）	连接电源线（避开除颤部位）	3	
		打开除颤仪监护开关，再次判断除颤指征	3	
9	选择除颤模式和能量（5分）	将除颤仪按钮旋于"非同步"除颤位置，准确选择出所需除颤电量（单向波能量选择360J；双向波200J）	5	
10	涂导电糊（5分）	双电极板涂匀导电膏或用5～6层生理盐水纱布包裹，避免直接将电极板放于患者胸壁上，导致灼伤	5	
11	充电（5分）	按下充电按钮，充至医嘱所需除颤电量	5	
12	安放电极板、除颤（15分）	左手电极板置于胸骨右侧第二肋间，右手电极板置于心尖部（左侧第五肋间隙与左锁骨中线内侧1～2cm处），保证导电良好	5	
		双手同时按压放电按钮除颤	5	
		除颤放电时操作人员与患者保持一定距离，并提醒周围人员与患者床边保持一定距离，避免电击伤，快速放电	5	
13	5个循环CPR（5分）	放电后迅速将开关旋钮调回监护状态，立即进行5个循环的CPR（2010年国际标准）	5	

序号	操作要点	操作技术标准	标准分	评分
14	观察心电波（5分）	口述：在第5次循环按压结束时观察心电监护仪上的波形变化，观察患者心律是否转为窦性，若转复窦性心律，表明除颤成功。按压同时观察患者面部表情及心电波；人工呼吸同时观察胸廓起伏。若无效，可加大电击能量，重复电击，但最大量不超过360J	5	
15	电极板、各开关复位（5分）	除颤完毕后，电极板归位，将开关旋钮调回监护状态 用干纱布擦净患者胸部导电糊或药水，继续心电监护	3 2	
16	关电源、整理用物（7分）	关闭电源，协助患者穿好衣物，整理用物和床单位 用干纱布擦净电极板上的导电糊，清洁消毒后放回原位，除颤器充电备用	3 4	
18	洗手记录（3分）	洗手，做好护理准备记录	3	
19	总体评价（10分）	操作规范，熟练有序 沟通合理有效，关心体贴患者 能量选择正确，无皮肤灼伤 除颤效果好，记录准确及时 操作中过程体现出对患者的人文关怀 考核时间15min，超时酌情扣分	2 2 2 2 2	
成绩			100	

（刘志燕）

项目 46　快速血糖监测技术

一、教学目标

1．正确说出快速血糖监测的目的、注意事项。
2．能正确完整地准备执行血糖测定所需用物。
3．正确进行快速血糖监测操作。
4．能正确判读结果及解释测定结果。

二、实验目的

监测患者血糖水平，协助诊断，为预防、治疗和护理提供依据。

三、模拟情景

（一）案例

王先生，男，68 岁，高中文化，退休。主诉口干、多饮、多食、多尿伴消瘦 7 年。三年前发现口干，皮肤瘙痒，1 天前体检发现空腹血糖 8.3 mmol/L，糖化血红蛋白 7.1%，餐后血糖 9.8 mmol/L，BMI：25。生化肝肾功能正常，三酰甘油 2.7mmol/L，总胆固醇 6.5 mmol/L，LDL-C：3.1 mmol/L。入院诊断：糖尿病。医嘱：测血糖，q6h。

（二）环境准备

1．病房情景布置　内科病房、病床单元、设备带、床帘或屏风、操作台、摄影设备。
2．角色信息
（1）护士（由教师 / 学生扮演）　通过与"患者"沟通、评估、决策，执行医嘱。
（2）患者　1 个模拟人卧于病床，用于操作；床旁 1 名教师或学生模拟患者（标准化），回应"护士"，根据"护士"完成任务情况推进剧情，实现情景变化。
3．标准化患者训练　围绕案例的内容，并注意患者的感情。
模拟糖尿病患者患病后的焦虑表情。
4．医嘱　测血糖，q6h。
5．用物准备
治疗车上层：治疗盘内备（75% 乙醇、棉签、血糖测定仪、血糖试纸、一次性采血针、弯盘）、笔、记录本、手消毒液、肥皂、医嘱单、医嘱执行单。
治疗车下层：医用垃圾桶、生活垃圾桶、锐器盒。

四、操作步骤

（有条件者拍摄操作过程。）

（一）评估

内容：患者的年龄、病情、意识、治疗情况、心理状况、手指皮肤及末梢循环情况、理解配合能力。

1. 护士衣帽整洁，洗手，戴口罩。

2. 接到医嘱，打印执行单，两人共同核对无误。

3. 携带执行单至床旁。

护士："您好，我是您的责任护士舒某某，能告诉我您的名字吗？"

患者："我是王某某。"

护士："您好，王先生，现在感觉怎么样？还是有口干、多饮、多食、多尿吗？您目前的诊断是糖尿病，医生要给您用药，为了准确用药，我要给您测血糖，请您配合我，好吗？"

患者："没问题。"

护士："请问您吃早饭了吗？"

患者："还没有。"

护士："好的，让我查看一下您的手指皮肤和末梢循环情况吧。很好，您的手指皮肤无异常，末梢循环较好，那请您稍等，我去准备用物，然后过来给您测血糖。"

（二）实施操作

1. 携用物至患者床旁。

2. 再次核对。

护士："您好，请问您叫什么名字？"

患者："王某某。"

护士："来，核对一下您的腕带。"核对患者床号、姓名、性别、住院号。

护士："王先生，现在我要帮您测血糖了，请您先清洁一下双手。"

3. 协助患者用肥皂和温水清洁双手，擦干双手。

4. 用蘸有75%乙醇的棉签消毒手指，待干。

5. 打开血糖测定仪，将血糖试纸插入血糖测定仪中。

护士："王先生，我要开始采血了，您会感觉有轻微的疼，请不要紧张，很快就好。"

6. 采血针紧压指腹，按动开关，针刺指腹，采血。

情景 I：采血不成功，不出血或出血量少。原因：针头穿刺的深度不够。

处理：①不出血时，调节进针深度重新采血；②出血量少时，可轻轻推压手指另一侧，让血液慢慢溢出，切忌用力挤压。

7. 将血样滴于试纸的采血区。

8. 用干棉签按压采血部位，直至不出血为止。

9. 读取血糖值、关闭血糖测定仪。

10. 协助患者取舒适体位。

护士："王先生，我刚才给您测的血糖值是8.2mmol/L，比正常值要高。不过您不用紧张，我会及时将结果告诉医生的，这里是呼叫器，如果有需要帮助请叫我，我会过来巡视的。现在您可以吃早饭了。谢谢您的合作。"

11. 处理用物，洗手，记录所测血糖值。

五、操作流程

核对解释 ⟶ 清洁消毒 ⟶ 备好血糖测定仪 ⟶ 进针采血 ⟶ 血样滴于血糖试纸 ⟶ 读

取血糖值 —→ 安置患者 —→ 整理用物 —→ 准确记录。

六、评价

1．护士测试结果准确。
2．护士操作动作敏捷、轻柔，一次成功。
3．护患沟通有效，患者积极配合操作，感觉良好，无不良反应。

七、注意事项

1．测血糖前，确保血糖测定仪上的号码与血糖试纸号码一致。
2．每一次测量前须更换不同采血部位。
3．为让疼痛降到最轻程度，应在手指侧面采血，而非指尖或指腹。
4．挤血时勿用力过度，以免挤出局部组织液，而造成血液凝固，影响检测结果。
5．采血针穿刺后，因第一滴血通常含有大部分血清，其可能稀释血液，影响检验结果，故应将第一滴血擦拭掉，取第二滴血检测。
6．采血时，要让血糖试纸一次吸饱血，避免过量或者血量不足而影响检测结果。
7．采集自然流出血液至需要量，一般为 0.5 ～ 10μl（不同血糖测定仪所需的采血量不同，以血量足够覆盖全部血糖试纸测试区为宜）。
8．血糖试纸应存放于密封瓶中，以避免血糖试纸受潮变色、污染，影响检验结果。
9．测血糖前须评估患者是否有血小板低下、接受抗凝血剂治疗等造成出血等的危险因素，因不正常凝血机制会增加瘀斑和出血的危险性。

八、健康教育

1．告知患者血糖监测目的，取得合作。
2．指导末梢循环差的患者将手下垂摆动以增加血流。
3．指导患者穿刺后按压时间 1 ～ 3min。
4．对需要长期监测血糖患者，向患者讲解监测血糖的方法和注意事项。

九、引导性反馈

见附录一。

十、快速血糖监测技术考核评分标准

快速血糖监测技术考核评分标准见表46-1。

46-1 快速血糖监测技术考核评分标准

序号	操作要点	操作技术标准	标准分	评分
1	素质要求（2分）	护士衣帽整洁，仪表端庄	2	
2	核对医嘱（2分）	核对医嘱	2	
3	评估患者（4分）	①有效核对患者床号、姓名 ②评估患者的年龄、病情、意识、治疗情况、心理状况、手指皮肤与末梢循环情况、理解配合能力 ③向患者解释快速血糖监测的目的、方法，以取得合作 ④做好解释	1 1 1 1	
4	洗手，戴口罩（2分）	洗手，戴口罩	2	
5	操作前准备（10分）	治疗车上层：治疗盘内备（75%乙醇、棉签、血糖测定仪、血糖试纸、一次性采血针、弯盘）、笔、记录本、手消毒液、肥皂 治疗车下层：医用垃圾桶、生活垃圾桶、锐器盒	6 4	
6	核对解释（6分）	①携用物至患者床旁，再次进行有效核对 ②向患者及家属解释快速血糖监测的目的与配合要点	3 3	
7	协助洗手（4分）	协助患者用肥皂和温水清洁双手，擦干双手	4	
8	消毒手指（5分）	用蘸有75%乙醇的棉签消毒手指，待干	5	
9	备好血糖测定仪（15分）	①打开血糖测定仪 ②将血糖试纸插入血糖测定仪中 ③核对血糖测定仪上的号码与血糖试纸号码是否一致	3 3 5	
9	进针采血（12分）	①将患者采血手指捏住并始终保持手指向下方向 ②选择消毒手指指腹两侧中的任一部位 ③将采血针紧压指腹，按动开关，针刺指腹，采血	5 5 4	
10	血样滴于血糖试纸（12分）	①采血针穿刺后，将第一滴血擦拭掉，取第二滴血检测 ②采血时，要让血糖试纸一次吸饱血 ③采集自然流出血液至需要量，一般为0.5～10μl（不同血糖测定仪所需要的采血量不同，以血量足够覆盖全部血糖试纸测试区为宜）	4 4 4	
11	干棉签按压止血（3分）	干棉签按压止血	3	
12	读取血糖值（3分）	口述：读取血糖测定仪上的血糖值	3	
13	关闭血糖测定仪（2分）	关闭血糖测定仪	2	
14	安置患者（2分）	协助患者取舒适体位	2	
15	处理用物（3分）	口述：用物分类消毒处理	2	
16	洗手（2分）	洗手	3	

序号	操作要点	操作技术标准	标准分	评分
17	记录（3分）	口述：准确记录所测血糖值	3	
18	总体评价 （10分）	正确指导患者	1	
		操作规范，熟练有序	2	
		沟通合理有效	3	
		操作过程中体现出对患者的人文关怀	2	
		时间：10min，超时酌情扣分	2	
成绩			100	

（罗　晶）

项目 47　胃肠减压技术

一、教学目标

1．正确说出胃肠减压技术的适应证和禁忌证。

2．正确说出胃肠减压技术的目的、注意事项。

3．正确进行胃肠减压技术的操作。

4．操作中关心患者，减少不适。

二、实验目的

1．胃肠道手术的术前准备。

2．缓解或解除肠梗阻所致的不适。

3．术后减轻腹胀，减少缝线张力和伤口疼痛。

4．改善胃肠壁血液循环，促进伤口愈合，加快消化功能的恢复。

5．通过吸出物观察病情变化，协助诊治。

三、模拟情景

（一）案例

黄先生，男，42 岁，因"阵发性腹痛、腹胀、呕吐，肛门无排气排便 3 天"住院。5 天前行十二指肠球部溃疡穿孔手术，测 T38.5℃、HR112 次 / 分、R15 次 / 分、BP115/75mmHg，腹部膨隆，有气过水声，肠鸣音亢进。经积极补液、禁食等处理，腹痛呕吐未见明显缓解，医嘱：行胃肠减压。

（二）环境准备

1．病房情景布置　外科病房、病床单元、设备带、床帘或屏风、操作台、摄影设备。

2．角色信息

（1）护士（扮演者：教师 / 学生）　通过与"患者"沟通、评估、决策，执行医嘱。

（2）患者　"患者"由 1 个模型人充当并置于病床，用于操作；床旁 1 名教师或学生模拟患者（标准化），回应"护士"，根据"护士"完成任务情况推进剧情，实现情景变化。

3．标准化患者训练　围绕案例的内容，并注意患者的感情。

（1）模拟患者的痛苦表情。

（2）模拟患者的吞咽动作。

（3）模拟患者的恶心、干呕动作。

4．医嘱　禁食，胃肠减压。

5．用物准备　治疗车上层：治疗盘，内放置换药包（两个治疗碗、一把镊子、纱布数块）、一次性使用负压引流器、弯盘、一次性胃管、一次性 50ml 注射器、一次性压舌板、一次性橡胶外科手套、治疗巾、棉签、液状石蜡、温开水、手电筒、听诊器、胶布、别针、胃管标示、医嘱单、医嘱执行单、手消毒液。

治疗车下层：医用垃圾容器、生活垃圾容器。

四、操作步骤

（有条件者拍摄操作过程。）

（一）评估

内容：患者的年龄、病情、临床诊断、意识状态、心理状况和理解配合能力。

1. 护士衣帽整洁，洗手，戴口罩。

2. 接到医嘱，打印执行单，两人共同核对无误。

3. 携带执行单至床旁

护士："您好，我是您的责任护士李某某，能告诉我您的名字吗？"

患者："我是黄某某"

护士："您好，黄先生，您现在感觉怎么样？觉得腹部很胀痛吗？"

患者："是的。"

护士："医生说可能是出现肠梗阻了，所以需要给您进行胃肠减压，以缓解您的不适。我现在需要检查您的口鼻腔情况，请您配合。嗯，口腔、鼻腔情况完好。请问您现在方便让我来给您进行胃肠减压吗？"

患者："方便。"

护士："好的，请您稍等一下，我去准备一下用物。谢谢您的配合。"

（二）实施操作

1. 携用物至患者床旁。

2. 再次核对。

护士："您好，请问您叫什么名字？"

患者："黄某某。"

护士："来，核对一下您的腕带。"核对患者床号、姓名、性别、住院号。

护士："您好，黄先生，现在我帮您胃肠减压。在这个过程中您可能会觉得恶心，这个现象是正常的，如果忍不住就深呼吸，您现在深呼吸一下给我看好吗？"

情景Ⅰ：黄先生做深呼吸。

护士："您做得很好。胃肠减压时如果不舒服的时候一定要告诉我，我会及时处理。现在需要请您身体取右侧卧位。"

护士："来，黄先生，请您面对我，身体向右边慢慢转过来。"

3. 关闭门窗，用床帘或屏风遮挡，协助患者取右侧卧位，头颈部自然伸直，清洁鼻腔，颌下铺治疗巾，放弯盘于颌下。

4. 测量插管长度（从鼻尖经耳垂至胸骨剑突处的距离或从前额发际至胸骨剑突的距离），做好标记。

5. 戴无菌手套，石蜡油润滑胃管前端，沿一侧鼻孔轻轻插入，到咽喉部（插入14～15cm）时，嘱患者做吞咽动作，随后迅速将胃管插入到标记位置。

情景Ⅱ：黄先生做吞咽动作的情景。

护士："黄先生，请您做吞咽动作，像吃面条一样。"

情景Ⅲ：患者觉得恶心，但是还能够忍受。

护士："黄先生，请您稍微忍耐一下，做深呼吸。"

处理：暂停插管，嘱咐患者深呼吸。

护士："黄先生，好些了吗？"

情景Ⅳ：患者呛咳严重、脸色发绀，嘴唇发青，呼吸急促。

护士："黄先生，怎么了？不舒服吗？"

处理：立即停止操作，迅速移除胃管，等患者症状平稳后再继续进行操作。

6. 确定胃管在胃内后，用胶布固定胃管于鼻翼处，并做好标记。

判断胃管在胃内的方法：①抽取胃液法：用无菌注射器接于胃管末端回抽，看是否可抽出胃内容物；②听气过水声法：用无菌注射器注入 10～20ml 空气于胃管内，将听诊器放在患者上腹部，听有无气过水声；③将胃管末端放入盛有凉开水或生理盐水的碗中，看有无气泡溢出。

7. 正确连接负压吸引装置，负压吸力不可过强，以免堵塞管口和损伤胃黏膜。

8. 固定管路，用别针固定于枕旁或患者衣领处，防止牵拉，并保证管路通畅。

9. 撤去弯盘、治疗巾，脱手套，处理用物，贴好标签，注明插管时间。

10. 安置患者舒适体位，整理床单位，开窗通风，拉开床帘或收起屏风。

护士："黄先生，现在胃肠减压装置装好了，请您注意不要随意拉扯以免脱落；引流期间，请勿喝水、进食，口干时可用清水或温盐水漱口，活动时要注意不要使管道弯曲、折叠、受压、滑脱。同时您要保持口腔清洁，我也会定期为您进行口腔护理的。这里是呼叫器，如果有需要帮助请叫我们，我也会经常过来看您的，我先去处理用物，等会儿再来看您，谢谢您的配合。"

11. 洗手，记录胃管置入的深度，引流液的颜色、性质及量。

五、操作流程

核对解释 ─→ 安置体位 ─→ 测量插管长度 ─→ 润滑胃管 ─→ 插胃管。

检查胃管位置是否正确 ─→ 连接减压装置 ─→ 固定、观察处理 ─→ 安置患者 ─→ 整理观察并行健康教育 ─→ 准确记录。

六、评价

1. 胃管插入患者体内长度符合要求。

2. 插胃管动作迅速，患者未出现心慌、气促。

3. 动作轻柔，患者无不适，减压后腹胀减轻。

七、注意事项

1. 插管时患者出现恶心，应休息片刻，嘱患者深呼吸再插入，出现呛咳、呼吸困难、发绀等情况，立即拔出，休息后重新插入。

2. 妥善固定，防止变换体位时加重对咽喉部的刺激，防止受压和滑脱。

3. 若胃内注入药物，注入后夹管 30～60min，以免药物吸出，影响疗效。

4．加强患者的口腔护理。

5．长期胃肠减压者，每月更换胃管 1 次，从另一侧鼻孔插入。

6．观察引流液的颜色、性质和量并记录 24h 引流总量。

八、健康教育

1．指导患者胃肠减压的目的和配合方法。

2．指导患者及家属防止胃管脱出的措施。

九、引导性反馈

见附录一。

十、胃肠减压技术考核评分标准

胃肠减压技术考核评分标准见表 47-1。

表 47-1 胃肠减压技术考核评分标准

序号	操作要点	操作技术标准	标准分	评分
1	素质要求（2分）	护士衣帽整洁，仪表端庄	2	
2	核对医嘱（2分）	核对医嘱	2	
3	评估患者（4分）	①有效核对患者床号、姓名 ②评估患者的病情、心理状态及合作程度 ③向患者解释胃肠减压的目的、方法以取得合作	1 1 2	
4	洗手，戴口罩（2分）	洗手，戴口罩	2	
5	操作前准备（10分）	用物准备 治疗车上层：治疗盘内放置换药包（两个治疗碗、一把镊子、纱布数块）、一次性使用负压引流器，弯盘、一次性胃管、一次性50ml注射器、一次性压舌板、一次性橡胶外科手套、治疗巾、棉签、液状石蜡、温开水、手电筒、听诊器、胶布、别针、胃管标示、医嘱单、医嘱执行单、手消毒液 治疗车下层：医用垃圾容器、生活垃圾容器	6 4	
6	核对患者（5分）	携用物至患者床旁，再次进行有效核对 关闭门窗，用床帘或屏风遮挡，保持环境安静、清洁	3 2	
7	取体位及插管前准备（5分）	协助患者取右侧卧位，头颈部自然伸直 清洁鼻腔，颌下铺治疗巾，放弯盘于颌下	3 2	
8	测量插入胃管长度（7分）	测量插管长度（从鼻尖经耳垂至胸骨剑突处的距离） 口述 ①成人45～55cm ②婴幼儿14～18cm	3 2 2	
9	戴手套（2分）	一次性手套戴法正确	2	
10	润滑胃管（2分）	用棉签蘸石蜡油润滑胃管前端适宜长度	2	
11	插管（16分）	一手托住胃管，一手持胃管前端至鼻腔轻轻插入10～15cm，嘱患者做吞咽动作，顺势插入胃管，直至预定长度，初步固定 口述 ①插管过程，密切观察患者病情变化，若出现恶心、呕吐应暂停插入，嘱患者深呼吸 ②插入不畅时，检查胃管是否在口腔中弯曲，患者是否有呛咳 ③呼吸困难、紫绀时应立即拔出	5 5 2 2 2	
12	检查胃管是否在胃内（9分）	检查胃管是否在胃内 ①抽取胃液法 ②听气过水声法 ③将胃管末端置于水中无气泡溢出	 3 3 3	
13	固定胃管（3分）	确认胃管在胃内后，用胶布固定胃管于鼻翼处	3	

278

序号	操作要点	操作技术标准	标准分	评分
14	连接负压引流器 （5分）	连接负压吸引装置，固定管路，用别针固定于枕旁或患者衣领处	5	
15	观察（10分）	口述 ①观察引流是否通畅及引流液的量、色、质 ②胃肠减压期间加强患者口腔护理 ③注意观察水、电解质及胃肠功能恢复情况	4 3 3	
16	处理（3分）	贴好标签，协助患者取舒适卧位 整理床单位，开窗通风，拉开床帘或收起屏风 口述：用物分类消毒处理	1 1 1	
17	洗手（1分）	洗手	1	
18	记录（2分）	口述：观察引流液性质及颜色、量的变化并准确记录	2	
19	总体评价 （10分）	正确指导患者 操作规范，熟练有序 沟通合理有效 操作过程中体现出对患者的人文关怀 时间：15min，超时酌情扣分	2 2 3 3	
成绩			100	

（卢海霞）

项目 48　换药技术操作

一、教学目标

1. 正确说出换药的适应证。
2. 正确说出换药的目的、注意事项。
3. 正确评估伤口情况。
4. 正确执行换药技术操作。
5. 操作中注意无菌技术，减少感染。

二、实验目的

1. 观察伤口的情况和变化，以便酌情给予相应的治疗和处理。
2. 清洁伤口，去除创口异物、脓液、坏死组织和分泌物，引流通畅。
3. 伤口局部外用药物，促进伤口尽早愈合。
4. 保护伤口，避免再损伤和感染。

三、模拟情景

（一）案例

吴女士，女，35 岁，体质较瘦弱，5 天前行胆囊切除术，今晨测 T38.3℃、HR86 次 / 分、R16 次 / 分、BP118/80mmHg，主诉切口疼痛，观察发现伤口处有红肿，同时伴有脓液渗出。遵医嘱给予头孢他啶 2g ivgtt bid，伤口换药 bid 等抗感染治疗。医嘱：伤口换药 bid。

（二）环境准备

1. 病房情景布置　外科病房、病床单元、设备带、床帘或屏风、操作台、摄影设备。
2. 角色信息
（1）护士（由教师 / 学生扮演）　通过与"患者"沟通、评估、决策，执行医嘱。
（2）患者　1 个模拟人卧于病床，用于操作；床旁 1 名教师或学生模拟患者（标准化），回应"护士"，根据"护士"完成任务情况推进剧情，实现情景变化。
3. 标准化患者训练　围绕案例的内容，并注意患者的感情。
（1）模拟胆囊切除术后患者伤口疼痛的表情。
（2）模拟患者咳嗽情况。
（3）模拟患者伤口情况。
4. 医嘱　伤口换药。
5. 用物准备　治疗车上层：无菌手套、无菌纱布（敷料）数块、镊子 2 把、装有聚维酮碘棉球和生理盐水棉球的无菌治疗碗各 1 个、治疗巾 1 块、弯盘 1 个、胶布、生理盐水、医嘱单、医嘱执行单、手消毒液。
治疗车下层：医用垃圾容器、生活垃圾容器。

四、操作步骤

（有条件者拍摄操作过程。）

（一）评估

内容：患者的年龄、病情、临床诊断、伤口情况、意识状态、心理状况、理解配合能力。

1. 护士衣帽整洁，洗手，戴口罩。

2. 接到医嘱，打印执行单，两人共同核对无误。

3. 携带执行单至床旁。

护士："您好，我是您的责任护士王某某，能告诉我您的名字吗？"

患者："我是吴某某。"

护士："您好，吴女士，您现在感觉怎么样？伤口痛吗？"

患者："有一点痛。"

护士："因为您的伤口局部出现了感染，所以伤口会疼痛并有脓液溢出，不过您不要担心，医生已经给您行抗感染治疗了，然后我现在遵医嘱要给您的伤口换药，请问您现在方便吗？"

患者："方便。"

护士："好的，请您稍等一下我去准备用物，然后过来给您换药。谢谢您的配合。"

（二）实施操作

1. 核对医嘱，携用物至患者床旁。

2. 再次核对。

护士："您好，请问您叫什么名字？"

患者："吴某某。"

护士："来，核对一下您的腕带。"核对患者床号、姓名、性别、住院号。

3. 关闭门窗，用床帘或屏风遮挡，解开患者裤带，脱裤到膝下，协助患者平卧位，棉被遮盖患者下肢，充分暴露伤口部位。

4. 戴手套，铺治疗巾，将弯盘放置于患者换药部位旁。

5. 一手固定伤口，一手松开胶布，揭开创面敷料。揭胶布由外向里，要轻柔；手取外层敷料，无菌镊子取下内层敷料，揭除敷料的方向与伤口纵向方向平行，以减少疼痛。

6. 观察伤口。

情景Ⅰ：吴女士想咳嗽。

护士："吴女士，您尽量忍住不要咳嗽，实在忍不住，请您用双手固定在伤口两侧，这样可以减少咳嗽对伤口的拉扯，有利于伤口的愈合。"

处理：双手两侧固定伤口，以免患者因咳嗽牵拉伤口引起疼痛。

情景Ⅱ：内层敷料粘连于皮肤上。

护士："吴女士，您好，现在敷料粘在您的皮肤上，为了不弄伤您，我要将敷料弄湿再取下来，请您配合，谢谢。"

处理：用生理盐水滴在内层敷料上，待敷料湿润后再用镊子轻轻揭开。

7. 清洁消毒伤口（注意无菌技术）用两把镊子操作，一把镊子接触伤口，另一把接触敷料。用聚维酮碘棉球消毒伤口周围皮肤（5cm左右）由内向外擦拭两遍，然后取生理盐水棉球清洗伤口分泌物，注意吸干创面。

8．固定敷料　将无菌纱布（敷料）覆盖于伤口之上，用胶布包扎固定。

9．去弯盘、治疗巾，脱手套，处理用物。（注意：被感染伤口污染的敷料、纱布、棉球等集中销毁处理，被污染的非一次性医疗器械清洗后，集中消毒。普通的医疗垃圾放在黄色垃圾袋里，生活垃圾放入黑色垃圾袋中。）

10．安置患者于舒适体位，整理床单元，开窗通风，拉开床帘或收起屏风。

11．洗手，记录换药时间和伤口情况（包括伤口的类型、大小、深度、基底颜色、清洁程度、周围皮肤情况等）及分泌物的颜色、性质及量。

护士："吴女士，现在我已经给您换好药了，请您注意保护好伤口，不要被感染。如果您要咳嗽，记得用双手固定在伤口两侧，以免咳嗽腹压过高崩开伤口。您也随时关注伤口情况，如果伤口渗液过多或者您感觉伤口不舒服，这里是呼叫器，及时联系我们，我也会经常过来看您的，我先去处理用物，等会儿再来看您，谢谢您的配合。"

五、操作流程

核对解释 —→ 安置体位 —→ 揭开敷料 —→ 观察伤口 —→ 清洁消毒伤口 —→ 固定敷料 —→ 安置患者 —→ 准确记录。

六、评价

1．动作轻柔，患者无不适。
2．未损伤患者完好皮肤。

七、注意事项

1．遵守无菌操作原则，尤其是使用棉球消毒或清洗伤口时勿来回擦拭，以避免污染伤口。
2．伤口分泌物较多且创面较深时，宜先用生理盐水冲洗。
3．若伤口周围皮肤非常脆弱时，其最外层干纱布覆盖伤口范围可加大，可用两条适当宽度胶布粘贴，其目的是为减少胶布粘贴皮肤造成不必要的破损。
4．如有多处伤口需换药，应先换清洁伤口，后换感染伤口；清洁伤口换药时，应从伤口中间向外消毒；感染伤口换药时，应从伤口外向中间消毒；有引流管时，先清洁伤口，再清洁引流管。
5．定期对伤口进行观察、测量和记录。伤口敷料分泌物湿度若＞50%，需缩短换药时间。

八、健康教育

1．指导患者及家属保持伤口敷料及周围皮肤清洁的方法。
2．指导患者沐浴、翻身、咳嗽及活动时保护伤口的方法。

九、引导性反馈

见附录一。

十、换药技术操作考核评分标准

换药技术操作考核评分标准见表48-1。

表 48-1　换药技术操作考核评分标准

序号	操作要点	操作技术标准	标准分	评分
1	素质要求（2分）	护士衣帽整洁，仪表端庄	2	
2	核对医嘱（2分）	核对医嘱	2	
3	评估患者（4分）	①有效核对患者床号、姓名	1	
		②评估患者的年龄、病情、临床诊断、伤口情况、意识状态、心理状况、理解配合能力	2	
		③向患者解释换药的目的、方法以取得合作	1	
4	洗手，戴口罩（2分）	洗手，戴口罩	2	
5	操作前准备（10分）	用物准备： 治疗车上层：无菌手套、无菌纱布（敷料）数块、镊子2把、装有聚维酮碘棉球和生理盐水棉球的无菌治疗碗各1个，治疗巾1块，弯盘1个，胶布，记录单，生理盐水，医嘱单，医嘱执行单，手消毒液	5 3	
		治疗车下层：医用垃圾容器、生活垃圾容器	2	
6	核对患者（4分）	携用物至患者床旁，再次进行有效核对	2	
		关闭门窗，床帘遮挡或用屏风遮挡，环境安静、清洁	2	
7	安置体位（3分）	协助患者取适宜体位，充分暴露换药部位	3	
8	揭开敷料（18分）	戴手套，铺治疗巾，将弯盘放置于患者换药部位旁	3	
		一手固定伤口，一手松开胶布，揭开创面敷料	5	
		揭胶布由外向里，要轻柔，手取外层敷料，无菌镊子取下内层敷料，揭除敷料的方向与伤口纵向方向平行，以减少疼痛	5	
		若内层敷料与创面粘连较紧，用无菌生理盐水浸湿后再揭开	5	
9	观察伤口（9分）	观察伤口情况	4	
		口述：有无分泌物，分泌物的性质、量、颜色等	5	
10	清洁消毒伤口（20分）	注意无菌技术	5	
		用两把镊子操作，一把镊子接触伤口，另一把接触敷料，用聚维酮碘棉球消毒伤口周围皮肤由内向外擦拭两遍，然后取生理盐水棉球清洗伤口分泌物	5 5	
		口述：分泌物较多且创面较深时，宜用生理盐水冲洗，注意吸干创面	5	
11	固定敷料（5分）	用无菌纱布覆盖伤口，胶布固定	5	
12	处理（6分）	去弯盘、治疗巾，脱手套	2	
		口述：用物分类消毒处理	2	
		安置患者舒适体位，整理床单元，开窗通风，拉开床帘或收起屏风	2	
13	洗手（2分）	洗手	2	
14	记录（3分）	口述：换药时间和伤口情况及分泌物的颜色、性质及量	3	

序号	操作要点	操作技术标准	标准分	评分
15	总体评价 （10分）	操作熟练，手法正确，符合无菌技术操作原则	2	
		操作规范，熟练有序，动作轻柔、细致、敏捷	2	
		正确指导患者	2	
		沟通合理有效	2	
		操作过程中体现出对患者的人文关怀	2	
		时间：15 ~ 20min，超时酌情扣分		
成绩			100	

（卢海霞）

项目 49 气管切开伤口换药技术

一、教学目标

1．正确说出气管切开伤口换药的目的、注意事项。
2．正确进行大气管切开伤口换药技术操作。
3．操作中关心患者，动作轻柔。

二、实验目的

1．避免气道阻塞，保持呼吸道通畅。
2．保持伤口清洁，避免气管切开处伤口感染。
3．增加患者舒适度。

三、模拟情景

（一）案例

杨先生，男，22 岁，因"被打伤头部疼痛 3 天，意识障碍 1 小时"入院，体格检查：T37℃，R28 次 / 分，HR100 次 / 分，BP120/80mmHg，呈昏迷状，GCS 评分 7 分，左侧瞳孔直径约 2mm、右侧瞳孔直径约 3.5mm，对光反射减退，头部 CT 示：右侧额颞、顶部硬膜下血肿，出血量约 110ml，予急诊在全麻插管下行硬膜下血肿清除术，术后予抗炎、止血、降颅压、吸氧等处理，考虑患者气管插管超过 72 小时，时间长会导致气道感染，医生于术后 3 天给予气管切开术，现患者神志逐渐转为清醒，医嘱：气管切开伤口换药。

（二）环境准备

1．病房情景布置 外科病房、病床单元、设备带（中心吸氧、吸痰装置）、床帘或屏风、操作台、摄影设备。

2．角色信息

（1）护士（由教师 / 学生扮演） 通过与"患者"沟通、评估、决策，执行医嘱。

（2）患者 1 个模拟人卧于病床，用于操作；床旁 1 名教师或学生模拟患者（标准化），回应"护士"，根据"护士"完成任务情况推进剧情，实现情景变化。

3．标准化患者训练 围绕案例的内容，并注意患者的感情。

（1）模拟气管切开患者的痛苦表情。

（2）模拟患者呛咳的情景。

（3）模拟患者呼吸急促的情景。

4．医嘱 气管切开伤口换药。

5．用物准备 治疗车上层：一次性无菌手套 3 副，治疗巾 1 块，无菌治疗碗 2 个、弯盘 1 个、听诊器 1 个、无菌开口纱布、生理盐水棉球 5 ～ 10 个、无菌镊子 2 把、与患者同型号内套管 1 副、抽吸 0.5ml 生理盐水的 2ml 注射器 1 个、吸痰管数根（必要时备有颈部固定带）、医嘱单、医嘱执行单、手消毒液。

治疗车下层：医用垃圾容器、生活垃圾容器。

检查中心吸氧及吸痰装置性能是否良好待用。

四、操作步骤

（有条件者拍摄操作过程。）

（一）评估

内容：患者的年龄、病情、气管切开伤口外周皮肤情况、临床诊断、意识状态、心理状况、理解配合能力。

1. 护士衣帽整洁，洗手，戴口罩。

2. 接到医嘱，打印执行单，两人共同核对无误。

3. 携带执行单至床旁。

护士："您好，我是您的责任护士徐某，因为您现在说话不方便，如果是您就点头示意好吗？请问您是 3 床杨某吗？"

患者：点头。

护士："您好，杨先生，因为您的气管切口周围有少许的渗液，这是正常的现象，为了预防感染，需要给您换药，请您放心，我操作会很轻柔的。"

患者：点头。

护士："好的，请您稍等一下，我去准备一下用物，然后过来给您换药。"

（二）实施操作

1. 携用物至患者床旁。

2. 再次核对。

护士："您好，请问您是 3 床杨某吗？"

患者：点头。

护士："来，核对一下您的腕带。"核对患者床号、姓名、性别、住院号。

3. 用床帘或屏风遮挡

4. 准备体位　协助患者取去枕仰卧位，充分暴露颈部伤口，使操作视野清晰。

5. 检查气管切开套管位置是否居中，气囊是否充盈，固定带松紧度是否适宜，防止操作过程中因牵拉而使导管脱出。

6. 去除吸氧装置，带一次性手套吸痰，换药前需充分吸痰，观察气道是否通畅，防止换药时痰液外溢污染。脱手套，快速手消毒。

情景 I：患者气管内分泌物较多，听诊有大量的痰鸣音，需要吸痰；吸痰过程中，患者血氧饱和度由 97% 迅速下降至 85%。

护士："杨先生，您气管内分泌物较多，现给您先吸痰，您可能会觉得不舒服，请您稍微忍耐一下，我动作也会很轻柔的。"

处理：迅速吸痰。

护士："杨先生：怎么了？不舒服吗？这就停止吸痰。"

处理：立即停止吸痰，迅速给氧。

7. 戴一次性手套，一手固定外套管，一手旋转套管卡口取出内套管，取下开口纱布，脱去污染手套。观察气管切开伤口有无红肿、分泌物以及皮下气肿。

8．快速手消毒，在患者颈肩下铺治疗巾，戴一次性手套。持无菌镊夹持生理盐水棉球由内向外（清洁伤口从内向外，污染伤口从外向内）擦拭套管外口；同法擦拭套管下方的皮肤（5cm 左右）。

9．用无菌镊将开口纱布开口向上置于套管下方（动作要轻柔，以免引起呛咳反应），并用胶布固定。

10．持无菌镊将准备好的内套管按气管方向置于外套内，旋转卡口固定，沿套管壁滴入生理盐水 0.5ml。

11．连接吸氧装置。

12．取出垫于颈肩下的治疗巾，清理用物，脱手套。

13．观察患者血氧饱和度及面色，听两肺呼吸音，根据需要吸痰。（当患者颈部固定带被污染时，更换颈部固定带，在颈部一侧打死结或手术结，松紧度以能放入 1 指为宜，用棉垫保护颈部皮肤。）

14．协助患者取舒适体位，整理床单位，开窗通风，拉开床帘或收起屏风。

15．洗手，记录换药时间和分泌物的颜色、性质及量。

护士："杨先生，现在换药已经结束了，请您注意颈部活动不要过大，以免导管脱落，这里是呼叫器，如果有什么不舒服，请及时通知我们，我们也会经常来巡视的，谢谢您的配合。"

五、操作流程

核对解释 —→ 安置体位 —→ 暴露伤口 —→ 充分吸痰 —→ 观察伤口 —→ 消毒 —→ 放置纱布 —→ 固定 —→ 安置患者 —→ 准确记录。

六、评价

1．动作轻柔，防止牵拉，患者无不适。

2．操作前充分吸痰，保持呼吸道通畅。

3．换药过程中，密切观察患者呼吸情况，血氧饱和度保持在 95% 以上。

七、注意事项

1．严格遵守无菌操作原则。

2．观察污染纱布及伤口分泌物的颜色、性质，若有异常应及时送检做分泌物培养及药敏试验。

3．每天至少换药一次，保持伤口敷料及固定带清洁、干燥。

4．操作中动作要轻柔，防止牵拉。

5．注意观察患者的呼吸、血氧饱和度，痰液颜色性质和量。

6．注意观察气管切开伤口情况，套管是否通畅。

7．无菌纱布敷料完全覆盖气管切开伤口。

八、健康教育

1．向患者及家属讲解气管切开伤口换药的目的及配合要点。

2．指导患者及家属气管切开伤口的护理方法和注意事项，预防并发症。

九、引导性反馈

见附录一。

十、气管切开伤口换药技术考核评分标准

气管切开伤口换药技术考核评分标准见表 49-1。

表 49-1 气管切开伤口换药技术考核评分标准

序号	操作要点	操作技术标准	标准分	评分
1	素质要求（2分）	护士衣帽整洁，仪表端庄	2	
2	核对医嘱（2分）	核对医嘱	2	
3	评估患者（4分）	①核对患者床号、姓名 ②患者的年龄、病情、气管切开伤口外周皮肤情况、临床诊断、意识状态、心理状况、理解配合能力 ③向患者解释换药的目的及配合要点、方法	1 2 1	
4	洗手，戴口罩（2分）	洗手，戴口罩	2	
5	操作前准备（10分）	用物准备 治疗车上层：一次性无菌手套 3 副，治疗巾 1 块，无菌治疗碗 2 个、弯盘 1 个、听诊器 1 个、无菌开口纱布、生理盐水棉球 5～10 个、无菌镊子 2 把、与患者同型号内套管 1 副、抽吸 0.5ml 生理盐水的 2ml 注射器 1 个、吸痰管数根（必要时备有颈部固定带）、医嘱单、医嘱执行单、手消毒液 治疗车下层：医用垃圾容器、生活垃圾容器 中心吸氧、吸痰装置性能良好，待用	6 2 2	
6	核对患者（2分）	携用物至患者床旁，再次核对	2	
7	安置体位（4分）	关闭门窗，用床帘遮挡或屏风遮挡，协助患者取去枕仰卧位，充分暴露颈部伤口，使操作视野清晰	2 2	
8	检查（6分）	检查气管切开套管位置是否居中，气囊是否充盈，固定带松紧度是否适宜，防止操作过程中因牵拉而使导管脱出	6	
9	吸痰（6分）	带一次性手套吸痰，换药前需充分吸痰，观察气道是否通畅，防止换药时痰液外溢污染 脱手套，快速手消毒	3 3	
10	取内套管（10分）	戴一次性手套，一手固定外套管，一手旋转套管卡口取出内套管，取下开口纱布，脱去污染手套 口述：观察气管切开伤口有无红肿、分泌物以及皮下气肿	5 5	
11	消毒（10分）	快速手消毒，在患者颈肩下铺治疗巾，戴一次性手套 持无菌镊夹持酒精棉球由内向外（清洁伤口从内向外，污染伤口从外向内）擦拭套管外口 同法擦拭套管下方的皮肤	2 5 3	
11	固定（4分）	用无菌镊将开口纱布开口向上置于套管下方（动作要轻柔，以免引起呛咳反应），并用胶布固定	4	
12	放置内套管（10分）	持无菌镊将准备好的内套管按气管方向置于外套内，旋转卡口固定 沿套管壁滴入生理盐水 0.5ml 连接吸氧装置	5 2 3	

序号	操作要点	操作技术标准	标准分	评分
13	观察 (10分)	口述 ①观察患者血氧饱和度及面色 ②听两肺呼吸音 ③根据需要吸痰 ④当患者颈部固定带被污染时,更换颈部固定带,在颈部一侧打死结或手术结,松紧度以能放入1指为宜,用棉垫保护颈部皮肤	3 3 2 2	
14	处理 (4分)	口述:用物分类消毒处理 脱手套,协助患者取舒适体位,整理床单位,开窗通风,拉开床帘或收起屏风	2 2	
15	洗手(2分)	洗手	2	
16	记录(2分)	口述:记录换药时间和分泌物的颜色、性质及量	2	
17	总体评价 (10分)	无菌观念强 正确指导患者 操作规范,熟练有序 沟通合理有效 操作过程中体现出对患者的人文关怀 时间:15 ~ 20min,超时酌情扣分	2 2 2 2 2	
成绩			100	

(卢海霞)

项目 50　手术室护理技术

一、教学目标

1. 正确进行免刷手外科手消毒的操作。
2. 正确进行穿脱无菌手术衣的操作。
3. 正确进行无接触式戴无菌手套的操作。
4. 正确进行手术刀片安装拆卸、持针器夹针的操作。

二、实验目的

1. 清除指甲、手、前臂的污物和暂居菌，将常驻菌减少到最低程度，抑制微生物的快速再生。
2. 建立手术无菌区，避免术中沾染。
3. 能执行外科手消毒、穿脱无菌手术衣及戴手套、脱手套。
4. 能熟练进行手术刀片安装拆卸，持针器夹针方法。

三、模拟情景

（一）环境准备
1. 手术室情景布置　洗手池、感应式水龙头、肥皂液、灭菌毛巾或纸巾、外科手消毒液、计时装置、洗手流程及说明图示、镜子、洗手衣、无菌手术衣、无菌手套、缝针缝线、手术刀片、持针钳、刀柄、线剪。
2. 角色信息
（1）器械护士。
（2）巡回护士。

四、操作步骤

（有条件者拍摄操作过程。）
评估：洗手设施是否齐全，各种物品是否在有效期内，着装是否按要求，指甲是否修剪。
实施操作
1. 着装准备
（1）穿洗手衣及裤，衣服束于裤子内，收紧领口。穿清洁工作鞋。
（2）戴一次性帽子、口罩。（要求头发不外露，口鼻全部被遮住。）
（3）面镜检查　指甲不过长，无污垢，取下戒指、耳环、项链等饰物。
2. 环境评估　环境清洁，地面无湿滑。
3. 清洁洗手
（1）流动水下湿润双手，手臂及肘上 10cm。

（2）取适量肥皂液，掌心相对，手指并拢，相互搓揉。

（3）手心对手背，手指交叉，沿指缝相互揉搓。

（4）掌心相对，双手交叉，相互揉搓。

（5）弯曲手指使关节在另一手掌心旋转揉搓，交换进行。

（6）右手握住左手的大拇指旋转揉搓，交换进行。

（7）将指尖并拢在另一手的掌心处揉搓，交换进行。

（8）螺旋式擦洗手腕部，手臂，至肘上 10cm，左右手交换进行。

（9）冲洗皂液，使用灭菌毛巾或纸巾依次擦干双手、手臂、肘上 10cm。

4．外科手消毒

（1）取适量外科手消毒液于一手掌心，另一手指尖在该掌心内揉搓。

（2）用外科手消毒液均匀擦于另一手的手掌及手臂至肘上 10cm。同法重复上述步骤消毒另一手。

（3）取适量的外科手消毒液于掌心再次消毒，掌心相对，手指并拢，相互搓揉。手心对手背，手指交叉，沿指缝相互揉搓。掌心相对，双手交叉，相互揉搓。弯曲手指使关节在另一手掌心旋转揉搓，交换进行。右手握住左手的大拇指旋转揉搓，交换进行。揉搓双手至腕部，直至消毒液干燥。

5．穿手术衣

（1）垂直抓取手术衣，选择较宽敞处站立。

（2）手持手术衣衣领，抖开衣服，使手术衣另一面下垂，内面朝向自己。

（3）将手术衣轻轻上抛，双手顺势插入袖筒，并向前平行伸展。

（4）巡回护士协助穿手术衣，巡回护士在器械护士背后手提衣领内面将衣服后拉，手不出袖口，系好衣领系带。

6．无接触式戴手套　隔着衣袖左手取出右手的无菌手套，扣于右手袖口上，手套的手指朝上，各手指相对，右手隔着衣袖抓住手套反折边，左手隔着衣袖捏住另一反折边，将右手手套套于袖口上，手指迅速伸入手套内，再用已戴好手套的右手同方法戴左手。

7．检查手套完整性。

8．解开腰间衣带活结，将长腰带递给巡回护士，巡回护士用无菌持物钳夹住腰带尾端，围绕器械护士转一周，使衣服包裹后背，器械护士接腰带系好。

9．进行手术刀片安装　安装刀片时用持针器夹持刀片前端背侧，轻轻用力将刀片与刀柄槽相对合。

10、进行手术刀片拆卸　拆卸刀片时用持针器夹持刀片尾端背侧向上轻抬，推出刀柄槽。

11．进行持针器夹针方法　右手持持针器在开口端 1/3 处夹持缝针尾端的 1/3，回头缝线占持针器的 1/3，针尖朝下，放于无菌台上。

12．脱手术衣　解开衣服系带，巡回护士协助器械护士脱下手术衣，并使衣里外翻，保护手臂及洗手衣裤不被手术衣外面所污染，并将手术衣扔入污物袋内。

13．脱手套。

五、操作流程

着装准备 —→ 环境评估 —→ 清洁洗手 —→ 外科手消毒 —→ 穿手术衣无接触式戴手套 —→

手术刀片安装与拆卸 → 持针器夹针方法 → 脱手术衣 → 脱手套 → 准确记录。

六、评价

1. 动作熟练，无菌观念强。
2. 有职业暴露意识，预防针刺伤。
3. 处理用物规范，知晓医疗垃圾分类。

七、注意事项

1. 清洁洗手时双手应保持位于胸前并高于肘部，手指尖朝上，使水由指尖流向肘部，避免水倒流。手部皮肤应无破损，冲洗双手时避免溅湿衣裤。
2. 穿无菌手术衣必须在相应手术间进行，无菌手术衣不可触及非无菌区域，如有质疑立即更换，有破损或污染时立即更换，无菌手术衣的无菌范围为肩以下，腰以上，两侧腋前线之间。
3. 无接触式戴手套时双手始终不能露于衣袖外，所有操作双手均在衣袖内。如果手套破损或污染应立即更换。
4. 安装拆卸刀片时应注意避开人员，尖端向下，对向无菌器械台面。
5. 持针器夹针时注意三个1/3的掌握。
6. 使用后的刀片缝针应丢弃于锐器盒内，避免针刺伤。

八、引导性反馈

见附录一。

九、手术室护理技术考核评分标准

手术室护理技术考核评分标准见表50-1。

表 50-1　手术室护理技术考核评分标准

序号	操作要点	操作技术标准	标准分	评分
1	着装准备（3分）	护士衣帽佩戴符合要求，仪表端庄	3	
2	修剪指甲（2分）	指甲短	2	
3	清洗双手（6分）	清洗双手顺序正确	3	
		清水冲洗干净	3	
4	外科洗手（21分）	取洗手液方法正确、量适宜	3	
		洗手顺序正确	3	
		洗手时间3min	3	
		冲洗手臂方法正确	3	
		（双手始终向上、水不反流）		
		冲洗彻底、不留泡沫	3	
		毛巾、纸巾擦拭方法正确	3	
		手臂不污染	3	
5	消毒手臂（9分）	取消毒液方法正确、量适宜	3	
		涂抹方法正确	3	
		双手合拢于胸前	3	
6	穿手术衣（15分）	穿衣动作符合流程	3	
		面向无菌区，保持一定距离（＞20cm）	3	
		手术衣不触及地面、周围的人或物	3	
		未戴无菌手套时，手不可触及手术衣外面	3	
		穿好手术衣，双手握拳放于胸前	3	
7	无接触式戴无菌手套（14分）	查看手套规格、有效期	3	
		开包正确，手套无污染	3	
		取手套方法正确	3	
		戴手套方法正确，符合流程	3	
		手套口压住袖口	2	
8	安装与拆卸刀片（12分）	①刀片：刀片卡槽上端刀背前1/3处被持针器夹持	3	
		②持针器：于关节开口前端处夹持刀片	3	
		③刀柄：刀柄前端稍倾斜向下	3	
		安装刀片：		
		持针器夹持刀片与刀柄卡槽平行卡在刀柄上向上拉刀片	2	
		拆卸刀片：		
		持针器夹持刀片卡槽上端刀背上往外或下推刀片	1	
9	穿针引线（8分）	3个1/3		
		①缝针：缝针末端1/3交界处被持针器夹持	3	
		②持针器：于关节开口的中上1/3交界处夹持缝针	3	
		③回头线：回头缝线长度为持针器的1/3（6～10cm）	2	
10	脱手套（3分）	洗净手套表面血迹	1	
		手套外翻脱下	1	
		双手未被手套外面污染	1	

序号	操作要点	操作技术标准	标准分	评分
11	脱手术衣 （3分）	脱手术衣方法正确	1	
		双手及手臂不被手术衣外面污染	1	
		手术衣按要求归位	1	
19	总体评价 （4分）	精神面貌好	2	
		操作熟练	2	
		操作过程中体现出对患者的人文关怀		
		时间：10min，超时酌情扣分		
成绩			100	

（韩　樱）

项目 51　肠造口护理技术

一、教学目标

1. 正确说出肠造口的适应证和禁忌证。
2. 能根据患者病情进行肠造口护理。
3. 正确说出肠造口护理的目的、注意事项。
4. 正确进行肠造口护理技术操作。
5. 操作中关心患者，减少暴露，体现人文关怀。

二、实验目的

1. 评估肠造口情况，及时发现及处理肠造口早期并发症。
2. 保持肠造口及周围皮肤清洁，避免肠造口周围皮炎的发生。
3. 指导患者及家属学习肠造口护理知识，帮助患者达到自我照顾肠造口的目的。
4. 评估患者对肠造口的心理接受程度，帮助患者及家属克服对肠造口的心理障碍。

三、模拟情景

（一）案例

李某某，60 岁。主诉"腹胀、腹痛、肛门停止排气、排便二天"。检查：中上腹压痛、肠鸣音亢进，粪便隐血试验（+），CT 检查回示：考虑①乙状结肠癌伴肝转移可能；②肠梗阻。积极补液、抗炎、胃肠减压等处理，做好术前准备，在全麻下行"乙状结肠癌肝转移根治术"。术后返回病房，带回乙状结肠造口一个。术后诊断：乙状结肠癌伴肝转移。医嘱：肠造口护理 qd。

（二）环境准备

1. 病房情景布置　外科病房、病床单元、设备带、床帘或屏风、操作台、摄影设备。
环境：清洁、舒适、隐蔽、光线充足。
2. 角色信息
（1）护士（由教师/学生扮演）　通过与"患者"沟通、评估、决策，执行医嘱。
（2）患者　1 个模拟人卧于病床，用于操作；床旁 1 名教师或学生模拟患者（标准化），回应"护士"，根据"护士"完成任务情况推进剧情，实现情景变化。
3. 标准化患者训练　围绕案例的内容，并注意患者的感情。
4. 医嘱　乙状结肠造口护理。
5. 用物准备
物品：治疗盘、治疗巾、治疗碗 2 个、镊子 2 把、弯盘、造口测量板、造口袋一套（底板、袋）、剪刀、小方纱或柔软的纸巾、棉球若干、生理盐水或清水、屏风、笔、污物袋。必要时备皮肤护肤粉、皮肤保护膜、防漏膏或防漏条、一次性引流袋、医嘱单、医嘱执行单、手消毒液。

四、操作步骤

（有条件者拍摄操作过程。）

（一）评估

内容：评估患者病情、意识、自理能力、合作程度、心理状态、家庭经济及支持程度；评估患者或家属对造口护理方法和知识的掌握程度；评估周围皮肤情况，辨别造口类型、功能状况及有无并发症。

1．护士衣帽整洁，洗手，戴口罩。

2．接到医嘱，打印执行单，两人共同核对无误。

3．携带执行单至床旁。

[问候解释语]

护士："您好，我是您的责任护士李某某，能告诉我您的名字吗？"

患者："我是孙某某。"

护士："您好，孙某某，您现在感觉怎样？伤口疼痛吗？

患者："我感觉还行，谢谢您！"

护士："造口周围皮肤有没有不舒服？"

患者："没有。"

护士："为了保持造口及周围皮肤清洁，避免造口周围皮炎的发生，我现在需要为您做造口护理，请您配合。请问您现在需要我协助您上厕所吗？"

患者："不需要，我自己能行。"

护士："那请您稍等，我去准备用物，然后过来给您做造口护理。"

患者："好的，谢谢您。"

（二）实施操作

1．核对医嘱，携用物至患者床旁。

2．再次核对患者，向患者及家属解释造口护理的目的及配合要点。

[指导语]

护士："您好，是孙某某吗？您已经排尿了是吗？让我看看您结肠造口的情况好吗？请您配合把裤子脱到大腿根部。"

1．注意保护患者隐私，用床帘或屏风遮挡，解开患者裤带，脱裤到大腿根部，协助患者平卧位，棉被盖患者胸及下肢，避免受凉。

2．观察造口处血供及周围皮肤情况。

3．观察排出物的颜色、量、性状及气味。

[嘱咐语]

护士："孙先生，您好！在我做造口护理过程时如果有腹胀或不舒服的时候一定要告诉我，我会及时处理。"

[指导语]

护士："造口周围皮肤还好，就是肛袋内粪便已满1/3，我来帮您更换肛袋好吗？"

4．腰下铺治疗巾，置弯盘。

5．剥除造口袋，一手轻按腹壁，一手将造口底板缓慢撕下，从上至下剥除，勿扯伤皮肤。

6．用生理盐水棉球清洗造口及周围皮肤。

7．用小方纱或纸巾擦干皮肤。清洗后将小方纱放于造口上吸取渗液，以防弄湿周围皮肤。

8．根据需要更换造口底盘及造口袋。

（1）更换时保护患者隐私，注意保暖。

（2）一手固定造口底盘周围皮肤，一手由上向下移除造口袋，观察排泄物的性状。

（3）温水清洁造口及周围皮肤。

（4）测量造口大小。

（5）修剪造口袋底盘，剪裁的开口与造口黏膜之间保持适当空隙（1～2mm）。

（6）按照造口位置自下而上粘贴造口袋，必要时可涂皮肤保护剂、防漏膏等，用手按压底盘1～3min。

（7）夹闭造口袋下端开口。

[指导语]

"孙先生，现在造口护理结束了。如您还有需要，请您使用呼叫铃，我也会经常巡视您，谢谢您的配合。"

五、操作流程

核对解释 ── 安置体位 ── 垫治疗巾于腰下 ── 观察造口情况 ── 清洁造口 ── 更换造口袋 ── 安置患者 ── 整理用物并行健康教育 ── 准确记录。

六、评价

1．患者能够明白肠造口的目的及配合的注意事项，愿意合作。

2．患者能够参与自我护理肠造口。

3．造口护理及并发症处理方法正确，造口袋选择适当。

4．患者掌握饮食、活动、穿衣等注意事项。

七、注意事项

1．使用造口辅助用品前阅读产品说明书或咨询造口治疗师。

2．移除造口袋时注意保护皮肤；粘贴造口袋前保证造口周围皮肤清洁干燥。

3．保持造口袋底盘与造口之间的空隙在合适的范围。

4．避免做增加腹压的运动，以免形成造口旁疝。

5．定期扩张造口，防止狭窄。

八、健康教育

1．均衡饮食，排便通畅，少量多餐，增加营养，少吃致稀便、产臭味的食物。

2．避免弯腰、举重运动，警惕造口旁疝，必要时使用腹带。

3．衣服避免过紧或窄，压迫造口。

九、引导性反馈

见附录一。

十、肠造口护理技术操作考核评分标准

肠造口护理技术操作考核评分标准见表 51-1。

表 51-1 肠造口护理技术操作考核评分标准

序号	操作要点	操作技术标准	标准分	评分
1	素质要求（1分）	护士衣帽整洁，仪表端庄	1	
2	核对医嘱（2分）	核对医嘱	2	
3	评估患者（6分）	①有效核对患者床号姓名 ②评估患者的病情、心理状态及合作程度 ③向患者解释肠造口护理的目的、方法以取得合作 ④做好解释	2 2 1 1	
4	洗手，戴口罩（1分）	洗手，戴口罩	1	
5	操作前准备（10分）	用物准备 治疗车上层：治疗盘、治疗巾、治疗碗2个、镊子2把、弯盘、造口测量板、造口袋一套（底板、袋）、剪刀、小方纱或柔软的纸巾、棉球若干、生理盐水或清水、医嘱单、医嘱执行单、手消毒液 治疗车下层：医用垃圾容器、生活垃圾容器 必要时备皮肤护肤粉、皮肤保护膜、防漏膏或防漏条、一次性引流袋、屏风 患者体位舒适	4 4 2	
6	核对患者（10分）	携用物至患者床旁，再次进行有效核对 关闭门窗，拉上床帘或用屏风遮挡，保持环境安静、清洁	5 5	
7	操作过程（60分）	①撕离已用造口袋顺序正确 ②温水清洗肠造口及周围皮肤 ③量度肠造口大小、形状 ④绘线，做记号 ⑤沿记号修剪造口底盘，必要时涂防漏膏、保护膜 ⑥贴造口袋方法、顺序正确 ⑦操作过程随时询问患者的感受 ⑧操作中不污染床单及患者衣服	10 10 10 5 5 5 5 5	
		使用后物品整理 指导患者自我管理造口	2 3	
8	评价（10分）	严格执行查对制度 护士操作熟练 操作中体现出对患者的人文关怀 时间：15min，超时酌情扣分	5 5	
成绩			100	

（韩　樱）

项目 52 "T"形管引流护理技术

一、教学目标

1. 能正确说出 "T" 形管引流的目的、注意事项。
2. 能正确进行 "T" 形管引流护理操作。
3. 能正确说出 "T" 形管引流的拔管指征。
4. 操作中关心患者，减少暴露，体现人文关怀。

二、实验目的

1. 引流胆汁，减轻胆道压力。
2. 引流残余结石。
3. 支撑胆道，防止胆管狭窄。
4. 预留通道，方便造影、取石。
5. 胆道造影和冲洗。

三、模拟情景

（一）案例

李先生，64 岁。主诉 "上腹部疼痛 1 天，伴恶心、呕吐、腹胀"。体格检查：上腹压痛，无反跳痛。CT 检查回示：胆总管末端多发结石并低位胆道梗阻。给予补液、抗炎、胃肠减压等处理，患者腹痛未见明显缓解，积极术前准备，拟行 "剖腹探查 + 胆总管切开取石 'T' 形管引流术"。术后安返回病房，"T" 形管接于床旁。术后诊断：胆总管结石。医嘱："T" 形管护理 qd。

（二）环境准备

1. 病房情景布置　外科病房、病床单元、设备带、床帘或屏风、操作台、摄影设备。
2. 角色信息
（1）护士（由教师/学生扮演）　通过与 "患者" 沟通、评估、决策，执行医嘱。
（2）患者　1 个模拟人卧于病床，用于操作；床旁 1 名教师或学生模拟患者（标准化），回应 "护士"，根据 "护士" 完成任务情况推进剧情，实现情景变化。
3. 标准化患者训练　围绕案例的内容，并注意患者的感情。
4. 医嘱　"T" 形管引流护理。
5. 用物准备　止血钳、治疗巾、弯盘、碘伏、棉签、一次性引流袋、量杯、别针、无菌手套、胶布、医嘱单、医嘱执行单、手消毒液。

四、操作步骤

（有条件者拍摄操作过程。）

（一）评估

内容：评估患者的病情、生命体征及腹部体征，如有无发热、腹痛、黄疸等；患者的皮肤、巩膜黄染消退情况及粪便颜色；"T"形管周围皮肤有无胆汁浸蚀。患者配合理解情况。

1．护士衣帽整洁，洗手，戴口罩。

2．接到医嘱，打印执行单，两人共同核对无误。

3．携带执行单至床旁。

[问候解释语]

护士："您好，我是您的责任护士王某某，能告诉我您的名字吗？"

患者："我是刘某某。"

护士："您好，刘某某，您现在感觉怎样？伤口疼吗？"

患者："还可以，不疼。"

护士："您需要记录24小时引流量，我现在为您进行'T'形管护理，请您稍等，我去准备用物。"

患者："好的，谢谢。"

（二）实施操作

1．核对医嘱，携用物至患者床旁。

2．再次核对患者，向患者及家属解释"T"形管引流的目的及配合要点。

[指导语]

护士："您好，是刘某某吗？您准备好了吗？现在我帮您更换引流袋。更换引流袋过程中需要您的配合！"

[嘱咐语]

护士："更换引流袋时如果有腹胀或不舒服的时候一定要告诉我，我会及时处理。"

3．用床帘遮挡，将床摇平，协助患者右上臂上举并侧卧位，暴露更换部位（注意保暖）。

[指导语]

护士："请您右上臂上举，取侧卧位。"

4．检查伤口情况，"T"形管周围皮肤有胆汁渗漏时，可用氧化锌软膏保护。夹闭引流管近端，松引流袋，铺治疗巾。

5．再次检查引流袋外包装，引流袋有无漏气，胶管有无老化，然后将引流袋放于治疗巾的右下角。

6．更换引流袋

（1）用碘伏棉签消毒"T"形管与引流管的衔接处3遍（第一遍由内向外，第二遍由接口处向上消毒10cm，第三遍再次消毒"T"形管接口），将引流袋导管夹于右手指间，碘伏棉签消毒后固定（手指不可触及管道接口处）。

（2）更换引流袋（注意：清洁管道在上，污染管道在下，不可相互触及），提拉污染引流管，盖好盖子后压在弯盘下，拧紧导管接口。

（3）松开血管钳挤压引流管，观察：引流是否通畅，患者的伤口及敷料情况。将污染引流袋置于弯盘内一并放置于治疗车下层。

（4）撤离治疗巾，引流管用胶布"S"形固定，标识清楚。长度合适，无扭曲，引流袋上记录更换时间。

（5）协助患者取舒适卧位，整理床单位。

（6）告知注意事项。

7．处理用物

（1）处理引流液：观察胆汁颜色、性质。倒于量杯内量取引流量，准确记录24h引流量之后倾倒引流液。

（2）引流袋放入黄色垃圾袋内。

（3）其余一次性污染用物放入黄色垃圾袋，清洁物品按要求放置。

8．记录引流量的颜色、量与性状。

五、操作流程

核对医嘱 —→ 评估 —→ 准备用物 —→ 核对解释 —→ 取合适体位。

操作前准备 —→ 更换引流袋 —→ 处理用物 —→ 整理观察并行健康教育 —→ 准确记录。

六、评价

1．动作轻柔，患者无不适。

2．引流管通畅无扭曲。

3．皮肤清洁无污渍。

七、注意事项

1．严格执行无菌操作，保持胆道引流管通畅。

2．妥善固定好管路，操作时防止牵拉，以防"T"形管脱落。

3．保护患者引流口周围皮肤，局部涂氧化锌软膏，防止胆汁浸渍引起局部皮肤破溃和感染。

4．引流袋位置必须低于切口平面。定时更换引流袋。

5．"T"形管引流时间一般为 12 ～ 14 天，拔管之前遵医嘱夹闭"T"形管 1 ～ 2 天，夹管期间和拔管后观察有无发热、腹痛、黄疸等情况。

八、健康教育

1．告知患者更换体位或下床活动时保护"T"形管的措施。

2．告知患者出现腹痛、腹胀、发热时及时通知医护人员。

3．如患者需带"T"形管回家，叮嘱应妥善固定，勿打折受压、及自行拔出，防止牵拉致引流管脱落。

4．指导患者进清淡饮食。

九、引导性反馈

见附录一。

十、"T"形管引流护理技术操作考核评分标准

"T"形管引流护理技术操作考核评分标准见表 52-1。

表 52-1 "T"形管引流护理技术操作考核评分标准

序号	操作要点	操作技术标准	标准分	评分
1	素质要求（1分）	护士衣帽整洁，仪表端庄	1	
2	核对医嘱（2分）	核对医嘱	2	
3	评估患者（6分）	①有效核对患者床号、姓名 ②评估患者的病情、心理状态及合作程度 ③向患者解释放置或更换引流袋的目的、方法以取得合作 ④做好解释	2 2 1 1	
4	洗手，戴口罩（1分）	洗手，戴口罩	1	
5	操作前准备（10分）	用物准备 治疗车上层：止血钳、治疗巾、弯盘、碘伏、棉签、一次性引流袋、量杯、别针、无菌手套、胶布、医嘱单、医嘱执行单、手消毒液 治疗车下层：医用垃圾容器、生活垃圾容器 必要时备屏风	4 4 2	
6	核对患者（10分）	携用物至患者床旁，再次进行有效核对 关闭门窗，拉上床帘或用屏风遮挡，保持环境安静、清洁	5 5	
7	操作过程（60分）	①协助患者摆好体位，身体暴露合适 ②将固定于腹壁外的"T"形管，连接引流袋并低于"T"形引流口平面 ③能够维持有效引流，引流管通畅 ④观察胆汁颜色、性质、量，并记录 ⑤更换引流袋方法正确 —正确使用分离方法 —正确消毒 —污物处理正确 —妥善固定"T"形管 —未污染床单及患者衣服 ⑥"T"形管拔除后，局部伤口以凡士林纱布堵塞，观察伤口渗出情况，体温变化、皮肤巩膜黄染、呕吐、腹痛、腹胀等情况 使用后物品整理 教会患者自理时应注意的事项及相关知识 洗手、记录。	5 5 5 5 10 10 5 10 5	
8	评价（10分）	"T"形管固定安全、引流通畅 护士操作熟练，严格执行无菌技术操作 患者无不适，未污染衣被 操作中体现出对患者的人文关怀 时间：15min，超时酌情扣分	4 4 2	
成绩			100	

（韩　樱）

项目 53　胸腔闭式引流护理技术

一、教学目标

1. 正确说出胸腔闭式引流的原理和适应证。
2. 能根据护理目的进行胸腔闭式引流护理的准备。
3. 正确说出胸腔闭式引流的部位、目的和注意事项。
4. 正确进行胸腔闭式引流的护理操作。
5. 操作中关心患者，减少暴露。

二、实验目的

1. 保持引流通畅，维持胸腔内压力，防止逆行感染。
2. 便于观察引流液的量、颜色、性状。

三、模拟情景

（一）案例

王先生，男，47岁，因车祸致多发伤1天入院。诊断为：1.多发肋骨骨折；2.右侧外伤性血胸。入院后于右侧腋中线第六、七肋间置管行胸腔闭式引流术。因术后引流液较多。医嘱：更换胸腔闭式引流瓶。

（二）环境准备

1. 病房情景布置　外科病房、病床单元、设备带、床帘或屏风、操作台、摄影设备。
2. 角色信息

（1）护士（扮演者：教师/学生）　通过与"患者"沟通、评估、决策，执行医嘱。

（2）患者　1个模拟人卧于病床，用于操作；床旁1名教师或学生模拟患者（标准化），回应"护士"，根据"护士"完成任务情况推进剧情，实现情景变化。

3. 标准化患者训练　围绕案例的内容，并注意患者的感情。

（1）模拟患者呼吸急促、咳嗽、咳痰。

（2）模拟患者疼痛。

4. 医嘱　更换胸腔引流瓶。

5. 用物准备

治疗车上层：无菌治疗盘、手消毒液、碘伏、棉签、引流标签、无菌闭式引流瓶、两把无齿血管钳、治疗巾、弯盘。按无菌原则打开胸腔引流瓶，倒入无菌生理盐水，使长玻璃管埋于水下3～4cm，并连接管道。在引流瓶的水平线上注明日期和水量，医嘱单、医嘱执行单。

治疗车下层：医用垃圾容器、生活垃圾容器。

四、操作步骤

（有条件者拍摄操作过程。）

（一）评估

内容：患者的病情、呼吸、伤口、引流及心理状况、理解配合能力。

1．护士衣帽整洁，洗手，戴口罩。

2．接到医嘱，打印执行单，两人共同核对无误。

3．携带执行单至床旁。

护士："您好，我是您的责任护士王某某，能告诉我您的名字吗？"

患者："我是王某某。"

护士："您好，王先生，今天您感觉怎么样？有没有憋气的现象？现在遵医嘱要为您更换胸腔闭式引流瓶，目的是保持引流通畅，防止逆行感染，更利于您病情的康复。这项操作不会给您带来痛苦，请您不要紧张。操作前我要查看一下您的伤口及引流情况，伤口敷料干燥，没有渗血、渗液，引流液颜色正常，您先休息一会儿，我去准备用物，马上过来。"

（二）实施操作

1．携用物至患者床旁。

2．再次核对。

护士："您好，请问您叫什么名字？"

患者："王某某。"

护士："来，核对一下您的腕带。"核对患者床号、姓名、性别、住院号。

护士："王先生，您好，我现在要帮您更换胸腔闭式引流瓶，您准备好了吗？一会儿在更换完引流瓶后请您配合做深呼吸和咳嗽，您现在深呼吸一下给我看好吗？"

情景Ⅰ：王先生做深呼吸。

护士："您做得很好。更换胸腔闭式引流瓶时如果有疼痛或不舒服，请您一定要告诉我，我会及时处理的。"

3．用床帘遮挡，协助患者取半卧位，右上肢向上置于枕旁，暴露胸腔闭式引流管及伤口侧胸壁。

护士："请您放松，不要紧张。"

4．戴手套，治疗巾铺于胸壁引流管下方，放弯盘。

5．用两把无齿血管钳双向夹闭胸腔闭式引流管。

6．接口处用2%的碘伏棉签常规消毒2次。

7．断开胸腔引流管与闭式引流瓶接口。

8．再次常规消毒胸腔引流管口周围。

9．连接新闭式引流瓶。

10．连接紧密后，挤压胸腔引流管，确认管道系统密闭。

11．松开血管钳。

护士："请您深吸一口气，用力咳嗽。"

12．观察胸腔闭式引流瓶水柱波动范围及气体、液体排出情况。

护士："您做得很好。"

13．妥善固定胸腔闭式引流瓶的位置及高度。

14．撤用物，脱手套，操作后再次查对患者。

15．协助患者取半卧位，嘱患者胸腔闭式引流的注意事项。

护士："王先生，在胸腔闭式引流过程中，请您每天按时做深呼吸运动，利于积液排出，活动时注意引流管的位置，引流管不可受压，扭曲，保持引流通畅。更换体位时动作幅度要小，防止将引流管牵拉、滑脱。不得随意更换引流瓶的高度及位置，保持密闭状态。我现在把呼叫器放在您床边，您如果有任何不适或异常情况，请及时按铃来通知我们，我们也会随时巡视病房的。谢谢您的配合。"

16．处理用物，洗手，记录引流液的性质、量、颜色、患者的反应。

五、操作流程

核对解释 ⟶ 安置体位 ⟶ 铺巾夹管 ⟶ 消毒接口 ⟶ 更换新瓶 ⟶ 确认引流系统密闭 ⟶ 松血管钳 ⟶ 观察引流 ⟶ 整理观察并行健康教育 ⟶ 准确记录。

六、评价

1．动作轻柔，患者无不适。

2．严格执行无菌操作。

3．管袋固定良好，标记清楚。

七、注意事项

1．术后患者若血压稳定，应取半卧位以利引流。

2．引流瓶应位于胸部以下，不可倒转，维持引流系统密闭，接头牢固固定。

3．保持引流管长度适宜，翻身活动时防止受压、打折、扭曲、脱出。

4．保持引流通畅，注意引流液的量、颜色、性状，并做好记录。如引流液的量增多时，要及时通知医生。

5．更换引流瓶时，注意保证引流管与引流瓶连接牢固紧密，勿漏气。

6．搬动患者时，应注意保持引流瓶低于胸膜腔。

7．拔除引流管后24h内要密切观察患者有无胸闷、呼吸困难、气胸、皮下气肿等，观察局部有无渗血、渗液，如有变化，要及时报告医师处理。

八、健康教育

1．向患者及家属讲解维持胸腔闭式引流的重要性。

2．指导患者及家属保持胸腔闭式引流高度和通畅。

3．指导患者掌握深呼吸和咳嗽的方法。

九、引导性反馈

见附录一。

十、胸腔闭式引流的护理技术考核评分标准

胸腔闭式引流的护理技术考核评分标准见表 53-1。

表 53-1 胸腔闭式引流的护理技术考核评分标准

序号	操作要点	操作技术标准	标准分	评分
1	素质要求（2分）	护士衣帽整洁，仪表端庄	2	
2	核对医嘱（2分）	核对医嘱	2	
3	评估患者（4分）	①有效核对患者床号、姓名	1	
		②评估患者的病情、呼吸、伤口、引流情况、心理状态及合作程度	2	
		③向患者解释胸腔闭式引流护理的目的、方法以取得合作	1	
4	洗手，戴口罩（2分）	洗手，戴口罩	2	
5	操作前准备（10分）	用物准备		
		治疗车上层：无菌治疗盘、手消毒液、碘伏、棉签、引流标签贴、无菌闭塞引流瓶、两把无齿血管钳、治疗巾、弯盘	3	
		治疗车下层：医用垃圾容器、生活垃圾容器	2	
		按无菌原则打开胸腔引流瓶，倒入无菌生理盐水，使长玻璃管埋于水下3~4cm，并连接管道。在引流瓶的水平线上用标签贴注明日期和水量	3	
		口述：水柱波动范围	2	
6	核对患者（6分）	携用物至患者床旁，再次进行有效核对	3	
		关闭门窗，拉上床帘或用屏风遮挡，保持环境安静、清洁	3	
7	取体位及操作前准备（6分）	协助患者取半卧位或平卧位体位，右上肢向上置于枕旁	3	
		暴露胸腔闭式引流管及伤口侧胸壁	3	
8	戴手套（2分）	手套戴法正确	2	
9	铺巾（2分）	治疗巾铺于胸壁引流管下方	2	
10	放弯盘（2分）	弯盘置于胸腔引流管与引流瓶管接口的下方	2	
11	夹管（4分）	用两把无齿血管钳双向夹闭胸腔闭式引流管	4	
12	初消毒（4分）	接口处用2%的碘伏棉签常规消毒2次	4	
13	分离（4分）	在无菌纱布的保护下分离引流袋与引流管	4	
14	再消毒（4分）	再次常规消毒胸腔引流管口周围2次	4	
15	接新瓶（2分）	连接新闭式引流瓶	2	
16	确认密闭（3分）	挤压胸腔引流管，确认管道系统密闭	3	
17	松钳（2分）	松开血管钳	2	
18	观察（6分）	口述		
		①嘱患者深吸气咳嗽，观察胸腔引流管波动及气体、液体排出情况	4	
		②如患者出现呼吸困难、疼痛，应立即停止操作，并及时报告医生并配合处理	4	
19	固定（10分）	固定胸腔闭式引流瓶于妥善的位置及高度	10	

311

序号	操作要点	操作技术标准	标准分	评分
20	处理 （8分）	撤用物，脱手套，操作后再次查对患者	4	
		协助穿好衣服，取半卧位	3	
		整理床单位	1	
		口述：用物分类消毒处理		
21	洗手（2分）	洗手	2	
22	记录（3分）	口述：观察引流液性质及颜色、量的变化并准确记录	3	
23	总体评价 （10分）	正确指导患者	2	
		操作规范，熟练有序	4	
		沟通合理有效	2	
		操作过程中体现出对患者的人文关怀	2	
		时间：10min，超时酌情扣分		
成绩			100	

（原凌燕）

项目 54　腹腔引流护理技术

一、教学目标

1. 正确说出腹腔引流的适应证和并发证。
2. 能根据患者病情进行腹腔引流的护理。
3. 正确说出腹腔引流的目的、注意事项。
4. 正确进行腹腔引流护理操作。
5. 操作中关心患者，动作轻柔。

二、实验目的

1. 保持引流通畅，防止逆行感染。
2. 便于观察引流液的量、颜色、性状。

三、模拟情景

（一）案例

刘女士，55 岁，"腹部阵发性疼痛 20 小时余"入院。诊断为急性弥漫性腹膜炎，绞窄性肠梗阻。急诊全麻下行肠切除肠吻合术，置腹腔引流管 1 枚，术后予抗炎、止血处理。术后医嘱：更换腹腔引流袋。

（二）环境准备

1. 病房情景布置　外科病房、病床单元、设备带、床帘或屏风、操作台、摄影设备。
2. 角色信息
（1）护士（扮演者：教师／学生）　通过与"患者"沟通、评估、决策，执行医嘱。
（2）患者　1 个模拟人卧于病床，用于操作；床旁 1 名教师或学生模拟患者（标准化），回应"护士"，根据"护士"完成任务情况推进剧情，实现情景变化。
3. 标准化患者训练　围绕案例的内容，并注意患者的感情。
模拟急性粘连性肠梗阻患者术后痛苦的表情。
4. 医嘱　更换腹腔引流袋。
5. 用物准备
治疗车上层：碘伏、无菌棉签、引流管标签、无菌手套 1 副、无菌纱布 2 块、无菌引流袋 1 个、换药包 1 个（治疗巾 1 块、弯盘 1 个、纱布块 2 块、镊子 1 把）、止血钳、胶带、安全别针、治疗盘、医嘱单、医嘱执行单。
治疗车下层：医用垃圾容器、生活垃圾容器、量筒。

四、操作步骤

（有条件者拍摄操作过程。）

（一）评估

内容：评估患者的病情、腹痛、腹胀、通气、伤口、引流情况、心理状态及合作程度。

1. 护士衣帽整洁，洗手，戴口罩。

2. 接到医嘱，打印执行单，两人共同核对无误。

3. 携带执行单至床旁。

护士："您好，我是您的责任护士王某某，能告诉我您的名字吗？"

患者："我是刘某某。"

护士："您好，刘女士，您现在感觉怎样？现在遵医嘱要为您进行更换腹腔引流袋，目的是保持引流通畅，防止逆行感染。这项操作不会给您带来痛苦，请您不要紧张。操作前我要查看一下您的伤口及引流情况，伤口敷料干燥，没有渗血、渗液，引流液颜色正常，您先休息一会儿，我去准备用物，马上过来。"

（二）实施操作

1. 携用物至患者床旁。

2. 再次核对。

护士："您好，请问您叫什么名字？"

患者："刘某某。"

护士："来，让我看一下您的腕带。"核对患者床号、姓名、性别、住院号。

护士："您好，刘女士，现在我给您更换腹腔引流袋。在换袋过程中您不要随意移动身体，好吗？"

3. 协助患者半卧位。

护士："我给您摇高床头30°左右，这样更好一些。"

4. 充分暴露引流管，戴手套，将治疗巾置于引流管下方，放置弯盘。

5. 无齿血管钳夹闭接口处上方5cm处，取出新引流袋床边备用。

6. 在无菌纱布的保护下分离引流袋与引流管。

7. 消毒棉签沿引流管内口由内向外消毒2遍。

8. 在无菌纱布的保护下将新的引流袋与引流管连接。

9. 将引流管用胶带"S"形固定于皮肤，防止滑脱。

10. 连接管用安全别针固定于衣服或床单上。

11. 取下止血钳，观察引流是否通畅。

情景Ⅰ：引流液未引出，原因可能是引流管前端孔道被阻塞。

处理：挤捏引流管数次。

12. 引流管上贴标签，并注明名称、更换日期。

13. 将换下引流袋中的引流液倒入量筒里，计量。

14. 引流袋弃于黄色垃圾桶。

15. 撤用物，脱手套。

16. 整理患者衣服，协助患者取舒适卧位，嘱患者腹腔引流的注意事项。

护士："刘女士，引流袋已经换好了，在腹腔引流期间，请您注意以下事项，更换体位或下床活动时防止牵拉脱出，防止引流管打折，保证引流通畅，活动时引流袋位置必须低于切口平面。如无特殊情况，您最好保持半卧位，利于引流。我现在把呼叫器放在您床边，您如果有任何不适或异常情况，请及时按呼叫器通知我们，我们也会随时巡视病房的。谢谢您的配合。"

17．处理用物，洗手，记录引流液的性质、量、颜色、患者的反应。

五、操作流程

核对解释 ⟶ 安置体位 ⟶ 铺巾夹管 ⟶ 消毒接口 ⟶ 更换新袋 ⟶ 松血管钳 ⟶ 确认通畅 ⟶ 观察引流 ⟶ 整理观察并行健康教育 ⟶ 准确记录。

六、评价

1．动作轻柔，患者无不适。
2．严格执行无菌操作。
3．管袋固定良好。

七、注意事项

1．严格无菌操作，保持引流袋位置低于引流部位。
2．保持引流管通畅，定时挤压，避免引流管折叠，扭曲。
3．观察引流液的量、性状、色泽变化，与病情是否相符等，需每天记录，发现异常，及时与医生联系。
4．引流管妥善固定，以防滑脱，患者活动时勿将引流管拉脱。

八、健康教育

1．向患者及家属讲解维持腹腔有效引流通畅的重要性。
2．向患者及家属讲解更换体位或下床活动时保护引流管的措施。
3．指导患者掌握活动时引流袋位置必须低于切口平面。
4．指导患者如无特殊禁忌，保持半卧位，利于引流。

九、引导性反馈

见附录一。

十、腹腔引流的护理考核评分标准

见表54-1。

表 54-1　腹腔引流的护理考核评分标准

序号	操作要点	操作技术标准	标准分	评分
1	素质要求（2分）	护士衣帽整洁，仪表端庄	2	
2	核对医嘱（2分）	核对医嘱	2	
3	评估患者（4分）	①核对患者床号、姓名、腕带信息	1	
		②评估患者的病情、腹痛、腹胀、通气、伤口、引流情况、心理状态及合作程度	2	
		③向患者解释腹腔引流护理的目的、方法以取得合作	1	
4	洗手，戴口罩（2分）	洗手，戴口罩	2	
5	操作前准备（10分）	用物准备 治疗车上层：碘伏、无菌棉签、引流管标签贴、无菌手套1副、无菌纱布2块、无菌引流袋1个、换药包1个（治疗巾1块、弯盘1个、纱布块2块）、止血钳、胶带、安全别针、治疗盘	7	
		治疗车下层：医用垃圾容器、生活垃圾容器、量筒	3	
6	核对患者（6分）	携用物至患者床旁，再次进行有效核对	3	
		拉上床帘或用屏风遮挡，保持环境安静、清洁	3	
7	取体位及操作前准备（3分）	协助患者取半卧位或平卧位体位，暴露腹腔引流管及侧腹壁伤口	3	
8	戴手套（4分）	手套戴法正确	4	
9	铺巾（3分）	治疗巾铺于腹壁引流管下方，放置弯盘	3	
10	夹管（3分）	用无齿血管钳夹闭接口上方5cm处	3	
11	初消毒（4分）	接口处用2%的碘伏棉签常规消毒2次	4	
11	分离（2分）	在无菌纱布的保护下分离引流袋与引流管	2	
12	再消毒（4分）	再次常规消毒胸腔引流管口周围2次	4	
13	连接新袋（3分）	在无菌纱布的保护下将新的引流袋与引流管连接	3	
14	固定（4分）	将引流管用胶带"S"形固定于皮肤，防止滑脱 连接管用安全别针固定于衣服或床单上	4	
15	松钳（2分）	取下止血钳	2	
16	观察（4分）	观察引流是否通畅	4	
17	阻塞处理（4分）	挤捏引流管数次	4	
18	贴标签（6分）	引流管上贴标签，并注明名称、更换日期	6	
19	处理（10分）	撤用物，脱手套，操作后再次查对患者	4	
		协助穿好衣服，取半卧位，说明注意事项	3	
		整理床单位	1	
		口述：用物分类消毒处理	2	
20	洗手（2分）	洗手	2	

序号	操作要点	操作技术标准	标准分	评分
21	记录（6分）	口述：观察引流液性质及颜色、量的变化并准确记录	6	
22	总体评价（10分）	正确指导患者	2	
		操作规范，熟练有序	4	
		沟通合理有效	2	
		动作轻柔，患者无不适	1	
		操作过程中体现出对患者的人文关怀	1	
		时间：10min，超时酌情扣分		
成绩			100	

（原凌燕）

项目 55　经皮肝穿刺置管引流术（PTCD）的护理技术

一、教学目标

1. 正确说出经皮肝穿刺置管引流术的适应证和禁忌证。
2. 正确说出经皮肝穿刺置管引流术（PTCD）的护理的目的、注意事项。
3. 正确进行经皮肝穿刺置管引流术（PTCD）的护理操作。
4. 操作中关心患者，减少暴露。

二、实验目的

1. 保持 PTCD 引流通畅，保证减压、减黄，缓解症状，防止逆行感染。
2. 便于观察引流液的量、颜色、性状。

三、模拟情景

（一）案例

王女士，45 岁，于 6 年前开始反复出现右上腹疼痛，近五天来疼痛呈阵发性加剧，并逐渐出现黄疸，经 B 超检查提示为"肝内胆管多发性结石，胆总管结石伴扩张"而收住入院。行相关检查予经皮肝穿刺置管引流术（PTCD）治疗。医嘱：更换 PTCD 引流袋。

（二）环境准备

1. 病房情景布置　外科病房、病床单元、设备带、床帘或屏风、操作台、摄影设备。
2. 角色信息
（1）护士（扮演者：教师 / 学生）　通过与"患者"沟通、评估、决策，执行医嘱。
（2）患者　1 个模拟人卧于病床，用于操作；床旁 1 名教师或学生模拟患者（标准化），回应"护士"，根据"护士"完成任务情况推进剧情，实现情景变化。
3. 标准化患者训练　围绕案例的内容，并注意患者的感情。
（1）模拟肝内胆管多发性结石患者的痛苦表情。
4. 医嘱　更换 PTCD 引流袋
5. 用物准备
治疗车上层：安尔碘、无菌棉签、无菌手套 1 副、无菌引流袋 1 个、换药包 1 个（治疗巾 1 块、弯盘 1 个、纱布块 2 块、镊子 1 把）、止血钳、胶带、安全别针、治疗盘、医嘱单、医嘱执行单。
治疗车下层：医用垃圾容器、生活垃圾容器、量筒。

四、操作步骤

（有条件者拍摄操作过程。）

（一）评估

内容：患者的皮肤、巩膜黄染情况，伤口、引流情况、心理状况、理解配合能力。

1．护士衣帽整洁，洗手，戴口罩。

2．接到医嘱，打印执行单，两人共同核对无误。

3．携带执行单至床旁。

护士："您好，我是您的责任护士王某某，能告诉我您的名字吗？"

患者："我是王某某。"

护士："您好，王女士，您今天感觉好点了吗？现在遵医嘱要为你进行更换引流袋，目的是保持引流通畅，防止逆行感染。这项操作不会给您带来痛苦，请您不要紧张。操作前我要查看一下您的皮肤、巩膜黄染情况和伤口及引流情况。您的皮肤及巩膜黄染程度没有加重，伤口敷料干燥，没有渗血、渗液，引流液颜色和量正常，您先休息一会儿，我去准备用物，马上过来。"

（二）实施操作

1．携用物至患者床旁。

2．再次核对。

护士："您好，请问您叫什么名字？"

患者："王某某。"

护士："来，请让我看一下您的腕带。"核对患者床号、姓名、性别、住院号。

护士："您好，王女士，现在我给您更换引流袋。在换袋过程中您不要随意移动身体，好吗？"

3．协助患者平卧位。

护士："请您躺平，这样更好一些。"

4．充分暴露引流管，戴手套，将治疗巾置于引流管下方，放置弯盘。

5．无齿血管钳夹闭接口处上方5cm处，取出新引流袋床边备用。

6．在无菌纱布的保护下分离引流袋与引流管。

7．消毒棉签沿引流管内口由内向外消毒2遍。

8．在无菌纱布的保护下将新的引流袋与引流管连接，接口处用无菌纱布包裹。

9．将引流管用胶带"S"形固定于皮肤，防止滑脱。

10．连接管用安全别针固定于衣服或床单上。

11．取下止血钳，观察引流是否通畅。

情景Ⅰ：引流液未引出，原因可能是引流管前端孔道被阻塞。

处理：挤捏引流管数次。

12．将换下引流袋中的引流液倒入量筒里，计量。

13．引流袋弃于黄色垃圾桶。

14．撤用物，脱手套。

15．整理患者衣服，协助患者取舒适卧位，嘱患者PTCD引流的注意事项。

护士："王女士，引流袋已经换好了，在引流期间，请您注意以下事项，更换体位或下床活动时防止牵拉脱出，防止引流管打折，保证引流通畅，活动时引流袋位置必须低于穿刺口平面。如无特殊情况，您最好保持半卧位，利于引流。我现在把呼叫器放在您床边，您如果有任何不适或异常情况，请及时按铃来通知我们，我们也会随时巡视病房的。谢谢您的配合。"

16．处理用物，洗手，记录引流液的性质、量、颜色、患者的反应。

五、操作流程

核对解释 → 安置体位 → 铺巾夹管 → 消毒接口 → 更换新袋 → 松血管钳 → 确认通畅 → 观察引流 → 整理观察并行健康教育 → 准确记录。

六、评价

1．动作轻柔，患者无不适。
2．严格执行无菌操作。
3．管袋固定良好。

七、注意事项

1．妥善固定引流管，防止脱出；对躁动不安的患者，应有专人守护或适当约束。
2．引流袋位置应低于穿刺口平面，保持引流通畅，避免引流管打折成角、扭曲。
3．准确记录24h引流量，定时更换引流袋。
4．如患者需带PTCD引流管回家，指导其管路护理及自我监测方法。
5．根据患者病情，给予饮食指导。

八、健康教育

1．向患者及家属讲解维持正常PTCD引流的重要性。
2．指导患者及家属掌握PTCD引流期间的饮食和注意事项。
3．指导患者掌握更换体位时防止引流管脱出或受压的措施。

九、引导性反馈

见附录一。

十、经皮肝穿刺置管引流术（PTCD）的护理考核评分标准

经皮肝穿刺置管引流术（PTCD）的护理考核评分标准见表55-1。

表 55-1　经皮肝穿刺置管引流术（PTCD）的护理考核评分标准

序号	操作要点	操作技术标准	标准分	评分
1	素质要求（2分）	护士衣帽整洁，仪表端庄	2	
2	核对医嘱（2分）	核对医嘱	2	
3	评估患者（4分）	①有效核对患者床号、姓名 ②评估患者的病情、黄疸、腹痛、伤口、引流情况心理状态及合作程度 ③向患者解释腹腔引流护理的目的、方法以取得合作 ④问候解释	1 2 1	
4	洗手，戴口罩（2分）	洗手，戴口罩	2	
5	操作前准备（10分）	用物准备 治疗车上层：碘伏、无菌棉签、引流管标签贴、无菌手套1副、无菌纱布2块、无菌引流袋1个、换药包1个（治疗巾1块、弯盘1个、纱布块2块）、止血钳、胶带、安全别针、治疗盘 治疗车下层：医用垃圾容器、生活垃圾容器、量筒	7 3	
6	核对患者（6分）	携用物至患者床旁，再次进行有效核对 关闭门窗，拉上床帘或用屏风遮挡，保持环境安静、清洁	3 3	
7	体位（6分）	协助患者取半卧位或平卧位 暴露PTCD引流管及右侧胸壁伤口	3 3	
8	戴手套（4分）	手套戴法正确	4	
9	铺巾（2分）	治疗巾铺于胸壁PTCD引流管下方，放置弯盘	2	
10	夹管（2分）	用无齿血管钳夹闭接口上方5cm处	2	
11	分离（2分）	在无菌纱布的保护下分离引流袋与引流管	2	
12	消毒（4分）	消毒棉签沿引流管内口由内向外消毒2遍	4	
13	连接新袋（3分）	在无菌纱布的保护下将新的引流袋与引流管连接 连接口处用无菌纱布包裹	1 2	
14	固定（6分）	将引流管用胶带"S"形固定于皮肤，防止滑脱 连接管用安全别针固定于衣服或床单上	6	
15	松钳（2分）	取下止血钳	2	
16	观察（2分）	观察引流是否通畅	2	
17	阻塞处理（4分）	挤捏引流管数次	4	
18	核对（6分）	核对，贴标签于引流管上，并注明名称和时间	6	
20	处理（13分）	将换下引流袋中的引流液倒入量筒里，计量 撤用物，脱手套 协助穿好衣服，取半卧位 整理床单位 口述：用物分类消毒处理	4 3 3 1 2	

序号	操作要点	操作技术标准	标准分	评分
21	洗手（2分）	洗手	2	
22	记录（6分）	口述：观察引流液性质及颜色、量的变化并准确记录	6	
23	总体评价 （10分）	正确指导患者 操作规范，熟练有序 沟通合理有效 操作过程中体现出对患者的人文关怀 时间：10min，超时酌情扣分	2 4 2 2	
成绩			100	

（原凌燕）

项目 56　脑室、硬膜外、硬膜下引流护理技术

一、教学目标

1．正确说出脑室、硬膜外、硬膜下引流的适应证。
2．正确说出脑室、硬膜外、硬膜下引流护理的目的、注意事项、可能出现的并发症。
3．正确进行脑室、硬膜外、硬膜下引流护理操作。
4．操作中关心患者。

二、实验目的

1．保持脑室引流管通畅，防止逆行感染。
2．便于观察脑室引流液性状、颜色、量。

三、模拟情景

（一）案例

刘先生，56 岁。因"突发剧烈头痛伴左侧肢体功能障碍 4 小时"急诊入院，头颅 CT：右侧基底节区脑出血。血肿量约 30ml，初步诊断：右侧基底节区高血压性脑出血，经非手术治疗 3 天后复查头颅 CT 提示血肿量无改变，周围水肿明显，有行穿刺置管引流指征，故在局麻下行脑室外穿刺置管引流术。医嘱：更换脑室引流袋。

（二）环境准备

1．病房情景布置　外科病房、病床单元、设备带、床帘或屏风、操作台、摄影设备。
2．角色信息
（1）护士（扮演者：教师 / 学生）　通过与"患者"沟通、评估、决策，执行医嘱。
（2）患者　1 个模拟人卧于病床，用于操作；床旁 1 名教师或学生模拟患者（标准化），回应"护士"，根据"护士"完成任务情况推进剧情，实现情景变化。
3．标准化患者训练　围绕案例的内容，并注意患者的感情。
（1）脑室外穿刺置管引流术患者的痛苦表情。
4．医嘱　更换脑室引流袋。
5．用物准备
治疗车上层：治疗盘、无菌换药包（弯盘、无菌巾 2 块、纱布块 2 块）、一次性引流套装、无菌手套、量尺、棉签、笔、纸、手消毒液、医嘱单、医嘱执行单。
治疗车下层：医用垃圾容器、生活垃圾容器。

四、操作步骤

（有条件者拍摄操作过程。）

（一）评估

内容：患者的神志、瞳孔、生命体征、脑室引流情况、心理状况、理解配合能力。

1. 护士衣帽整洁，洗手，戴口罩。

2. 接到医嘱，打印执行单，两人共同核对无误。

3. 携带执行单至床旁。

护士："您好，我是您的责任护士王某某，能告诉我您的名字吗？"

患者："我是刘某某。"

护士："您好，刘先生，看起来您的精神不错，您现在感觉怎样？头痛好些没有？我看一下您的瞳孔，嗯，双侧瞳孔正常，光反射灵敏。您头部留置了一根引流管，主要是为了把颅内的淤血引出来，减轻您的头痛，为了预防感染，引流袋需定期更换，现在我准备为您更换，请您配合一下，好吗？我去准备用物，请您稍等。"

（二）实施操作

1. 携用物至患者床旁。

2. 再次核对。

护士："您好，请问您叫什么名字？"

患者："刘某某。"

护士："来，核对一下患者的腕带。"核对患者床号、姓名、性别、住院号。

护士："您好，刘先生，现在我为您更换引流袋，请您保持头部不要动，好吗？"

3. 正确挤压引流管，判断是否通畅，观察引流液的色、性状、量，检查伤口敷料有无渗湿，清理床头。

护士："请您躺平，保持头部固定。"

4. 将一次性治疗巾垫于患者头部引流管下方。

5. 用血管钳夹紧引流管近端。

6. 打开一次性引流袋并将其悬挂于已测量的高度（或与原高度一致），一般应高于脑平面 10～20cm，以维持正常颅内压。

7. 打开换药盘于治疗巾上。

8. 戴好无菌手套。

9. 取无菌纱布包裹住引流管的连接处，一手捏住引流管，一手捏住引流袋自接口处分离。

10. 上提引流袋前端使液体流入引流袋内。

11. 接口处用 2% 的碘伏棉签常规消毒 2 次。

12. 使一次性无菌脑室引流装置呈负压状态，与脑室引流管连接。

13. 接头处用无菌敷料包裹。

14. 撤去一次性垫巾，与助手合作，使患者头枕无菌治疗巾。

15. 松开止血钳观察引流液是否引流通畅。

16. 核对，贴标签于引流管上，并注明名称和时间。

17. 协助患者取合适卧位，嘱患者指导患者按要求卧位。保持伤口敷料清洁，不可抓挠伤口、引流袋位置不能随意移动。

护士:"刘先生,现在引流袋换好了,请您保持头部尽量固定,头部活动范围不能太大,避免引流管牵拉、滑脱、扭曲、受压;引流袋的位置和高度不能随意改变。要注意保持头部敷料清洁干燥,这样效果才好,这里是呼叫器,如果有需要帮助请叫我们,感谢您的配合。"

18.处理用物,洗手,记录更换引流袋时间和引流液的颜色、性质及量。

五、操作流程

核对解释 ⟶ 安置体位 ⟶ 垫巾 ⟶ 夹管 ⟶ 固定新袋 ⟶ 分离换管 ⟶ 包裹接口 ⟶ 头部铺巾 ⟶ 安置患者 ⟶ 整理观察并行健康教育 ⟶ 准确记录。

六、评价

1.动作轻柔,患者无不适。
2.严格执行无菌操作。
3.管袋固定良好,标记清楚。

七、注意事项

1.患者头枕无菌治疗巾。
2.严密观察患者的意识、瞳孔、生命体征变化。
3.严密观察并记录引流液的颜色、性状、量及引流的速度。
4.严格无菌操作,每天更换引流袋,更换时先夹闭引流管;妥善固定,固定引流袋高于侧脑室平面 10 ~ 20cm,以维持正常颅内压。
5.适当限制患者头部活动范围,注意保持引流管固定通畅,引流管不可受压、扭曲、牵拉,翻身及治疗活动时,动作应轻柔,先行保护好引流管,避免牵拉、脱出。
6.搬运患者时应将引流管夹闭,以免反流,安置好后再打开。
7.有意识障碍或精神症状者,应予适当约束;引流不畅时立即告知医生。

八、健康教育

1.向患者及家属讲解维持脑室引流正常的重要性。
2.指导患者及家属保持脑室引流高度和通畅。
3.指导家属及患者掌握限制头部活动。

九、引导性反馈

见附录一。

十、脑室、硬膜外、硬膜下引流考核评分标准

脑室、硬膜外、硬膜下引流考核评分标准见表 56-1。

表 56-1　脑室、硬膜外、硬膜下引流考核评分标准

序号	操作要点	操作技术标准	标准分	评分
1	素质要求（2分）	护士衣帽整洁，仪表端庄	2	
2	核对医嘱（2分）	核对医嘱	2	
3	评估患者（4分）	①有效核对患者床号、姓名 ②评估患者的意识、瞳孔、生命体征、脑脊液引流情况、心理状况、理解配合能力 ③向患者及家属解释更换脑室引流袋的目的及配合要点	1 2 1	
4	洗手，戴口罩（2分）	洗手，戴口罩	2	
5	操作前准备（10分）	用物准备 治疗车上层：治疗盘、碘伏、无菌换药包（弯盘、无菌巾2块、纱布块2块）、一次性脑室引流套装、无菌手套、量尺、棉签、笔、纸、手消毒液 治疗车下层：医用垃圾容器、生活垃圾容器	8 2	
6	核对患者（6分）	携用物至患者床旁，再次进行有效核对 保持环境安静、清洁	3 3	
7	安置体位（5分）	协助患者取平卧位	5	
8	戴手套（4分）	手套戴法正确	4	
9	铺巾（2分）	治疗巾铺于头部引流管下方	2	
10	放弯盘（2分）	弯盘置于头部引流管与引流袋接口的下方	2	
11	固定新袋（5分）	打开一次性引流装置并将其悬挂于已测量的高度（或与原高度一致），一般应高于脑平面10～20cm，以维持正常颅内压	5	
12	夹管（3分）	用无齿血管钳夹闭脑室引流管	3	
13	初消毒（4分）	打开接口处包裹的纱布，接口处用2%的碘伏棉签常规消毒2次	4	
14	分离（2分）	在无菌纱布的保护下分离引流袋与引流管	2	
15	再消毒（4分）	再次常规消毒脑室引流管口周围2次	4	
16	连接和包裹接口处（8分）	使一次性无菌脑室引流装置呈负压状态 连接脑室引流管接口处，用无菌敷料包裹	4 4	
17	头部铺巾（4分）	与助手合作，撤去患者头原有垫巾，更换无菌治疗巾	4	
18	松钳（3分）	松开血管钳观察引流液是否引流通畅	3	
19	核对（3分）	核对，贴标签于引流管上，并注明名称和时间	3	
20	处理（7分）	撤用物，脱手套 协助穿好衣服，取平卧位 整理床单位 口述：用物分类消毒处理	2 2 1 2	
21	洗手（2分）	洗手	2	

序号	操作要点	操作技术标准	标准分	评分
22	记录（6分）	口述：观察引流液性质及颜色、量的变化并准确记录	6	
23	总体评价 （10分）	正确指导患者	2	
		操作规范，熟练有序	4	
		沟通合理有效	2	
		操作过程中体现出对患者的人文关怀	2	
		时间：10min，超时酌情扣分		
成绩			100	

（原凌燕）

项目 57　膈下腹部冲击法（Heimlich 手法）

一、教学目标

1．能迅速判断 Heimlich 征象及患者梗阻程度。
2．正确说出 Heimlich 手法操作目的、注意事项。
3．正确进行 Heimlich 手法操作。
4．能在操作中关心患者，操作后告知进食要点。

二、实验目的

抢救因食物、异物卡喉所致的窒息。

三、模拟情景

（一）案例

李小姐，26 岁，下班后和朋友王女士聚餐，边聊天边进食，突然呼吸困难，面色青紫，出现痛苦表情并以"V"形手势掐住自己的脖子。

（二）环境准备

1．情景布置　餐厅、餐桌、食物、摄影设备。
2．角色信息
（1）李女士（扮演者：学生）　模拟气道梗阻患者，回应朋友，根据朋友急救操作完成任务情况推进剧情，实现情景变化。
（2）王女士（扮演者：学生 / 教师）　通过对李女士病情的判断，进行急救。急救结束后进行健康教育。
3．标准化患者训练　围绕案例的内容，并注意患者的感情。
（1）模拟气道梗阻患者的痛苦表情。
（2）模拟患者的 Heimlich 征象。
4．急救操作　膈下腹部冲击法（Heimlich 手法）。

四、操作步骤

（有条件者拍摄操作过程。）

（一）评估患者

1．简单询问病史　初步确定异物的种类、大小以及发生呼吸道梗阻的时间等
2．体格检查　主要检查患者意识状态、面色及口唇颜色等，初步确定患者的病情
3．估计阻塞的种类　观察患者是否有呼吸、咳嗽、说话以及气体交换是否充足等，以估计呼吸道是否完全阻塞。
　　王女士："小李小李，你怎么了？"

李女士：表情痛苦，不能说话，以"V"形手势掐住自己的脖子，另一手指指桌上的花生。

王女士："小李，你是不是被卡到了？"

李女士：点头表示肯定。

王女士："你别紧张，我现在来帮您。"

（二）实施操作

1. 患者取立位或坐位。

2. 施救者站于患者身后，双臂环抱患者腰部。

3. 一只手握成拳、大拇指侧放在患者腹部中线、脐部上方、剑突下，再用另一只手握住此拳，迅速向内上方连续冲击 6 ~ 8 次。

王女士站在李女士身后，双臂环抱李女士腰部。一只手握成拳、大拇指侧放在李女士腹部中线、脐部上方、剑突下，再用另一只手握住此拳，迅速向内上方连续冲击 6 ~ 8 次。

李女士咳出花生米样物体。脸色渐渐由青转为红润，痛苦表情逐渐消失，呼吸逐渐平稳。

4. 检查患者有无并发症。

5. 安抚患者情绪

王女士："小李，你已经把花生咳出来了，没事了。"

李小姐："谢谢你，我感觉好多了"

王女士："下次吃饭的时候一定注意，不能边吃边说话了，一定要细嚼慢咽。"

李小姐："好，我一定注意，谢谢你救了我！"

王女士："不客气，你先慢慢休息一下吧。"

五、操作流程

判断 Heimlich 征象 —→ 安置体位 —→ 腹部冲击 —→ 异物排出 —→ 观察有无并发症并进行健康指导。

六、评价

1. 动作迅速、准确、有效。

2. 操作规范，熟练有序。

3. 正确指导患者。

4. 操作中体现出对患者的人文关怀。

七、注意事项

1. 如患者尚能发声说话、呼吸或咳嗽，说明仅为呼吸道部分阻塞，此时应尽量鼓励患者尽力呼吸和自行咳嗽，部分患者可咳出异物。

2. 冲击 6 ~ 8 次，如清除异物失败，则重复冲击，直至异物排出。

3. 本病发生突然，病情复杂，在特殊情况下，可灵活运用各种方法和程序。

4. 冲击时需要注意控制好合适的力度，以免造成腹部或胸腔内脏的破裂、撕裂及出血、肋骨骨折等并发症。

5. 对于极度肥胖及怀孕后期发生呼吸道异物堵塞的患者，应当采用胸部冲击法，将左手的虎口贴在患者胸骨下端，注意不要偏离胸骨，以免造成肋骨骨折。

6. 婴幼儿可采用胸部手指冲击法和倒提拍背法。

八、健康教育

1. 患者病情平稳后，告知患者进食前将食物切成细块，充分咀嚼。
2. 患者口中含有食物时，应避免大笑、讲话或活动。

九、引导性反馈

见附录一。

十、膈下腹部冲击法（Heimlich 手法）考核评分标准

膈下腹部冲击法（Heimlich 手法）考核评分标准见表 57-1。

表 57-1　膈下腹部冲击法（Heimlich 手法）考核评分标准

序号	操作要点	操作技术标准	标准分	评分
2	评估患者 （15分）	①简单询问病史：初步确定异物的种类、大小以及发生呼吸道梗阻的时间等	5	
		②体格检查：主要检查患者意识状态、面色及口唇颜色等，初步确定患者的病情	5	
		③估计阻塞的种类：观察患者是否有呼吸、咳嗽、说话以及气体交换是否充足等，以估计呼吸道是否完全阻塞	5	
3	急救处理 （36分）	意识清醒患者 ①患者取立位或坐位	3	
		②施救者站于患者身后，双臂环抱患者腰部	5	
		③一只手握成拳、大拇指侧放在患者腹部中线，脐部上方，剑突下，再用另一只手握住此拳，迅速向内上方连续冲击6～8次	10	
		口述 昏迷患者 ①患者置于仰卧位，头后仰，开放气道	3	
		②施救者骑跨于患者髋部或跪于患者一侧	5	
		③一手掌跟置于患者腹部，位于脐与剑突之间，另一手置于其上，迅速有力向内上方冲击6～8次	10	
4	急救后处理 （15分）	检查患者有无并发症发生 口述 若清除异物成功，呼吸道通畅，进行人工呼吸，自主呼吸恢复后转运 若失败，必要时重复冲击，直至异物排出	5 5	
		患者病情平稳后，告知患者进食前将食物切成细块，充分咀嚼。患者口中含有食物时，应避免大笑、讲话或活动	5	
5	洗手（3分）	施救者七步洗手法洗手	3	
6	记录（3分）	记录患者梗阻情况，处理结果	3	
7	总体评价 （28分）	动作迅速、准确、有效	10	
		操作规范，熟练有序	6	
		正确指导患者	6	
		操作中体现出对患者的人文关怀	6	
		时间：15min，超时酌情扣分		
成绩			100	

（周谊霞）

项目 58　骨牵引术

一、教学目标

1. 正确说出常用骨牵引的方式、适应证及目的。
2. 正确说出骨牵引的过程、并协助医生执行此技术。
3. 说出骨牵引中的注意事项。

二、实验目的

1. 使骨折复位。
2. 减轻疼痛与肿胀。
3. 预防或矫正畸形。

三、模拟情景

（一）案例

乔先生，男，50 岁，因从高处摔下，右腿摔伤，X 线示右腿股骨颈骨折，协助医生给患者右下肢牵引。

（二）环境准备

1. 病房情景布置　外科病房、无菌手套、无菌纱布、胶布、牵引床、沙袋、骨牵引器械包（摄影设备）。

2. 角色信息

（1）护士（由教师 / 学生扮演）　通过与"患者"沟通、评估、决策，执行医嘱。

（2）患者　1 个模拟人卧于病床，用于操作；床旁 1 名教师或学生模拟患者（标准化），回应"护士"，根据"护士"完成任务情况推进剧情，实现情景变化。

3. 标准化患者训练　围绕案例的内容，并注意患者的感情。

（1）模拟股骨颈骨折患者痛苦的表情。

（2）模拟患者深呼吸。

4. 医嘱　骨牵引。

5. 用物准备　治疗车上层：无菌手套、无菌纱布、胶布、75% 乙醇、2% 利多卡因、5ml 空针、棉签、医嘱本、手消毒液、医嘱单、医嘱执行单。

治疗车下层：医用垃圾容器、生活垃圾容器。

骨牵引用品：牵引床、沙袋、骨牵引器械包（内有无菌巾、骨锤、手摇钻、骨圆针及克氏针）。

四、操作步骤

（有条件者拍摄操作过程。）

（一）评估

内容：患者的年龄、病情、临床诊断、意识状态、心理状况、排便情况、理解配合能力。

1．护士衣帽整洁，洗手，戴口罩。

2．接到医嘱，打印执行单，两人共同核对无误。

3．携带执行单至床旁。

[问候解释语]

护士："您好，我是您的责任护士王某某，能告诉我您的名字吗？"

患者："我是乔某某。"

护士："乔先生，您好！"由于您右股骨颈骨折，我现在要协助医生给您牵引，目的是为了复位固定，缓解疼痛，促进愈合，在这过程中，不会有什么不适，不必紧张，请您配合好吗？"

（二）实施操作

1．核对医嘱，携用物至患者床旁。

2．再次核对患者，向患者及家属解释骨牵引的目的及配合要点。

[指导语]

护士："您好，请问您叫什么名字？"

患者："乔某某。"

护士："来，核对一下患者的腕带。"

护士："乔先生，请您放松，我现在要给您测量一下体重，右腿的长度、周径，还要给您清洗患肢。"

[嘱咐语]

护士："您做得很好。牵引时如果有疼痛或感觉异常的时候一定要告诉我，我会及时处理。现在需要请您把裤子剪了，不必太过紧张，请您尽量放松。"

3．床帘遮挡。

4．准备体位 剪开患者裤子到膝上，协助患者平卧位，双腿屈曲。

[指导语]

护士："请您平卧位，放松。"

5．打开骨科牵引器械包，核对物品是否齐全。

6．倒入75%乙醇。

7．协助医生消毒患者局部皮肤，并抽取2%利多卡因。

8．将无菌巾覆盖患肢，并固定。

9．戴手套，协助医生执行骨骼穿刺。

10．遵医嘱设置牵引架。

11．协助医生将牵引弓固定于钢钉上，以"S"状勾钩住牵引弓，牵引绳一端绑于"S"状钩上，另一端经滑轮垂吊于床尾，绑上沙袋。

12．使用75%乙醇消毒钢钉处，并以纱布覆盖。

情景Ⅱ：患者想要排尿。

处理：协助患者床上排尿。

[指导语]

护士："乔先生，排尿排便都必须在床上进行。"

13．以枕头适当地垫于患肢处。

14. 整理患者床单位。

[指导语]

护士："乔先生，现在开始牵引了，不能任意间断时间，这样效果才好，这里是呼叫器，如果有需要帮助请叫我们，祝您早日康复，谢谢您的配合。"

15. 处理用物，开窗通风，洗手，记录牵引的重量、皮肤状况。

五、操作流程

核对解释 ⟶ 安置体位 ⟶ 清洗患肢 ⟶ 消毒打麻药 ⟶ 穿刺 ⟶ 挂沙袋 ⟶ 固定牵引弓 ⟶ 消毒钢钉 ⟶ 整理观察并行健康教育 ⟶ 准确记录。

六、评价

1. 动作轻柔，患者无不适。
2. 沙袋需悬空，不可碰到床沿或地面。
3. 牵引绳不应有其他物品覆盖。

七、注意事项

1. 牵引期间，定时检查受压部位，预防压疮。
2. 牵引期间患者必须加强患肢等长收缩运动及健康肢体运动。
3. 牵引期间每日两次钢钉护理。
4. 鼓励患者深呼吸及有效咳嗽，促进肺扩张。
5. 加强患者皮肤护理，定时翻身。
6. 注意患肢是否出现腓神经麻痹或"6P"症状。
7. 换床单由床头换到床尾，由健侧换到患侧。

八、健康教育

1. 每天取下牵引装置并清洁皮肤，观察有无胶布的过敏现象，观察皮肤有无受压或者末梢皮肤受压的情况，如疼痛、发麻、发冷、苍白、肿胀、足背动脉搏动减弱等。

2. 协助患者翻身预防压疮，维持患肢的功能位置，牵引绳脱落时，须重新包扎，牵引；下肢牵引时，可将床尾抬高，以免患者滑向床尾，且能产生反作用力增加牵引效果。

3. 指导患者及家属，给予患者清淡易消化饮食，多饮水，预防泌尿感染及便秘。

九、引导性反馈

见附录一。

十、骨牵引操作考核评分标准

骨牵引操作考核评分标准见表58-1。

表 58-1　骨牵引操作考核评分标准

序号	操作要点	操作技术标准	标准分	评分
1	素质要求（2分）	护士衣帽整洁，仪表端庄	2	
2	核对解释（4分）	携用物至床旁，认真核对患者信息并做好解释	4	
3	洗手戴口罩（3分）	洗手、戴口罩	3	
4	用物准备（9分）	治疗车上层：无菌手套、无菌纱布、胶布、75%乙醇、2%利多卡因、5ml空针、棉签 治疗车下层：生活垃圾桶、医疗垃圾桶 骨牵引：牵引床、沙袋、骨牵引器械包（无菌巾、内备骨锤、手摇钻、骨圆针及克氏针）	4 2 3	
5	核对患者（6分）	携用物至患者床旁，核对床号、姓名 告知患者操作方法，关闭门窗，注意遮挡患者，温度适宜（必要时用屏风遮挡）	3 3	
6	安置体位（5分）	剪开患者裤子于到膝上，协助患者平卧位，双腿屈曲，清洁患肢，备皮	5	
7	开包（4分）	打开骨科牵引器械包，核对物品是否齐全	4	
8	局部麻醉（9分）	①倒入75%乙醇 ②协助医生消毒患者局部皮肤，并抽取2%利多卡因	3 6	
9	铺巾（8分）	①消毒双手后，将无菌巾覆盖患肢，并固定 ②戴无菌手套，协助医生执行骨骼穿刺	4 4	
10	设置牵引架（9分）	①遵医嘱设置牵引架 ②协助医生将牵引弓固定于钢钉上，以"S"状勾钩住牵引弓，牵引绳一端绑于"S"状钩上，另一端经滑轮垂吊于床尾，绑上沙袋	4 5	
11	消毒（5分）	使用75%乙醇消毒钢钉处，并以纱布覆盖	5	
12	指导患者（6分）	①交代注意事项，指导预防并发症 ②协助翻身	3 3	
13	整理（8分）	① 整理床单位 ②协助患者取舒适、合理体位 ③口述：用物分类消毒处理	3 3 2	
17	准确记录（8分）	洗手，记录（牵引重量，患者肢体）	8	
18	总体评价（14分）	正确指导患者 操作规范，熟练有序，有计划性 沟通合理有效 操作中体现出对患者的人文关怀 时间：15min，超时酌情扣分	2 4 3 3 2	
成绩			100	

（周谊霞）

项目 59　协助皮牵引术

一、教学目标

1. 正确说出常用皮牵引的目的及种类。
2. 正确无误地准备用物。
3. 正确理解牵引的过程、并协助医生执行此技术。
4. 协助牵引中患者翻身。
5. 口述皮牵引中的注意事项。

二、实验目的

1. 骨折、关节脱位的复位及维持复位后的稳定。
2. 挛缩畸形的矫正治疗和预防。
3. 骨、关节疾病治疗术前准备：解除肌肉痉挛、改善静脉回流、消除肢体肿胀。
4. 炎症肢体的制动和抬高。
5. 防止因骨骼病变引起的病理性骨折。

三、模拟情景

（一）案例

章先生，男，21 岁，因不慎跌倒，当时左侧髋部着地，伤后觉左侧髋部疼痛剧烈，活动加剧，不能站立，来院就诊，体格检查：左下肢外旋、缩短畸形，缩短约 2cm。左髋压痛、活动受限。左下肢末梢血运、感觉良好。拍 X 线片示左侧股骨颈骨折。根据医嘱：嘱患者制动、皮牵引；拟后期行关节置换手术。

（二）环境准备

1. 病房情景布置　外科病房、棉垫 2 块、枕头 1 个、牵引架、牵引绳、皮牵引带、重锤、骨科床（大号辛氏架 2 支、与床等长的辛氏架 1 支、脚架 2 个）、弹性绷带、骨牵引用品：牵引床、沙袋、75% 乙醇、棉签、摄影设备、医嘱单、手消毒液。

2. 角色信息

（1）护士（由教师 / 学生扮演）　通过与"患者"沟通、评估、决策，执行医嘱。

（2）患者　1 个模拟人卧于病床，用于操作；床旁 1 名教师或学生模拟患者（标准化），回应"护士"，根据"护士"完成任务情况推进剧情，实现情景变化。

3. 标准化患者训练　围绕案例的内容，并注意患者的感情。

（1）模拟左侧髋关节骨折患者痛苦的表情。

（2）模拟患者深呼吸。

4. 医嘱　双下肢皮牵引（勃克氏牵引法）

5. 用物准备　治疗车上层：棉垫 2 块、枕头 1 个、皮牵引海绵、弹性绷带、骨牵引用品：牵引床、沙袋、75%乙醇、棉签、医嘱单，医嘱执行单、手消毒液。

治疗车下层：医用垃圾容器、生活垃圾容器。

四、操作步骤

（有条件者拍摄操作过程。）

（一）评估

内容：患者的年龄、病情、临床诊断、意识状态、心理状况、排便情况、理解配合能力。

1. 护士衣帽整洁，洗手，戴口罩。

2. 接到医嘱，打印执行单，两人共同核对无误。

3. 携带执行单至床旁。

[问候解释语]

护士："您好，我是您的责任护士王某某，能告诉我您的名字吗？"

患者："我是章某某。"

护士："章先生，您好！"由于您左侧股骨颈骨折，我现在要协助医生给您皮牵引，目的是为了复位固定，缓解疼痛，促进愈合，在这过程中，不会有什么不适，不必紧张，请您配合好吗？"

（二）实施操作

1. 核对医嘱，携用物至患者床旁。

2. 再次核对患者，向患者及家属解释皮牵引的目的及配合要点。

3. 将辛氏架、牵引架及脚架架好。

[指导语]

护士："您好，请问您叫什么名字？"

患者："章某某。"

护士："来，核对一下患者的腕带。"

护士："章先生，您好，请您放松，我现在要给您测量一下您的体重，双腿的长度、周径，还要给您清洗左下肢。"

[嘱咐语]

护士："您做得很好。牵引时如果有疼痛或感觉异常的时候一定要告诉我，我会及时处理。现在需要把您的裤子剪了，更换上我院病员服。"

4. 用床帘遮挡。

5. 准备体位　剪开患者裤子到膝上，协助患者摆好卧位，双腿屈曲，评估患者患肢末梢皮肤颜色、血液循环状况、足背动脉搏动强度，协助医生牵引。

[指导语]

护士："请您平卧位，放松。"消除其顾虑，取得配合。

6. 将患者患肢皮肤擦洗，并备皮。

7. 牵引带平铺于床上，需要牵引的患者用中单或大毛巾包裹。

8. 安装好牵引架，上重锤，并悬离地面。

9. 用75%乙醇消毒患肢。

10. 协助医生一手托住患肢踝部，另一只手托住患肢膝部，将患肢稍抬离床面。

11．将两块棉垫垫于踝部。

12．将牵引海绵沿患肢两侧贴紧，在足部保留适当的长度。

13．用弹性绷带在踝部由下往上包紧，到腓骨头停止，将多余的海绵反折，以弹性绷带包好，骨突处用棉垫保护，将肢体包好，拴好牵引绳。

14．将伸展器放入足底牵引海绵处，将绳索系于伸展器上。

15．协助医生将牵引绳拉至牵引架的滑轮内，并在末端打结挂上"S"状钩

16．绑上医嘱所指定的重量沙袋挂于"S"状钩上。

17．身体、患肢与牵引绳应保持在一条直线上。患肢下方垫一枕头将整只脚抬高。

情景Ⅱ：患者想要排尿。

处理：协助患者床上排尿。

[指导语]

护士："章先生，排尿排便都必须在床上进行，我们会定时协助您翻身、洗头、擦身。"

18．整理患者床单位。

护士："章先生，还有您的家属需注意不能擅自改变牵引体位，不能随便增减牵引重量"。

[指导语]

护士："章先生，现在开始牵引了，不能任意间断牵引时间，这样效果才好，我们会每天定时测量患肢长度，牵引数日后，医生会告知您进行拍X线片复查，不必担心，这里是呼叫器，如果有需要帮助请叫我们，祝您早日康复，谢谢您的配合。"

19．处理用物，开窗通风，洗手，记录牵引的重量、皮肤状况。

五、操作流程

核对解释 ⟶ 安置体位 ⟶ 清洗患肢 ⟶ 抬起患肢 ⟶ 固定海绵 ⟶ 放伸展器 ⟶ 固定牵引绳 ⟶ 挂沙袋 ⟶ 整理观察并进行健康教育 ⟶ 准确记录。

六、评价

1．动作轻柔，患者无不适。

2．牵引绳、沙袋需悬空，不可碰到床沿或地面。

3．打结处不可碰到滑轮。

4．牵引海绵需要保持平顺不可有褶皱，以免形成压力点。

5．牵引绳不受压，滑车装置顺畅。

6．被牵引肢体与牵引力在水平线上。

七、注意事项

1．牵引期间，每天取下牵引装置并清洗患肢皮肤，观察有无皮肤发红、肿胀、起水疱等现象。

2．牵引期间观察患者皮肤有无受压或末梢循环受压过紧的现象，例：皮温、皮色、动脉搏动、肿胀、皮肤受压感觉，麻木、发冷、感觉减退，患者肢体的运动情况、肌力情况以及疼痛的位置、性质。

3．观察有无腘神经受压现象，如小腿及足背疼痛、脚趾伸展困难等。

4．协助牵引中患肢翻身以防造成压疮。

5．维持患肢功能位置，绷带脱落时，要重新取下包扎，牵引。

6．下肢牵引时，可将床尾抬高，以免患者滑向床尾，也可以产生反作用力，增加牵引效果。

7．沙袋保持悬空，绳结应牢固，避免突然松开导致沙袋落下，震动患者。

8．换床单由床头换到床尾，由健侧换到患侧。

八、健康教育

1．每天取下牵引装置并清洁皮肤，观察有无胶布的过敏现象，观察皮肤有无受压或者末梢皮肤受压的情况，如疼痛、发麻、发冷、苍白、肿胀、足背动脉搏动减弱等。

2．协助患者翻身预防压疮，维持患肢的功能位置，牵引绳脱落时，须重新包扎，牵引；下肢牵引时，可将床尾抬高，以免患者滑向床尾，且能产生反作用力增加牵引效果。

3．指导患者及家属，给予患者清淡易消化饮食，多饮水，预防泌尿系感染及便秘。

九、引导性反馈

见附录一。

十、皮牵引术考核评分标准

皮牵引术考核评分标准见表59-1。

表 59-1　皮牵引术考核评分标准

序号	操作要点	操作技术标准	标准分	评分
1	素质要求（2分）	护士衣帽整洁，仪表端庄	2	
2	核对解释（4分）	携用物至床旁，认真核对患者信息并做好解释	4	
3	洗手，戴口罩（3分）	洗手，戴口罩	3	
4	用物准备（6分）	治疗车上层：棉垫2块、枕头1个、皮牵引海绵、弹性绷带、75%乙醇、棉签	2	
		治疗车下层：生活垃圾桶、医疗垃圾桶	2	
		骨牵引：牵引床、沙袋	2	
5	核对患者（6分）	①携用物至患者床旁，核对床号、姓名	3	
		②告知患者操作方法，关闭门窗，注意遮挡患者，温度适宜（必要时用屏风遮挡）	3	
6	患者准备（8分）	①剪开患者患肢裤子	2	
		②测量患者双腿的长度、周径	3	
		③清洗患肢，备皮	3	
7	牵引架设置（3分）	将辛氏架、牵引架及脚架架好	3	
8	消毒（3分）	用75%乙醇消毒患肢	3	
9	皮牵引操作（12分）	①协助医生一手托住患肢踝部，另一只手托住患肢膝部，将患肢稍抬离床面	4	
		②将两块棉垫垫于踝部	4	
		③将牵引海绵沿患肢两侧贴紧，在足部保留适当的长度	4	
10	固定（8分）	①用弹性绷带于踝部由下往上包紧，到腓骨头停止，将多余的海绵反折，以弹性绷带包好	4	
		②将伸展器放入足底牵引海绵处，将绳索系于伸展器上	4	
11	设置牵引架（6分）	①协助医生将牵引绳拉至牵引架的滑轮内，并在末端打结挂上"S"状钩	3	
		②绑上医嘱所指定的重量沙袋挂于"S"状钩上	3	
11	安置体位（6分）	①身体、患肢与牵引绳应保持在一条直线上	3	
		②患肢下方垫一枕头将整只脚抬高	3	
12	指导患者（6分）	①交代注意事项，指导预防并发症	3	
		②协助翻身	3	
13	整理（8分）	①整理床单位	3	
		②协助患者取舒适、合理体位	3	
		③口述：用物分类消毒处理	2	
17	准确记录（5分）	洗手，记录（牵引重量，患者肢体情况）	5	

序号	操作要点	操作技术标准	标准分	评分
18	总体评价 （14 分）	正确指导患者	2	
		操作规范，熟练有序，有计划性	4	
		沟通合理有效	3	
		操作中体现出对患者的人文关怀	3	
		时间：15min，超时酌情扣分	2	
成绩			100	

（周谊霞）

项目 60　腹部四步触诊技术

一、教学目标

1．正确使用腹部四步触诊技术判断胎产式、胎方位、胎先露及其衔接情况，并估计胎儿大小及羊水量。

2．正确说出腹部四步触诊的目的及注意事项。

3．操作中关心孕妇，注意为孕妇保暖，保护孕妇隐私。

二、实验目的

1．检查子宫的形态，确定胎产式及宫底部的胎儿部分。

2．确认子宫两侧壁的胎儿部分，估计羊水量。

3．判断胎儿的先露部位，确认先露部是否衔接。

4．评估胎儿先露部衔接的程度。

三、模拟情景

（一）案例

王女士，26 岁，已婚，G_1P_0，现宫内妊娠 36^{+2} 周。32^{+1} 周产检时，身高 160cm，体重 55kg，宫高 30cm，腹围 92cm。本次来院进行常规产检。

（二）环境准备

1．病房情景布置　产科门诊、检查床、设备带、床帘或屏风、摄影设备。

2．角色信息

（1）护士（由教师/学生扮演）　通过与"孕妇"沟通、评估、决策，执行医嘱。

（2）孕妇　1 个孕妇模拟人卧于检查床，用于操作；床旁 1 名教师或学生模拟患者（标准化），回应"护士"，根据"护士"完成任务情况推进剧情，实现情景变化。

3．标准化患者训练　围绕案例的内容，并注意患者的感情。

模拟孕妇轻微疼痛的表情。

4．医嘱　产科检查。

5．用物准备　治疗车上层：一次性垫单、手消毒液、医嘱单、医嘱执行单。

治疗车下层：医用垃圾容器、生活垃圾容器。

四、操作步骤

（有条件者拍摄操作过程。）

（一）评估

内容：孕妇的年龄、本次妊娠情况（妊娠周数、胎动出现时间、每日胎动情况等）、腹部皮肤情况（有无瘢痕、水肿）、饮食状况等。

1．护士衣帽整洁，洗手，戴口罩。

2．携孕妇保健手册至检查床旁。

3．护士与孕妇沟通。

护士："您好，我是护士李某某，能告诉我您的姓名吗？"

孕妇："我是王某某。"

护士："您好，王女士，您现在是孕36^{+2}周，这次来医院是进行常规产检，我等会儿会为您进行腹部四步触诊了解现在的胎位以及入盆情况。检查前一定要排空尿液，你现在需要去厕所吗？"

孕妇："不用了，我刚才已经去过厕所了。"

护士："好的，请您稍等一下，我去准备用物，然后过来为您进行检查。"

（二）实施操作

1．护士携用物至检查床旁。

2．再次核对孕妇，向孕妇及家属解释操作的目的及配合要点。

护士："您好，请问您的姓名是？"

孕妇："王某某。"

护士："王女士，我检查时请您不要紧张，紧张的时候可以进行深呼吸。如果您觉得疼痛或有其他不舒服，一定要告诉我，好吗？"

孕妇："好的。"

3．用屏风或床帘遮挡，保护孕妇隐私。

4．准备体位　协助孕妇上检查床，将一次性垫单铺于检查床上，孕妇取仰卧位，双腿略屈曲分开，充分暴露腹部。

护士："现在请您躺在检查床上，稍微抬高您的臀部，我把垫单铺在下面。非常好。现在两条腿稍微分开并且稍微向上弯曲，我帮您把衣服往上拉，裤子稍向下脱一些，将您的整个肚子露在外面，方便我为您进行检查。"

5．护士立于孕妇右侧，温暖双手后，双手置于孕妇腹部轻轻按压评估孕妇腹部张力，同时观察孕妇腹部皮肤表面有无瘢痕、水肿等。

护士："现在有什么不舒服的地方吗？"

孕妇："没有。"

护士："好的，那我要进行进一步检查了，要判断现在胎位是什么。检查的时候不要紧张，记得放轻松。"

孕妇："好的。"

6．腹部四步触诊

（1）第一步　护士面向孕妇，将双手置于子宫底部，了解宫底高度，估计胎儿大小与孕周是否相符；双手指腹相对交替轻推，感受并判断子宫底部胎儿的部分。若为胎头，则感觉硬且有浮球感；若是臀部，则软而宽，形状不规则。

（2）第二步　护士将两手分别置于孕妇的腹部两侧，一只手固定，另一只手轻轻向对侧深压，然后双手交替，判断胎儿背部与四肢的位置，同时感受羊水的多少，凹凸不平的一侧为胎儿肢体，平坦饱满的一侧为胎背。

（3）第三步　护士右手的拇指与其余四指分开，置于耻骨联合上方，握住胎先露部分，判断先露部是胎头还是胎臀；然后左右推动先露部，判断其衔接情况。若先露部不能被推动，则表示先露部已衔接；若先露部浮动，则表示先露部尚未衔接。

护士："现在我要看看您孩子入盆的情况，检查时可能会有一点点痛，需要您忍受一下，如果实在受不了请一定要告诉我。"

孕妇："好的。"

情景Ⅰ：孕妇双眉紧蹙，发出"si"的声音。护士停下操作动作。

护士："怎么了？很痛吗？是我太用力了？"

孕妇："有些痛。"

护士："您深呼吸放松一下，我用力稍微轻一些，但也需要您稍微忍受一下。"

处理：教孕妇深呼吸，手的力度稍减以不影响操作者检查为宜。

（4）第四步：护士面向孕妇足部，双手分别置于胎先露部的两侧，向骨盆入口方向压，进一步确定胎先露及其衔接情况，先露部略有活动为"半固定"；不能活动为"固定"。

护士："王女士，目前胎位是枕左前，还未入盆，胎儿的大小和孕周是相符的，您不用担心，下次请按时来医院进行产检。如果有任何不舒服的地方一定要及时来医院就诊。谢谢您的配合。"

7．协助孕妇穿好衣裤、下检查床，拉好床帘或收好屏风。

8．处理用物、洗手并记录胎方位和先露部衔接情况。

五、操作流程

核对解释 ⟶ 安置体位 ⟶ 进行四步触诊 ⟶ 注意观察孕妇的表情及感受 ⟶ 告知检查结果并进行健康教育 ⟶ 准确记录。

六、评价

1．孕妇在检查过程中未因操作不当而引起不适。

2．孕妇明确胎儿目前的胎方位及衔接情况。

七、注意事项

1．注意保暖以及保护孕妇的隐私。

2．检查过程中保持正确的站位（始终站于孕妇右侧，第一步至第三步面向孕妇，第四步面向孕妇足部）及手法。

3．动作轻柔，操作过程中注意观察孕妇的表情及感受等。

八、健康教育

1．告知孕妇在相应孕期的注意事项。

2．告知孕妇下次来院产检时间。

九、引导性反馈

见附录一。

十、腹部四步触诊技术考核评分标准

腹部四步触诊技术考核评分标准见表 60-1。

表 60-1 腹部四步触诊技术考核评分标准

序号	操作要点	操作技术标准	标准分	评分
1	素质要求（2分）	护士衣帽整洁，仪表端庄	2	
2	核对医嘱（3分）	核对医嘱	3	
3	评估孕妇（3分）	①有效核对孕妇信息 ②评估孕妇的孕周、心理状态及合作程度 ③向孕妇解释四步触诊技术的目的、方法以取得合作	1 1 1	
4	洗手、戴口罩 （2分）	洗手，戴口罩	2	
5	操作前准备 （10分）	用物准备 治疗车上层：一次性垫单、笔 治疗车下层：医用垃圾容器、生活垃圾容器 孕妇准备：排空膀胱	2 2 6	
6	核对孕妇（4分）	携用物至检查床旁，铺好垫单，再次核对孕妇的孕周	4	
7	环境准备（3分）	关闭门窗，拉上床帘或用屏风遮挡，保持环境安静、清洁、温度适宜	3	
8	取体位（6分）	协助孕妇仰卧，双腿略屈于检查床上 适当脱衣裤，充分暴露孕妇腹部，注意保暖	3 3	
9	评估腹部 （10分）	立于孕妇右侧 评估腹部皮肤及腹壁张力	5 5	
10	四步触诊 （32分）	第一步：面向孕妇，双手置于子宫底部，双手指腹相对交替轻推，了解宫底高度、估计胎儿大小、判断宫底部的胎儿部分	6	
		口述：若宫底部是胎头，则感觉硬且有浮球感；若是臀部，则软而宽，形状不规则	2	
		第二步：两手分别置于孕妇的腹部两侧，一只手固定，另一只手轻轻向对侧深压，然后双手交替，判断胎儿背部与四肢的位置，并感受羊水的多少	6	
		口述：凹凸不平的一侧为胎儿肢体，平坦饱满的一侧为胎背	2	
		第三步：右手的拇指与其余四指分开，置于耻骨联合上方，握住胎先露部分，然后左右推动先露部，判断先露部及其衔接情况	6	
		口述：先露部不能被推动，则表示先露部已衔接；若先露部浮动，则表示先露部尚未衔接	2	
		第四步：面向孕妇足部，双手分别置于胎先露部的两侧，向骨盆入口方向压，进一步确定胎先露及衔接情况	6	
		口述：先露部略有活动为"半固定"；不能活动为"固定"	2	
11	处理（6分）	协助孕妇穿好衣裤、下检查床 整理检查床 拉开床帘或收好屏风	2 2 2	
12	健康教育（5分）	嘱咐孕妇孕期注意事项及下次产检时间	5	
13	洗手（2分）	洗手	2	

序号	操作要点	操作技术标准	标准分	评分
14	记录（2分）	准确记录胎方位及衔接情况	2	
15	总体评价 （10分）	操作规范，熟练有序	2	
		沟通合理有效	4	
		操作过程中体现出对孕妇的人文关怀	4	
		时间：10min，超时酌情扣分		
成绩			100	

（戴黎黎）

项目 61 胎心音听诊技术

一、教学目标

1. 能正确说出正常胎心音的范围、胎心音听诊的目的及注意事项。
2. 能根据不同的胎方位进行胎心音的听诊。
3. 能根据不同胎心音结果进行针对性处理及健康教育。
4. 操作中关心孕妇，保护孕妇隐私。

二、实验目的

1. 了解胎儿的胎心音是否正常。
2. 监测胎儿在子宫内的情况。

三、模拟情景

（一）案例

王女士，26 岁，已婚，G_1P_0。宫内妊娠 29^{+4} 周，自觉有胎动，有轻微腹痛不适。28^{+1} 周时来院产检无明显异常。医嘱：听诊胎心音。

（二）环境准备

1. 病房情景布置 产科病房、病床单元、设备带、床帘或屏风、操作台、摄影设备。
2. 角色信息
（1）护士（扮演者：教师/学生），通过与"孕妇"沟通、评估、决策，执行医嘱。
（2）孕妇 1 个孕妇模拟人卧于病床，用于操作；床旁 1 名教师或学生模拟孕妇（标准化），回应"护士"，根据"护士"完成任务情况推进剧情，实现情景变化。
3. 标准化孕妇训练 围绕案例的内容，并注意孕妇的感情。
（1）妊娠期孕妇轻微腹痛不适的表情。
（2）模拟孕妇担忧胎儿的情绪。
4. 医嘱 听诊胎心音。
5. 用物准备 治疗车上层：超声多普勒、耦合剂、手消毒液、卫生纸、秒表、医嘱单、遗嘱执行单、笔、手消毒液、医嘱单、医嘱执行单。
治疗车下层：医用垃圾容器、生活垃圾容器。

四、操作步骤

（有条件者拍摄操作过程。）

（一）评估

内容：孕妇的病史（妊娠周数、胎动出现时间、每日胎动情况等）、腹部皮肤情况（有无瘢痕、水肿）、胎方位、饮食状况等。

1．护士衣帽整洁，洗手，戴口罩。

2．接到医嘱，打印执行单，两人共同核对无误。

3．携带医嘱执行单至孕妇床旁。

护士："您好，我是您的责任护士李某某，能告诉我您的名字吗？"

孕妇："我是王某某。"

护士："您好，王女士，您现在感觉怎样？有什么不舒服的地方吗？"

孕妇："我还是觉有肚子有点痛，不知道孩子怎么样了。"（孕妇皱眉）。

护士："你现在不要太担心了，一会儿我会在您的腹部听一听胎儿的心跳情况来了解目前胎儿在您子宫内的情况，便于医生对您的情况作出进一步的判断。"

孕妇："好的，我明白。"

护士："您先躺下让我看看您腹部的皮肤。"（孕妇平卧于病床）。

护士："检查前需要排空膀胱，请问您现在需要我协助您上厕所吗？"

孕妇："不用了。"

护士："好的，那请您稍等，我去准备用物，然后过来为您听胎心音。"

（二）实施操作

1．携用物至孕妇床旁。

2．再次核对及解释。

护士："您好，请问您叫什么名字。"

孕妇："王某某。"

护士："王女士，请让我看一下您的手腕带（核对患者床号、姓名、性别、住院号）。在我操作过程中如果您有腹痛加剧、出现宫缩或其他不舒服时，一定要告诉我，我会及时处理。"

孕妇："好的，我知道了。"

3．用屏风或床帘遮挡，保护孕妇隐私。

4．准备体位　协助孕妇仰卧于病床，双腿略屈曲分开，暴露腹部。

护士："现在请您平躺在床上，双腿稍微屈曲张开，尽量放松。"

孕妇："好的。"

5．用四步触诊法判断胎背位置（见项目60腹部四步触诊技术）。

护士："稍后我会在您的腹壁上涂少量耦合剂，您可能会感觉到一点点凉。"

孕妇："没关系。"

6．听胎心音　将胎背位置相对应的腹壁处涂上少量的耦合剂，打开多普勒超声仪，将探头置于胎背对应的母体腹壁处，寻找胎心音最强处，听诊胎心音，听到"滴答"声后开始计数1min。正常胎心音为110～160次/分。听诊时注意胎心的节律、频率及强度等，同时要注意孕妇的反应。

护士："现在的胎心音为135次/分，是在正常范围内，这表明您的孩子目前状况较好，您不需要过多担心，但您还是需要留意胎动情况，如果有异常请立即告知我们，您好好休息，谢谢您的配合。"

孕妇："那我就放心了，谢谢您。"

7．用卫生纸分别擦净孕妇腹部和探头的耦合剂，协助孕妇穿好衣裤、取舒适卧位、整理床单位。

8．拉好床帘或收好屏风，整理用物、洗手并记录听诊胎心音的时间及次数。

五、操作流程

核对解释 ⟶ 安置体位 ⟶ 四步触诊法确定胎背位置 ⟶ 腹壁涂耦合剂 ⟶ 打开多普勒，将探头置于腹壁 ⟶ 寻找胎心音最强处计数 ⟶ 听胎心音 ⟶ 健康教育 ⟶ 准确记录

六、评价

1．听诊位置正确，了解胎心节律。
2．孕妇了解胎儿安危，解除焦虑情绪。

七、注意事项

1．如孕妇有宫缩，应选择宫缩间歇期听诊。
2．胎心音需与子宫杂音（柔和的吹风样杂音，与孕妇脉搏数一致）、腹主动脉音（单调的"咚咚"样强音，与孕妇脉搏数一致）及脐带杂音（与胎心率一致的吹风样低音，改变体位后消失，若持续存在需排除脐带绕颈）鉴别。
3．操作过程中注意观察孕妇有无异常情况，如仰卧位是否有呼吸不畅等。
4．若胎心音＜110次／分或＞160次／分，需立即与孕妇脉搏对比，若胎心音明显减慢或加快，可先给予间断吸氧，改变孕妇体位，进行胎心监护的同时通知医生。

八、健康教育

1．指导孕妇掌握自我监测胎动的方法。
2．指导孕妇保持轻松愉快的心情。

九、引导性反馈

见附录一。

十、胎心音听诊技术考核评分标准

胎心音听诊技术考核评分标准见表61-1。

表 61-1 胎心音听诊技术考核评分标准

序号	操作要点	操作技术标准	标准分	评分
1	素质要求（2分）	护士衣帽整洁，仪表端庄	2	
2	核对医嘱（3分）	核对医嘱	3	
3	评估患者（3分）	①有效核对患者床号、姓名 ②评估患者的孕周、病情、腹部皮肤状况、心理状态及合作程度 ③向患者解释听诊胎心音的目的、方法以取得合作	1 1 1	
4	洗手，戴口罩（2分）	洗手，戴口罩	2	
5	操作前准备（10分）	用物准备 治疗车上层：多普勒超声仪、耦合剂、手消毒液、卫生纸、秒表、医嘱本、笔 治疗车下层：医用垃圾容器、生活垃圾容器	8 2	
6	核对患者（6分）	携用物至患者床旁，再次核对 关闭门窗，拉上床帘或用屏风遮挡，环境安静、清洁	3 3	
7	取体位（5分）	协助患者仰卧屈膝 适当脱衣裤，充分暴露孕妇腹部	2 3	
8	确定胎背位置（10分）	使用四步触诊法确定胎背位置	10	
9	涂耦合剂（5分）	将多普勒探头上涂好耦合剂	5	
10	听胎心音（15分）	将多普勒探头置于胎背相对应的孕妇腹壁处，选择胎心音最强处，计数1min	15	
11	读取胎心音次数（5分）	口述：正常胎心音为110～160次/分	5	
12	处理（13分）	分别擦净孕妇腹壁与探头上的耦合剂 协助孕妇穿好衣裤，取舒适卧位 整理床单位 拉开床帘或收好屏风	4 3 3 3	
13	健康教育（5分）	嘱咐孕妇监测胎动情况并保持愉快的心情	5	
14	洗手（3分）	洗手	3	
15	记录（3分）	准确记录胎心音	3	
16	总体评价（10分）	操作规范，熟练有序 沟通合理有效 操作过程中体现出对孕妇的人文关怀 注意保护孕妇的隐私 时间：10min，超时酌情扣分	2 3 3 2	
成绩			100	

（戴黎黎）

项目 62　产时外阴消毒技术

一、教学目标

1. 正确为产妇进行外阴消毒。
2. 正确说出产妇外阴消毒的时机。
3. 正确说出外阴消毒的目的及注意事项。
4. 操作中关心产妇，注意为产妇保暖，保护产妇隐私。

二、实验目的

1. 清洁外阴，为产妇分娩做准备。
2. 预防因分娩而引发母亲与新生儿的感染情况。

三、模拟情景

（一）案例

王女士，26 岁，已婚。G_1P_0，宫内妊娠 39^{+2} 周，LOA，无妊娠合并症及并发症。宫口开大 7cm，宫缩良好。目前已上产床，准备分娩。

（二）环境准备

1. 病房情景布置　产房、产床、设备带、床帘、摄影设备。
2. 角色信息
（1）助产士（由教师 / 学生扮演）　通过与"患者"沟通、评估、决策，执行医嘱。
（2）患者　1 个产妇模拟人卧于产床，用于操作；床旁 1 名教师或学生模拟产妇（标准化），回应"助产士"，根据"助产士"完成任务情况推进剧情，实现情景变化。
3. 标准化患者训练　围绕案例的内容，并注意患者的感情。
（1）模拟产妇外阴部有血液、黏液或肛周有粪便。
（2）模拟产妇宫缩时疼痛的表情。
4. 医嘱　外阴消毒。
5. 用物准备　治疗车上层：治疗盘（1000ml 的量杯、盛温开水的水壶、水温计、一次性会阴垫、无菌手套）、无菌包（无菌弯盘 2 个、无菌镊子或止血钳 3 把、无菌治疗巾）、无菌敷料罐 2 个（一个内盛 10% ～ 20% 肥皂水纱布球、一个盛碘伏原液纱布球）、医嘱单、遗嘱执行单、手消毒液。
治疗车下层：医用垃圾容器、生活垃圾容器。

四、操作步骤

（有条件者拍摄操作过程。）

（一）评估

内容：产妇的年龄、孕周、产程情况、会阴部的皮肤状况（有无红肿、破损、伤口、出血、水肿、疼痛及其程度等）、阴道流血、流液情况。

1. 助产士衣帽整洁，洗手，戴口罩。

2. 接到医嘱，打印执行单、两人共同核对无误。

3. 携带执行单至床旁。

助产士："您好，我是助产士李某某，能告诉我您的名字吗？"

患者："我是王某某。"

助产士："您好，王女士，您现在感觉怎样？刚才为您进行了检查，宫口已经开大到7cm了，现在要为您进行外阴消毒，为您之后的分娩做准备。正常情况下，外阴消毒时您是不会有疼痛的感觉的，请您不要紧张，放轻松。请您稍等，我去准备用物，然后过来为您进行外阴消毒"。

（二）实施操作

1. 携用物至产床旁。

2. 再次核对，向孕妇解释操作的目的及配合要点。

助产士："王女士，请您不要紧张，在我的操作过程中，如果您觉得疼痛或有其他不舒服，一定要告诉我。"

3. 用床帘遮挡，协助孕妇上产床，孕妇取膀胱截石位，护士将一次性会阴垫垫于产妇臀下，暴露产妇外阴。

情景Ⅰ：产妇外阴部有血迹、黏液或肛周有粪便。

处理：用39～40℃的温开水冲洗清洁，然后用干纱球擦净。

4. 戴手套，用无菌镊子夹取10%的肥皂水纱球4块放入无菌弯盘内，纱球不宜太湿，以不滴水为宜。

5. 肥皂水纱球擦洗　夹取肥皂水纱球擦洗会阴，以旋转动作擦洗外阴，擦洗顺序为：左右两侧小阴唇→大阴唇→阴阜→左右大腿内侧上1/3→会阴→左右臀部。一只纱球擦洗一遍，共3遍，第4只纱球擦洗会阴及肛门。将使用过的纱球扔进治疗车下层的医用垃圾容器内，将镊子及弯盘置于治疗车下层。

6. 使用新的无菌镊子夹取1个无菌干纱球置于产妇阴道口，防止冲洗液流入阴道。

7. 温水冲洗　使用水温计测量后39～40℃的温开水冲洗会阴，顺序为阴阜→大、小阴唇→腹股沟、大腿内上1/3→会阴及肛门周围。

8. 干纱球擦净　用干纱球擦干外阴，其顺序与肥皂水擦洗外阴的顺序一致，左、右两侧小阴唇→大阴唇→阴阜→左右大腿内侧上1/3→会阴→左右臀部。

9. 将放置于阴道口的纱球丢弃，使用过的镊子置于治疗车下层。

10. 使用新的无菌镊子夹取碘伏纱球4块放入无菌弯盘内，纱球湿度以不滴水为宜。

11. 夹取碘伏纱球旋转消毒会阴，顺序为：左、右小阴唇→大阴唇→阴阜→左右大腿内侧上1/3→会阴→左右臀部。一只纱球消毒一遍，共3遍，第4只纱球消毒会阴及肛门。消毒后待其自然干燥。

12. 铺无菌巾于产妇臀下。

助产士："王女士，刚才已经为您完成了外阴消毒，马上要为您在外阴铺上无菌巾，铺好无菌巾之后，请您千万不要去触碰铺好的无菌巾，即便是宫缩疼痛难忍时也不要让您的手或脚去触碰这个区域。谢谢您的配合。"

13．整理用物、脱手套、洗手并记录。

五、操作流程

核对解释 ⟶ 安置体位 ⟶ 肥皂水纱球擦洗 ⟶ 温开水冲洗 ⟶ 碘伏纱球擦洗 ⟶ 铺无菌巾 ⟶ 健康教育 ⟶ 准确记录。

六、评价

1．产妇在外阴消毒过程中未因操作不当而引起不适。
2．产妇能配合助产士的操作。

七、注意事项

1．消毒的原则为由内向外、由对侧至近侧、自上而下。
2．操作过程中注意遮挡产妇，给予保暖，注意水温。
3．进行第二遍外阴消毒时，消毒范围不能超过第一遍的范围，操作过程注意遵循无菌原则。

八、健康教育

告知孕妇外阴消毒后不能触碰已消毒的区域及铺好的无菌巾。

九、引导性反馈

见附录一。

十、产时外阴消毒技术考核评分标准

产时外阴消毒技术考核评分标准见表62-1。

表 62-1 产时外阴消毒技术考核评分标准

序号	操作要点	操作技术标准	标准分	评分
1	素质要求（2分）	助产士衣帽整洁，仪表端庄	2	
2	核对医嘱（3分）	核对医嘱	3	
3	评估产妇（3分）	①有效核对产妇信息	1	
		②评估产妇的孕周、心理状态及合作程度	1	
		③向产妇解释外阴消毒的目的、方法以取得合作	1	
4	洗手、戴口罩（2分）	洗手，戴口罩	2	
5	用物准备（10分）	治疗车上层：治疗盘（1000ml 的量杯、盛温水的水壶、水温计、一次性会阴垫、无菌手套）、无菌包（无菌弯盘 2 个、无菌镊子或止血钳 3 把、无菌治疗巾）、无菌敷料罐 2 个（一个内盛 10% ~ 20% 肥皂水纱布球、一个盛碘伏原液纱布球）	8	
		治疗车下层：医用垃圾容器、生活垃圾容器	2	
6	操作前准备（3分）	携用物至产床旁，再次进行有效核对	2	
		拉上床帘，保持环境安静、清洁、温度适宜	1	
7	产妇准备（3分）	协助产妇取膀胱截石位于产床上，暴露外阴，垫会阴垫	3	
8	擦洗前准备（2分）	戴手套，夹肥皂水纱球至弯盘	2	
8	肥皂水纱球擦洗外阴（10分）	顺序：左右两侧小阴唇 → 大阴唇 → 阴阜 → 左右大腿内侧上 1/3 → 会阴 → 左右臀部	10	
		一只纱球擦洗一遍，共 3 遍，第 4 只纱球擦洗会阴及肛门		
9	更换镊子（2分）	更换镊子，夹干纱球堵住产妇阴道口	2	
10	温开水冲洗外阴（13分）	口述：水温 39 ~ 40℃	3	
		冲洗顺序：阴阜 → 大、小阴唇 → 腹股沟、大腿内上 1/3 → 会阴及肛门周围	10	
	干纱球擦干外阴（10分）	顺序为：左、右两侧小阴唇 → 大阴唇 → 阴阜 → 左右大腿内侧上 1/3 → 会阴 → 左右臀部	10	
11	更换镊子（2分）	更换镊子，夹取碘伏纱球至另一弯盘	2	
12	碘伏纱球消毒外阴（12分）	顺序为：左、右小阴唇 → 大阴唇 → 阴阜 → 左右大腿内侧上 1/3 → 会阴 → 左右臀部	10	
		一只纱球消毒一遍，共 3 遍，第 4 只纱球消毒会阴及肛门	2	
13	铺无菌巾（2分）	铺好无菌巾于臀下	2	
14	健康教育（5分）	嘱咐产妇不得触碰消毒及铺巾区域	5	
15	处理（6分）	整理用物	2	
		脱手套	2	
		洗手	1	
		记录	1	

序号	操作要点	操作技术标准	标准分	评分
16	总体评价 （10分）	操作规范，熟练有序	2	
		沟通合理有效	2	
		操作中体现出对产妇的人文关怀	3	
		注意保暖及保护产妇的隐私	3	
		时间：10min，超时酌情扣分		
成绩			100	

（戴黎黎）

项目 63 阴道灌洗 / 冲洗技术

一、教学目标

1．正确说出常用灌洗液种类、浓度、温度、量及适应证和禁忌证。
2．能根据患者病情进行阴道灌洗液的配制。
3．正确说出阴道灌洗 / 冲洗技术的目的、注意事项。
4．正确进行阴道灌洗 / 冲洗技术操作。
5．操作中关心患者，减少暴露。

二、实验目的

1．促进血液循环，缓解局部充血。
2．阴道上药、用药达到收敛、热疗和消炎作用。
3．清洁阴道，为子宫全切及阴道会阴等手术做术前准备。

三、模拟情景

（一）案例

杨某某，36 岁，女，已婚。主诉"外阴瘙痒，灼痛，伴尿频、尿急、尿痛，白带量多，影响睡眠"。妇科检查：小阴唇内侧、阴道黏膜红肿，白带黏稠量多色白，呈豆渣样。诊断为真菌性阴道炎。医嘱：2% ～ 4% 碳酸氢钠溶液进行阴道灌洗。

（二）环境准备

1．病房情景布置

妇科病房、病床单元、设备带、床帘或屏风、操作台、摄影设备。

2．角色信息

（1）护士（扮演者：教师 / 学生） 通过与"患者"沟通、评估、决策，执行医嘱。

（2）患者 1 个模拟人卧于病床，用于操作；床旁 1 名教师或学生模拟患者（标准化），回应"护士"，根据"护士"完成任务情况推进剧情，实现情景变化。

3．标准化患者训练 围绕案例的内容，并注意患者的情感变化。

（1）阴道灌洗患者羞涩难当痛苦的表情。

（2）模拟外阴瘙痒难忍。

4．医嘱 2% ～ 4% 碳酸氢钠溶液阴道灌洗。

5．用物准备

治疗车上层：一次性垫臀巾或橡胶单、治疗盘：内有一次性无菌手套 1 副、阴道窥阴器 1 个、消毒灌洗袋、无菌灌洗头（有控制冲洗流量的调节开关）1 个、水温计 1 个、量杯 1 个、弯盘 2 个（其中一个弯盘内盛无菌干纱布 2 块、干棉球若干个、垫巾）、止血钳或无菌镊子 2 把、无菌治疗碗（内盛 0.5% 聚维酮碘液棉球）、医嘱本、执行单、输液架、手消毒液。

治疗车下层：医用垃圾容器、生活垃圾容器。

阴道灌洗液：2%～4%碳酸氢钠溶液，成人液量每次用500～1000ml，液体温度为41～43℃。另备便盆或污物桶1个。

四、操作步骤

（有条件者拍摄操作过程。）

（一）评估

内容：患者的年龄、病情、临床诊断、意识状态、心理状况、理解配合能力、环境温度、个人隐私。

1．护士衣帽整洁，洗手，戴口罩。

2．接到医嘱，打印执行单，两人共同核对无误。

3．携带执行单至床旁。

护士："您好，我是您的责任护士张某某，能告诉我您的名字吗？"

患者："我是杨某某"

护士："您好，杨女士，您现在感觉怎样？觉得外阴瘙痒，灼痛，伴尿频、尿急、尿痛、影响睡眠是吗？医生判断是真菌性阴道炎，给您开的医嘱是2%～4%碳酸氢钠溶液进行阴道灌洗，来达到减少阴道分泌物，治疗炎症的目的。等一会儿我会为您做阴道灌洗。您什么时候来的月经？以前做过阴道灌洗吗？阴道灌洗前最好排空尿液，请问您现在需要我协助您上厕所吗？不需要是吧？灌洗时要脱裤子，今天不是很冷，灌洗很快的，请您稍等，我去准备用物，然后过来给您进行阴道灌洗。"

（二）实施操作

1．核对医嘱与执行单，携用物至患者床旁。

2．再次核对患者，向患者及家属解释阴道灌洗术的目的及配合要点。

护士："您好，是杨女士吗？您已经排尿了是吗？现在我帮您做阴道灌洗。灌洗过程中可能有点不舒服，这是正常的，请您放松，并配合我一下。"

患者："好。"

情景Ⅰ：杨女士面露难色躺在灌洗床上。

护士："放松，您做得很好。"

3．用床帘遮挡，协助患者取膀胱截石位，污物桶放于检查床下。

护士："来，解开裤带，脱下一侧裤子，将腿放在床旁支腿架上（取膀胱截石位），暴露外阴，双手置于身体两侧。"

4．臀下铺橡皮中单，调整体位，臀下放便盆。

5．输液架移至患者床旁，调整输液架高度（一次性灌洗袋内液面高度至床沿距离为60～70cm）。

6．将一次性灌洗袋悬挂于输液架上，冲洗头前端置于治疗车上层弯盘内，关闭灌洗袋引流管上的开关。

7．测水温，将灌洗液倒至一次性阴道灌洗袋内，排尽管内空气，关闭灌洗袋引流管上的开关备用。

护士："您可以再一次告诉我，您叫什么名字吗？杨女士，现在开始阴道灌洗，如有什么不适，请您尽量放松，张口呼吸。"

护士："请抬高臀部。"

护士："请再躺下来一点，好。"

8. 戴手套，用0.5%聚维酮碘液棉球先擦洗外阴部（顺序同女患者导尿术初步消毒），脱下手套。

护士："感觉怎样？"

患者："还好。"

护士："现在准备插入窥阴器，请张口深呼吸，放松。"

9. 双手戴一次性手套，用灌洗液湿润阴道窥阴器。一手拇、示指将小阴唇分开，暴露阴道口，另一手持阴道窥阴器，沿阴道后壁斜行缓慢插入阴道内，直至充分暴露阴道及宫颈。

护士："月经干净几天？"

患者："已经5天了。"

护士："小阴唇内侧、阴道黏膜红肿，有白色膜状物附着，白带黏稠、较多，呈白色豆渣样。请别担心，我现在就给您灌洗干净，请再放松些，忍耐一下，就好了"。

患者："好。"

10. 以左手固定阴道窥阴器，右手持引流管打开调节夹，放出少许冲洗液于治疗车上层弯盘内，由上而下先冲洗外阴部，然后将冲洗头放入阴道深部进行冲洗。冲洗时不停旋转冲洗头和阴道窥阴器，将阴道穹隆及阴道侧壁冲洗干净。

情景Ⅰ：灌洗液或污物进入子宫腔内。

处理：调低灌洗袋距床沿的距离，不宜超过70cm，以免压力过大、液流过速。

情景Ⅱ：患者感到疼痛，局部组织出血。

处理：灌洗过程中动作宜轻柔，灌洗头的弯头应向上，以避免刺激后穹隆引起患者不适或局部组织出血。

情景Ⅲ：患者感觉温度不适，有烫伤的感觉。

处理：立即调整灌洗液温度，以41～43℃为宜。

11. 当袋内液体剩下100ml时，夹紧引流管，取出冲洗头，合拢阴道窥阴器，使阴道内液体流出，再次冲洗外阴部，用无菌镊子夹干棉球擦干阴道积液。

12. 阴道窥阴器两叶合拢后轻轻退出，用干棉球擦干外阴部。

13. 如需阴道放药，用另一把无菌镊子夹取药物放入阴道。

护士："来，穿好裤子，可以向上睡一点了。"

14. 协助患者下检查床，穿好裤子，向患者交代注意事项。

护士："杨女士，谢谢您的配合，灌洗结束了，回去好好休息"。

15. 扶患者回病房休息。

护士："这里是呼叫器，如果有需要帮助请叫我们。"

16. 整理用物，器械及污染物品分类处理，浸泡消毒洗手。

17. 观察　阴道分泌物的量、颜色。

18. 记录　灌洗液的名称、灌洗时间。

五、操作流程

核对解释 ⟶ 安置体位 ⟶ 垫巾挂筒 ⟶ 润管排气 ⟶ 插管灌液 ⟶ 观察处理 ⟶ 拔出灌洗头 ⟶ 安置患者 ⟶ 整理观察并行健康教育 ⟶ 准确记录。

六、评价

1．动作轻快，瘙痒减轻。
2．速度适宜，患者舒适。

七、注意事项

1．严格执行无菌操作，以防交叉感染。注意保暖、遮挡患者隐私部位。
2．充分暴露宫颈，擦洗要彻底。
3．灌洗液以 41 ～ 43℃或患者感觉舒适为宜。阴道黏膜不耐热，温度过高易致烫伤。（滴虫性阴道炎宜用酸性溶液；念珠菌性阴道炎用碱性溶液；非特异性炎症患者选用一般溶液或生理盐水灌洗。）
4．灌洗袋不宜超过床沿 70cm，以免压力过大，灌洗液流速过快，使灌洗液或阴道分泌物流入子宫腔内，引起上行感染，或灌洗液在阴道停留时间过短，穹窿部及阴道壁的一些皱折处不能洗净。
5．操作过程中动作需轻巧，灌洗头不宜插入过深，避免损伤阴道及宫颈。
6．经期、产后或人工流产术后，宫口未闭阴道内有血液，容易引起上行感染，一般禁作阴道灌洗。
7．如需阴道上药者，灌洗完毕，擦干后再放入。
8．未婚妇女一般不作阴道灌洗，必要时用小号灌洗头或导尿管代替。
9．有活动性出血者，禁止冲洗。

八、健康教育

1．指导患者及家属保持健康的生活习惯。
2．指导患者外阴部的正确清洗方法。
3．指导患者掌握灌洗时的配合方法。

九、引导性反馈

见附录一。

十、阴道灌洗／冲洗技术考核评分标准

见表 63-1。

表 63-1　阴道灌洗 / 冲洗技术考核评分标准

序号	操作要点	操作技术标准	标准分	评分
1	素质要求（2分）	护士衣帽整洁，仪表端庄	2	
2	核对医嘱（2分）	核对医嘱	2	
3	评估患者（4分）	①有效核对患者床号、姓名 ②评估患者的病情、心理状态及合作程度 ③向患者解释阴道灌洗 / 冲洗的目的、方法以取得合作 ④问候解释	1 1 1 1	
4	洗手，戴口罩（2分）	洗手，戴口罩	2	
5	操作前准备（10分）	治疗车上层：一次性垫臀巾或橡胶单，治疗盘：内有一次性无菌手套 1 副、窥阴器 1 个、消毒灌洗袋、无菌灌洗头（有控制冲洗流量的调节开关）1 个、水温计 1 个、量杯 1 个、弯盘 2 个（其中一个弯盘内盛无菌干纱布 2 块、干棉球若干个、垫巾）、止血钳或无菌镊子 2 把、无菌治疗碗（内盛碘伏棉球）、医嘱本、输液架、手消毒液 治疗车下层：医用垃圾容器、生活垃圾容器 阴道灌洗液：2% ～ 4% 碳酸氢钠溶液，成人液量每次用 500 ～ 1000ml，液体温度 41 ～ 43℃。另备便盆或污物桶 1 个 口述：常用消毒液及量、温度、浓度	7 3	
6	核对患者（6分）	携用物至患者床旁，再次核对 关闭门窗，拉上床帘或用屏风遮挡，保持环境安静、清洁	3 3	
7	取体位及灌洗 / 冲洗前准备（5分）	协助患者脱裤至膝部，取膀胱截石位，垫橡皮中单于臀下，单上放便盆，污物桶放于检查床下	5	
8	挂筒（5分）	将盛有冲洗液的冲洗筒挂在高于床面 60 ～ 70cm 的输液架上 口述：根据病情选择不同的冲洗液及常用冲洗液的浓度	4 1	
9	试温（4分）	测水温，打开流量开关排出管内的空气，备用。 口述：冲洗液的温度	3 1	
10	消毒（10分）	戴手套，用碘伏棉球先擦洗外阴部（消毒顺序同导尿术）	10	
11	放置（10分）	放置阴道窥阴器，充分暴露阴道及宫颈	10	
12	冲洗（13分）	以左手固定阴道窥阴器，右手持冲洗管打开调节夹，放出少许冲洗液，由上而下先冲洗外阴部，然后将冲洗头放入阴道深部进行冲洗。冲洗时不停旋转冲洗头和阴道窥阴器，将阴道穹隆及阴道侧壁冲洗干净。当袋内液体剩下 100ml 时，夹紧引流管，取出冲洗头，将阴道窥阴器合拢按下，待阴道内的残留液完全流出，再次冲洗外阴部，用无菌镊子夹干棉球擦干阴道积液	13	
13	放药（4分）	用另一把无菌镊子夹取药物放入阴道	4	
14	结束（2分）	阴道窥器两叶合拢后轻轻退出，干棉球擦干外阴部	2	

序号	操作要点	操作技术标准	标准分	评分
15	处理 (6分)	整理用物，器械及污染物品分类处理，并浸泡消毒洗手 观察：阴道分泌物的量、颜色。 记录：灌洗液的名称、灌洗时间 口述：用物分类消毒处理	5 1	
16	洗手 (2分)	洗手	2	
17	记录 (3分)	口述：阴道分泌物的量、颜色并准确记录	3	
18	总体评价 (10分)	①动作轻快，瘙痒减轻 ②速度适宜，患者舒适 ③沟通有效，注重宣教 时间：5min，超时酌情扣分	2 2 6	
成绩			100	

（石国凤　李德婕）

项目 64 母乳喂养指导技术

一、教学目标

1. 正确应用母乳喂养的关键信息和技巧。
2. 正确说出母乳喂养的目的、意义、禁忌证、注意事项。
3. 正确指导母亲进行母乳喂养。
4. 操作中关心哺乳者，注意保护隐私。

二、实验目的

1. 正确的母乳喂养可以促进产后恢复。
2. 提高母乳喂养成功率和喂养的比例。
3. 母乳喂养有利于增强母婴感情，增加婴儿的安全感。

三、模拟情景

（一）案例
吴某某，女，26 岁，哺乳期妇女，剖宫产术后 3 天，育有一男婴。医嘱：正确的母乳喂养 q3h。

（二）环境准备
1. 病房情景布置 产科病房、病床单元、设备带、床帘或屏风、操作台、摄影设备。
2. 角色信息
（1）护士（扮演者：教师 / 学生） 通过与"患者"沟通、评估、决策，执行医嘱。
（2）患者 1 个模拟人卧于病床，用于操作；床旁 1 名教师或学生模拟患者（标准化），回应"护士"，根据"护士"完成任务情况推进剧情，实现情景变化。
3. 标准化患者训练 围绕案例的内容，并注意患者的情感变化。
（1）婴儿饥饿哭闹，母亲流露出焦虑的情绪。
（2）痛苦表情，试图喂奶但不成功。
4. 医嘱 正确的母乳喂养 q3h。
5. 用物准备
治疗车上层：清洁毛巾、温开水、尿布、纸巾、清洁水盆、卫生纸、医嘱本、执行单、手消毒液。
治疗车下层：医用垃圾容器、生活垃圾容器。

四、操作步骤

（有条件者拍摄操作过程。）

（一）评估

内容：评估婴儿：婴儿分娩方式、出生情况和身体情况；母亲身心状况：①全身情况。②乳房情况：乳房的类型，乳汁的质和量，乳房有无红肿、硬块、胀痛、乳头有无皲裂等，母亲对母乳喂养的知识和技能的认知情况。

1．护士衣帽整洁，洗手，戴口罩。

2．接到医嘱，打印执行单，两人共同核对无误。

3．携带执行单至床旁。

护士："您好，我是您的责任护士刘某某，能告诉我您的名字吗？"

患者："我是吴某某。"

护士："您好，吴女士，宝宝现在感觉怎样？您觉得他饿了吗？现在离上次喂奶已有 3 小时，应该给他喂奶了。"

护士："您的乳房有发胀感吗？我可以检查一下您的乳房吗？"（用屏风遮挡）

患者："有的，可以。"

护士洗手，解开胸罩，观察乳头情况，无凹陷破裂，用手触摸，有硬块，有胀奶情况，轻轻挤捏，见奶水流出，呈乳白色，但流出不畅。

护士："请问您的乳房胀痛是吗？"

患者："是的。"

情景Ⅰ：哺乳者乳房有硬块，有胀痛，奶水流出不畅。

处理：用热毛巾（不感到烫手即可）热敷乳房（避开乳晕和乳头部位，因为这两处的皮肤较嫩），可使滞留在乳腺中的乳块溶解流畅，改善乳房循环状况。每天热敷 3～5 次，每次 15min。热敷完毕再进行乳房按摩。乳房按摩方法：一般采用双手托住单侧乳房，从乳房底部交替环形按摩至乳头，先以顺时针按摩 30 圈再逆时针按摩 30 圈，注意将流出的乳汁挤在容器中。

护士："吴女士，现在请您给宝宝更换尿布，把乳房和双手用温水洗净，我去准备用物，一会儿就来指导您喂养宝宝，好吗？"

患者："好的。"

（二）实施操作

1．核对医嘱，携用物至床旁。

2．再次核对，向吴女士及家属解释母乳喂养的目的及配合要点。

护士："您好，是吴女士吗？您和宝宝已经准备好了，是吗？现在我指导您如何喂养您的宝宝。喂养宝宝时，先取坐位。"

情景Ⅱ：吴女士已经坐好。

护士："您做得很好，喂奶过程中，如果有不舒服的时候一定要告诉我，我会及时处理。现在需要请您抱好宝宝。"

3．吴女士用手托住婴儿的头、颈、肩、臀，抱起婴儿；让身体转向自己，婴儿胸腹部紧贴吴女士胸腹部；婴儿的脸对着乳房，鼻头对着乳头；婴儿的头与身体呈一条直线。

护士："请您用另一手把衣服解开露出乳房"。

4．一手以 C 字形托起乳房

（1）将大拇指与其他四指分开。

（2）示指至小指四指并拢，稍弯曲紧贴于乳房下的胸壁上，用示指支撑乳房基底部。

（3）大拇指轻压乳房的上部，以改善乳房的形态，便于婴儿含接。

（4）托住乳房的手不要离乳头太近。

护士："很好，现在让宝宝含住乳头。"

5．婴儿含接乳头。用乳头碰婴儿嘴唇，刺激婴儿张嘴，待婴儿把嘴张大，顺势将乳头及大部分乳晕放入婴儿口中。

情景Ⅲ：婴儿没有含住乳头。

处理：将乳头放于婴儿上嘴唇轻轻地触碰，见其微微张嘴，慢慢往下移动到上下嘴唇之间，待婴儿张大嘴时，将乳头迅速送入，使婴儿紧贴于吴女士，胸贴胸，腹贴腹，下颌贴乳房，吴女士用手托住婴儿的臀部，肘部托住婴儿头颈部，婴儿的上身躺在吴女士的前臂上。婴儿正确的含接姿势是嘴唇凸起外翻，两面颊鼓起，同时听到慢而有节奏的吞咽声，看到吞咽的动作。

护士："可以了，宝宝在大口地吮吸着。您在哺乳的过程中要注意观察宝宝的面色、呼吸，做到按需哺乳，有效哺乳。"

情景Ⅳ：婴儿不舒服，左右摇动头部，鼻子被乳房堵压住了。

处理：告知吴女士，托乳房的手可以离开乳房，且要用大拇指轻压乳房的上部，这样可以改善乳房的形态，易于婴儿含接，同时应保持宝宝的头和颈略微伸展，避免鼻部被乳房压住而影响呼吸。

护士："看，宝宝安静，吮吸自如。"

情景Ⅴ：

患者："手臂好酸痛。"

处理：告知吴女士放松身体，将一只脚放在一个脚踏上，或身体靠在椅子上，膝上可放一个环形枕头抬高婴儿；把婴儿放在腿上，头枕在吴女士的胳膊上，用手臂托住婴儿的后背和臀部。

护士："现在感觉好些了是吗？过一会儿，您可以用同样的方法，让宝宝吮吸另一侧乳房。"

6．更换到另一侧乳房进行哺乳。

护士："宝宝吃得很满足是吗？"

情景Ⅵ：宝宝含着乳头睡着了，乳房也松软。

处理：轻按婴儿下嘴唇的下方，轻柔中止哺乳。

7．喂完后，抱起婴儿，让其下颌靠在吴女士肩部，吴女士一手扶住婴儿，一手以空心掌轻拍婴儿背部约5min，再把婴儿右侧卧位放入婴儿床。

护士："请您挤出少许乳汁，均匀地涂在乳头和乳晕上，这样可以预防乳头皲裂和感染。"

协助吴女士采取舒适的姿势。

护士："吴女士，谢谢您的配合。现在喂养结束了，母乳喂养是按需哺乳，没有严格的时间限制。如果超过3小时，婴儿还在睡觉，就应该唤醒婴儿，并给婴儿换尿布、触摸婴儿的四肢，手心和脚心、轻揉耳垂，将婴儿唤醒进行哺乳。如果奶水丰富充足，可以用拔奶器将奶水拔出冷藏保存，以防止乳汁淤积。"

8．处理用物，洗手，记录。

五、操作流程

核对解释 —→ 安置体位 —→ 托住乳房 —→ 摆正哺乳姿势 —→ 含接乳头 —→ 观察处理 —→

中止哺乳 → 安置婴儿 → 整理观察并行健康教育 → 准确记录。

六、评价

1．态度和蔼，动作轻柔。
2．母亲舒适，熟练喂养。
3．婴儿满足，恬静入睡。

七、注意事项

1．做到"三早"（早接触、早吸吮、早开奶）和母婴同室。
2．哺乳时间：原则是按需哺乳，每次哺乳的时间和频次取决于婴儿的需要和母亲感到乳胀的情况。
3．做到有效吸吮，有效哺乳。每次哺乳将两侧乳房交替喂，待一侧乳房吸空后再吸吮另一侧。防止乳房堵住婴儿鼻腔。乳头凹陷者，每次哺乳前牵拉乳头。凹陷严重者，宜用吸奶器吸出后喂哺。
4．如果患乳腺炎时，可酌情进行母乳喂养。乳房肿胀时，可用拔奶器将乳汁吸出。
5．忌用肥皂、酒精刺激性物品清洗乳房，以免引起局部皮肤干燥、皲裂。
6．坚持夜间哺乳，睡觉时要防止乳房受压。
7．哺乳期间母亲应佩戴合适的棉质胸罩，起到托起乳房和改善乳房血液循环的作用。
8．不可随便给婴儿添加水及其他饮料。
9．乳汁确实不足时，应及时根据婴儿月龄补充按比例稀释的牛奶。
10．不应让婴儿口含乳头睡觉，这样不仅不卫生，而且易引起窒息、呕吐，同时还会影响婴儿牙床的发育而致畸形。
11．因各种原因需暂停哺乳时，应定时将乳头拔出，以免乳量减少。
12．哺乳期间保持健康的生活习惯，慎用药物，以提供丰富、优质的乳汁。
13．禁忌证：母亲患有慢性消耗性疾病，重症心脏病、肾病、精神病、癫痫，急、慢性传染病等；母亲有严重的乳头皲裂和患乳腺炎等。

八、健康教育

1．向哺乳妈妈及家属讲解母乳喂养的重要性和意义。
2．指导哺乳妈妈保持健康的生活习惯以提供丰富、优质的乳汁。
3．指导哺乳妈妈掌握母乳喂养的方法。

九、引导性反馈

见附录一。

十、母乳喂养指导技术考核评价标准

母乳喂养指导技术考核评价标准见表64-1。

表 64-1 母乳喂养指导技术考核评价标准

序号	操作要点	操作技术标准	标准分	评分
1	素质要求（2分）	护士衣帽整洁，仪表端庄	2	
2	核对医嘱（2分）	核对医嘱	2	
3	评估患者（4分）	①有效核对患者床号姓名	1	
		②评估婴儿：婴儿分娩方式、出生情况和身体情况	1	
		③母亲身心状况：全身情况；乳房情况：乳房的类型，乳汁的质和量，乳房有无红肿、硬块、胀痛，乳头有无皲裂等，母亲对母乳喂养的知识和技能的认知情况	1	
		④问候解释	1	
4	洗手，戴口罩（2分）	洗手，戴口罩	2	
5	操作前准备（10分）	物品准备	6	
		①治疗车上层：清洁毛巾、温开水、尿布、纸巾、清洁水盆、卫生纸、医嘱本、手消毒液		
		②治疗车下层：医用垃圾容器、生活垃圾容器		
		护士准备：操作前洗手	2	
		婴儿准备：更换尿布	2	
6	核对患者（6分）	携用物至患者床旁，再次进行有效核对	3	
		关闭门窗，拉上床帘或用屏风遮挡，保持环境安静、清洁	3	
7	解释及取得配合（5分）	解释，取得配合	5	
8	清理及观察乳房（6分）	清洁乳房，观察乳头有无内陷、皲裂，乳房有无胀奶，检查乳汁的分泌情况	6	
9	选择体位（6分）	协助乳母选择舒适的体位	6	
10	正确含接（10分）	①手托住婴儿头、颈、肩、臀，抱起婴儿	3	
		②婴儿身体转向母亲，婴儿胸腹部紧贴母亲胸腹部	3	
		③婴儿的脸对着乳房，鼻头对着乳头	2	
		④婴儿的头与身体呈一条直线	2	
11	C字形托起乳房（10分）	①将大拇指与其他四指分开	2	
		②示指至小指四指并拢，并紧贴在乳房下的胸壁上，用示指支撑乳房基底部	3	
		③用大拇指轻压乳房的上部，可以改善乳房的形态，易于婴儿含接	3	
		④托乳房的手不要离乳头太近	2	
12	婴儿含接处理（10分）	①母亲用乳头碰婴儿嘴唇，以便婴儿张嘴，待婴儿把嘴张大，像打哈欠的样子	5	
		②张大后顺势把乳头及大部分乳晕放入婴儿口中（婴儿正确的含接姿势是嘴唇凸起外翻，两面颊鼓起，听到慢而有节奏的吞咽声，看到吞咽的动作）	5	

序号	操作要点	操作技术标准	标准分	评分
13	指导（3分）	指导哺乳妈妈在哺乳的过程中注意观察新生儿的面色、呼吸，做到按需哺乳，有效哺乳	3	
14	停止哺乳（14分）	①轻按婴儿嘴唇的下方，温柔中止哺乳	3	
		②哺乳后挤出少许乳汁，均匀地涂在乳头和乳晕上，可预防乳头皲裂和感染	3	
		③喂完后，抱起婴儿，让其下颌靠在母亲肩部，母亲空心掌 轻拍婴儿背部约 5min，再把婴儿右侧卧位放入婴儿床	5	
		④协助母亲采取舒适的姿势	3	
19	总体评价（10分）	①态度和蔼，动作轻柔	6	
		②母亲舒适，熟练喂养	2	
		③婴儿满足，恬静入睡	2	
		时间：10min，超时酌情扣分		
成绩			100	

（石国凤　李德婕）

项目 65　新生儿暖箱使用技术

一、教学目标

1．正确说出新生儿暖箱适宜的温湿度及适应证。
2．正确说出新生儿暖箱的使用目的及注意事项。
3．能正确使用新生儿暖箱。
4．操作中关心新生儿，并注意与新生儿家属进行有效沟通。

二、实验目的

1．为新生儿提供适宜的温度和湿度环境，保持体温恒定。
2．提高早产儿的成活率。
3．为脓疱疮、尿布疹、烫伤等皮肤受损患儿暴露患处皮肤，保持局部干燥，减少摩擦损伤，促进愈合。

三、模拟情景

（一）案例

患儿，苏某某，女，生后 20^+ 分钟入院。主诉"胎龄 32^{+3} 周，体重 1750g，生后要求保育"。体格检查：入院时患儿全身皮肤冰冷，四肢指端稍青紫，基本生命体征平稳。诊断：早产儿。医嘱：暖箱保暖。

（二）环境准备

1．病房情景布置　新生儿病房、病床单元、设备带、床帘或屏风、操作台、摄影设备。
2．角色信息
（1）护士（扮演者：教师/学生）　通过与"患儿家属"沟通、评估、决策，执行医嘱。
（2）患儿　1个模拟患儿卧于病床，用于操作；床旁1名教师或学生模拟患儿家属，回应"护士"，根据"护士"完成任务情况推进剧情，实现情景变化。
3．标准化患儿训练　围绕案例的内容，并注意患儿家属的情感变化。
（1）模拟患儿离开监护人没有安全感导致哭闹。
（2）模拟患儿哭闹。
4．医嘱　暖箱保暖。
5．用物准备
（1）治疗车上层　温度计、蒸馏水、电源接线、新生儿床单、单衣、尿布、新生儿手套、脚套各一双、医嘱本、医嘱执行单、手消毒液。
（2）治疗车下层　医用垃圾容器、生活垃圾容器。
（3）性能良好的婴儿暖箱　暖箱需先用消毒液擦拭消毒，接通电源，检查各项仪表显示正常。

四、操作步骤

（有条件者拍摄操作过程。）

（一）评估

内容：患儿孕周，出生体重，胎龄，日龄，测量体温，有无并发症。核对患儿姓名、床号、住院号、床头卡、手腕带、手圈三卡合一，向家属解释新生儿暖箱使用目的及配合要点。

1．护士衣帽整洁，洗手，戴口罩。

2．接到医嘱，打印执行单，两人共同核对无误。

3．携带执行单至床旁。

护士："您好，我是您女儿的责任护士罗某某，能告诉我您女儿的名字吗？"

患儿家属："您好，我女儿叫苏某某。"

护士："您好，您女儿因为早产，需要进暖箱保温。保温可以促进新生儿血液循环，使氧耗减少，温度提升，还可避免新生儿接触空气中的细菌，希望您配合一下。"

（二）实施操作

1．核对医嘱，患儿床号、姓名等。

2．评估患儿家属的合作程度，告知家属应用暖箱的目的、方法，取得患儿家属的配合。

护士："您好，是苏某某的家长吗？现在要让您的孩子进入暖箱保温，请您配合。"

患儿家属："好的。"

3．铺好箱内床，准备患儿用品，将患儿所需更换的单衣和尿布放入箱内一起预热。

4．打开暖箱水槽，向水槽内加蒸馏水至水位管上端指示线处。

5．接通电源，打开电源开关，加热指示灯亮。

6．根据患儿体重设定暖箱温度　将暖箱调温至所需温度预热。根据早产儿出生的体重调节暖箱温度、湿度，一般体重在 1501～2000 克者，暖箱温度在 30～32℃；体重在 1001～1500 克者，暖箱温度在 32～34℃；体重 <1000 克者，暖箱温度宜在 34～36℃。暖箱相对湿度一般为 60%～80%。对于早产超低体重儿温度要求可遵照医嘱适当调高。

7．待暖箱温度、湿度达到设定值后，恒温指示灯亮，再继续稳定 20min，然后给患儿穿上预热好的单衣和裹上尿布抱入暖箱。注意监测患儿体温，一般在 36.5～37.5℃的正常范围内。

情景Ⅰ：患儿出现体温升高，超过 38℃。

处理：立即降低暖箱温度，每次可降低 0.5～1.0℃，同时打开婴儿包被散热，30min 后复测体温。调节暖箱温度时应尽量避免温度突然增高或降低，以免诱发新生儿呼吸暂停。

情景Ⅱ：患儿出现呼吸道黏膜干燥，分泌物不易排出。

处理：提高暖箱内湿度，检查水槽内的湿化水情况。

8．各项治疗、护理尽量在暖箱内集中进行，以避免过多搬动刺激患儿，如需将患儿抱出暖箱做治疗护理时，应注意保暖。

9．密切观察患儿生命体征变化，注意面色、呼吸、心率，体温等，并做好记录；密切观察箱温和使用情况，严格交接班，发现问题及时妥善处理。

10．洗净双手，在执行单上签执行时间与全名，在护理记录单上记录入箱日期、时间、体温、脉搏、呼吸、体重，并签名。

11．出暖箱的条件：①体重达2000g左右或以上，体温正常者。②在不加热的暖箱内，室温维持在24～26℃时，患儿体温能维持正常者。③患儿在暖箱内生活达一个月以上，体重虽不到2000g，但一般状况良好者。

护士："您女儿体温已正常，身体状况良好，可以出暖箱了，谢谢您的配合。"

患儿家属："谢谢您！"

12．出暖箱　①检查患儿全身情况，根据室温给患儿穿上适宜的衣物。②患儿出暖箱后应密切注意体温、体重及吸奶等情况。③用物处置：切断电源，放掉水槽内的蒸馏水，用消毒液擦拭、清洁暖箱，以紫外线灯照射30mim后，表面置遮盖物备用。④洗手，记录新生儿的体温、脉搏、呼吸、体重，出暖箱时间。

13．正确处理物品。

五、操作流程

核对解释 —→ 物品准备 —→ 接通电源 —→ 调节合适温湿度 —→ 放入患儿 —→ 观察处理 —→ 准确记录 —→ 对患儿家属进行健康教育。

六、评价

1．暖箱准备充分，箱内温湿适宜。
2．爱护关心患儿，家属交流有效。
3．操作熟练规范，动作轻巧准确。
4．皮肤清洁无损，患儿舒适无哭。

七、注意事项

1．严格交接班，严格无菌操作和查对制度，预防交叉感染。
2．暖箱放置应避免阳光直射，冬季避开热源及冷空气对流处。
3．使用暖箱时室温不宜过低，以免暖箱大量散热。
4．使用过程中注意暖箱各仪表显示是否正常，出现报警及时查找原因并处理。必要时切断电源，请专业人员进行维修。
5．使用过程中严格执行操作规程，确保安全。
6．对长期使用暖箱的患儿，每周更换一次暖箱并进行彻底消毒。并定期进行细菌学监测。
7.各种操作集中，操作可尽量从边门或袖孔伸入进行，尽量少打开箱门以免箱内温度波动，患儿需要暂时出暖箱接受治疗检查时要注意保暖。
8．切忌骤然将暖箱温度提高，避免患儿体温突然上升造成不良后果。
9．患儿出箱前应逐渐调节箱温，使患儿逐步适应周围环境。

八、健康教育

1．向患儿家属讲解暖箱保暖的重要性。

2．指导患儿家属注意保暖，避免患儿出暖箱时受凉。

3．指导患儿家属对患儿采取正确的保暖方式，以维持正常体温。

九、引导性反馈

见附件一。

十、新生儿暖箱使用技术考核评价标准

新生儿暖箱使用技术考核评价标准见表65-1。

表 65-1　新生儿暖箱使用技术考核评价标准

序号	操作要点	操作技术标准	标准分	评分
1	素质要求（2分）	护士衣帽整洁，仪表端庄	2	
2	核对医嘱（2分）	核对医嘱、执行单	2	
3	评估患者（4分）	①有效核对姓名、床号、住院号、床头卡、手腕带、手圈三卡合一	1	
		②评估患儿孕周、出生体重、胎龄、日龄、生命体征、有无并发症	1	
		③向患儿家属解释暖箱使用的目的、方法以取得合作	1	
		④问候解释	1	
4	洗手，戴口罩（2分）	护士仪表端庄、服装整洁、洗手，戴口罩	2	
5	操作前准备（10分）	用物准备 ①治疗车上层：温度计、蒸馏水、电源接线、新生儿床单、单衣，尿布、新生儿手套、脚套各一双、医嘱本、医嘱执行单、手消毒液	4	
		②治疗车下层：医用垃圾容器、生活垃圾容器	2	
		③性能良好的婴儿暖箱	2	
		口述：暖箱需先用消毒液擦拭消毒，接通电源，检查各项仪表显示正常	2	
6	核对患者（2分）	核对患儿姓名、床号、住院号，床头卡、手腕带，手圈三卡合一，测体温、体重，更换尿不湿，戴好手套脚套，防止撞伤、抓伤	2	
7	铺好箱内床、准备用物（1分）	铺好箱内床，准备患儿用品，给患儿穿上手套、脚套，将患儿所需更换的单衣和尿布放入箱内一起预热	1	
8	调节保暖箱（6分）	①将适量的蒸馏水加入水槽内	2	
		②接通电源，打开电源开关	2	
		③根据患儿情况，调节暖箱的温度与湿度	2	
9	抱入患儿（15分）	①给患儿穿上预热好的单衣和裹上尿布抱入暖箱内，关好暖箱门	4	
		②再次确认暖箱的温度及湿度	4	
		③密切观察患儿面色、呼吸、心率、体温变化，体温未升至正常前应隔 30～60min 测量一次，稳定后每 4 小时测一次，记录体温和箱温	4	
		④将患儿床头卡及其他用物一并移至暖箱设备指定位置	3	

序号	操作要点	操作技术标准	标准分	评分
10	观察（15分）	口述 ①各种操作集中进行，操作可从边门或袖孔伸入进行，尽量少开箱门以免箱内温度波动，患儿需要暂时出暖箱接受治疗检查时要注意保暖	3	
		②预防交叉感染，在入箱操作、检查、接触患儿前必须洗手，每日清洁暖箱，更换水槽中蒸馏水	4	
		③交接班时各班应交接暖箱使用情况，发现问题及时处理	3	
		④预防感染：对出生体重低于1000g的早产儿和存在皮肤损伤的患儿，箱内一切用物（布类）均需经过高压消毒	5	
11	洗手（4分）	洗手	4	
12	记录（6分）	记录新生儿的生命体征及暖箱的温湿度	6	
13	出暖箱条件（10分）	口述 ①体重达2000g左右或以上者，体温正常者	3	
		②在不加热的暖箱内，室温维持在24~26℃时，患儿体温能维持正常者	4	
		③患儿在暖箱内生活达一个月以上，体重虽不到2000g，但一般状况良好者	3	
14	出暖箱（10分）	出暖箱 ①检查患儿全身情况，根据室温给患儿穿上适宜的衣物	2	
		②患儿出暖箱后应密切注意体温、体重及吸奶等情况	2	
		③用物处置：切断电源，放掉水槽内的蒸馏水，用消毒液擦拭、清洁暖箱，以紫外线灯照射30mim后，表面置遮盖物备用	3	
		④洗手，记录新生儿的生命体征及出暖箱时间	3	
15	总体评价（10分）	①暖箱准备充分，箱内温度、湿度适宜	2	
		②爱护关心患儿，家属交流有效	4	
		③操作熟练规范，动作轻巧准确	2	
		④皮肤清洁无损，患儿舒适无哭 时间：5min，超时酌情扣分	2	
成绩			100	

（石国凤　周治玉）

项目 66　光照疗法

二、教学目标

1. 正确说出光照疗法的目的、适应证。
2. 正确按程序进行光照疗法操作。
3. 正确说出光照疗法的注意事项。

二、实验目的

1. 治疗新生儿高胆红素血症。
2. 降低血清胆红素浓度。

三、模拟情景

（一）案例

马某某，男，出生 3⁺ 天。主诉"皮肤黄染 2 天，进乳差 1 天"。检查：全身皮肤及巩膜重度黄染，目测 ++++，总胆红素为 343μmol/L。妊娠足月，经阴道顺产，病程中无发热，无抽搐，粪便呈墨绿色，尿呈浓茶色。诊断：新生儿黄疸。医嘱：入光疗箱 + 双面光疗 12 小时。

（二）环境准备

1. 病房情景布置　新生儿病房、病床单元、设备带、床帘或屏风、操作台、摄影设备。
2. 角色信息
（1）护士（扮演者：教师 / 学生）　通过与"患儿家属"沟通、评估、决策，执行医嘱。
（2）患儿　1 个模拟患儿卧于病床，用于操作；床旁 1 名教师或学生模拟患儿家属（标准化），回应"护士"，根据"护士"完成任务情况推进剧情，实现情景变化。
3. 标准化患儿家属训练　围绕案例的内容，并注意患儿家属的情感变化。
（1）表情　焦虑。
（2）语言　询问患儿病情。
4. 医嘱　入光疗箱 + 双面光疗 12h。
5. 用物准备
（1）光疗设备　双面光疗箱。
（2）治疗车上层　遮光眼罩（用不透光的布或纸制成）、避光裤、接水容器、蒸馏水、体温计、婴儿秤、光疗记录本、笔、胶布、液状石蜡、浴盆，大小浴巾，尿不湿，医嘱单、医嘱执行单、手消毒液。
（3）治疗车下层　医用垃圾容器、生活垃圾容器。

四、操作步骤

（有条件者拍摄操作过程。）

（一）评估

内容：患儿日龄、体重、黄疸、每日血清总胆红素数值、生命体征、反应等状况。

1．护士衣帽整洁，洗手，戴口罩。

2．接到医嘱，打印执行单，两人共同核对无误。

3．携带执行单至床旁。

光疗前准备：①清洁光疗箱，箱内湿化器水箱加水，接通电源，根据患儿体温及日龄选择适当箱温（30～34℃）预热，湿度为55%～65%；②核对医嘱，剪短指甲，防止抓破皮肤，入箱前须进行皮肤清洁，禁忌在皮肤上涂粉或油类。

护士："您好，我是您孩子的责任护士陈某某，能告诉我您孩子的名字吗？"

患儿家属："我孩子叫马某某。"

护士："您好，请问您的孩子现在怎样？您觉得他皮肤还黄吗？今天早上抽血复查血清胆红素的结果出来了，医生已开出医嘱需要进行光照疗法。在光疗前需要对宝宝进行皮肤清洁，清洁后不可涂油擦粉以免影响光疗效果，同时，要给宝宝修剪指甲防止抓伤，喂奶避免饥饿引起哭闹。请问这些工作需要我的协助吗？不需要是吧，那请您稍等，我去准备用物。"

（二）实施操作

1．核对医嘱，携用物至患儿床旁。

2．核对患儿姓名、床号、住院号，床头卡、手腕带，手圈三卡合一，向家属解释光疗的目的及配合要点。

护士："您好，您和孩子已经准备好了吗？"

患儿家属："准备好了。"

护士："现在我要给他测量体温并戴上遮光眼罩，戴上眼罩孩子可能会哭闹，希望您不要担心，这是为了保护宝宝的眼睛。"

情景Ⅰ：孩子哭闹。

护士："哦，宝宝乖，别怕，阿姨陪着你呢。"

3．解开包被和衣裤，更换遮光裤，保护其阴囊，暴露全身皮肤。

护士："请您理解，孩子不会冷，光疗箱已经提前预热，箱内温度会使患儿体温维持在36～37℃之间。"

4．用浴巾擦洗患儿皮肤。

5．入箱：将患儿裸体放在已预热好的光疗箱中。

6．洗手，记录入箱时间及灯管开启时间。

7．巡视病房，观察患儿各方面情况。

情景Ⅱ：测量体温，发现患儿体温较高（38℃）。

处理：调节光疗箱箱内温度，打开边门散热，给孩子喂水。

护士："宝宝，乖！张嘴，喝水！"

情景Ⅲ：患儿哭闹，复测体温正常。

护士："宝宝，乖乖，照光光，怎么了？尿尿了？还是肚肚饿喔？"

处理：立即关闭光疗箱光源，抱患儿出箱。

8．更换尿不湿，温水擦拭全身。更换尿不湿时，动作要轻柔，如有粪便，轻轻擦拭干净后予温水擦洗，保持臀部及全身皮肤清洁干燥。

9．洗手，取适量温开水喂给患儿，以补充水分。

10．按照配奶操作流程，配奶喂养患儿。

11．喂奶结束后，竖抱起患儿，轻拍背部，休息片刻后再进入光疗箱继续光疗。

情景Ⅳ：光照过程中患儿出现烦躁、嗜睡、高热、皮疹、呕吐、拒奶、腹泻、脱水等症状。

处理：停止光疗，切断电源（同光疗结束）。及时与医师联系，妥善处理。

12．接触患儿前，洗手或消毒双手，核对患儿。

13．出箱：除去眼罩和避光裤，检查并清洁全身皮肤，衣着整理舒适。

14．复测量胆红素浓度，以判断疗效。

护士："您好，谢谢您的配合，现在孩子光疗结束了，请您注意观察他皮肤黄染情况，如果需要帮助请叫我们，我们也会随时来看望孩子的。"

患儿家属："谢谢您！"

15．处理用物，洗手，记录出箱时间及灯管使用时间，患儿情况。

五、操作流程

核对解释 ⟶ 将患儿全身裸露 ⟶ 遮盖会阴部 ⟶ 佩戴避光眼罩 ⟶ 入箱 ⟶ 记录照射时间 ⟶ 开始照射 ⟶ 观察患儿情况并记录 ⟶ 出箱 ⟶ 消毒光疗设备 ⟶ 记录出箱时间及灯管使用时间 ⟶ 整理观察并行健康教育。

六、评价

1．动作轻巧准确，操作熟练规范。

2．爱护关心患儿，皮肤清洁无损。

3．黄疸程度减轻，无并发症发生。

七、注意事项

1．严格消毒及无菌操作技术，以防止感染。

2．光疗时随时观察患儿眼罩、尿布有无脱落，注意皮肤有无破损，防止光疗损伤。光疗时，如体温高于37.8℃或者低于35℃，应暂时停止光疗。

3．加强巡视，及时清除患儿的呕吐物、汗水、尿液和粪便，保持皮肤清洁干燥，避免受凉，预防红臀，保持玻璃透明度，并严格交接班。

4．光疗过程中患儿出现烦躁、嗜睡、高热、皮疹、呕吐、拒奶、腹泻及脱水等症状时，及时与医生联系，妥善处理。

5．灯管与患儿的距离遵照设备说明调节。保持灯管及反射板的清洁，每日擦拭，防止灰尘影响光照强度。

6．每2小时更换体位1次，使全身皮肤均匀受光，避免骶尾部、枕骨、耳后皮肤长时间受压而引起皮损，并注意保护足跟。

7．每 2 ～ 4 小时测体温 1 次或根据病情、体温情况随时测量，使体温保持在 36 ～ 37℃，根据体温调节箱温。

8．保证水分及营养供给，可在两次喂奶之间喂水。

9．观察皮肤黄疸的变化情况，认真做好记录。

八、健康教育

1．向家属讲解光照疗法的重要性。

2．指导家属评估黄疸程度。

3．指导家属掌握黄疸患儿的生活护理。

九、引导性反馈

见附录一。

十、光照疗法考核评分标准

光照疗法考核评分标准见表 66-1。

表 66-1　光照疗法考核评分标准

序号	操作要点	操作技术标准	标准分	评分
1	素质要求（2分）	护士衣帽整洁，仪表端庄	2	
2	核对医嘱（2分）	核对医嘱	2	
3	评估（4分）	①有效地与家属核对患儿的信息，了解日龄、体重、黄疸、胆红素检查结果、生命体征、反应等情况	1	
		②了解光疗箱、灯管性能	1	
		③环境：保持温度、湿度、光线适宜	1	
		④向家属解释光疗的目的、方法以取得合作	1	
4	洗手，戴口罩（2分）	洗手，戴口罩	2	
5	操作前准备（10分）	双面光疗箱	1	
		治疗车上层：遮光眼罩（用不透光的布或纸制成）、避光裤、接水容器、蒸馏水、体温计、婴儿秤、光疗记录本、笔、胶布、石蜡油、浴盆、大小浴巾、尿不湿	2	
		治疗车下层：医用垃圾容器、生活垃圾容器、接水容器	1	
		光疗前准备：①清洁光疗箱，箱内湿化器水箱加水，接通电源，根据患儿体温及年龄选择适当箱温（30～34℃）预热，保持湿度为55%～65%；②核对医嘱，剪短指甲，防止抓破皮肤，入箱前须进行皮肤清洁，禁忌在皮肤上涂粉或油类	6	
6	核对信息（4分）	核对医嘱及患儿信息	4	
7	注意保护（12分）	双眼佩带遮光眼罩，脱去衣裤，全身裸露，尿布遮盖会阴部（男婴注意保护阴囊），擦洗皮肤	12	
8	入箱（5分）	将患儿裸体放入已预热好的光疗箱中	5	
9	洗手记录（4分）	洗手，记录开始照射时间	4	
10	更换体位（5分）	每2小时更换体位1次	5	
11	监测温度（10分）	每2～4小时测体温1次或根据病情、体温情况随时测量，使体温保持在36～37℃，根据体温调节箱温	10	
12	及时补充（10分）	按医嘱静脉输液，按需喂奶，光疗时患儿不显性失水增加，应在两次喂奶间喂水，观察出入量	10	
13	出箱（5分）	除去眼罩，检查全身皮肤情况并予沐浴	5	
14	洗手记录（5分）	洗手，记录出箱时间及灯管使用时间	5	
15	光照结束（10分）	光疗结束后，将湿化器水箱内水倒尽，作好清洁、消毒工作	10	
16	评价（10分）	①动作轻巧准确，操作熟练规范	3	
		②爱护关心患儿，皮肤清洁无损	5	
		③黄疸程度减轻，无并发症发生	2	
		时间：5min，超时酌情扣分		
成绩			100	

（石国凤　周治玉）

项目 67　新生儿沐浴技术

一、教学目标

1. 正确应用新生儿沐浴技术的关键信息和技巧。
2. 正确说出新生儿沐浴目的、适应证、注意事项。
3. 正确进行新生儿沐浴技术操作。
4. 操作中动作轻快，注意安全、保暖，防止感染。

二、实验目的

1. 清洁皮肤，促进血液循环，利于皮肤排泄和散热。
2. 观察新生儿皮肤，活动肌肉与四肢，促进舒适。
3. 预防脐部及臀部感染。

三、模拟情景

1. 病房情景布置　产科病房、病床单元、设备带、床帘或屏风、新生儿沐浴室、摄影设备；调节室温为 26 ~ 28℃；调节水温为 39 ~ 42℃，酌情关闭门窗。
2. 角色信息
(1) 护士（扮演者：教师 / 学生）　通过与"新生儿母亲"沟通、评估、决策，实施护理措施。
(2) 新生儿及新生儿母亲　1 个模拟婴儿卧于病床，用于操作；床旁 1 名教师或学生模拟新生儿及新生儿母亲，回应"护士"，根据"护士"完成任务情况推进剧情，实现情景变化。
3. 标准化新生儿训练
(1) 新生儿安静无哭闹。
(2) 新生儿母亲情绪愉悦。
4. 护理措施　新生儿沐浴（于喂奶前或喂奶后 1h，以防溢奶或呕吐）。
5. 用物准备
(1) 体重秤，记录纸、笔；沐浴装置（淋浴器、沐浴架、沐浴垫、触屏温控界面），操作台（台面清洁干燥，垫软垫及消毒垫单）；医疗垃圾桶，生活垃圾桶。
(2) 沐浴篮内：婴儿沐浴液、洗头液、面巾。
(3) 操作台上：衣物篮：婴儿包被、衣服，大毛巾 2 条，小毛巾、尿不湿。治疗盘：棉签、0.5% 聚维酮碘溶液、婴儿爽身粉、护臀霜或 5% 鞣酸软膏、石蜡油或其他植物油、小梳子，需要时备灭菌水、0.9%NaCl 溶液、1% ~ 4% 碳酸氢钠。

四、操作步骤

（有条件者拍摄操作过程。）

（一）评估

内容：新生儿身体、四肢活动情况、皮肤状况，有无感染，进食情况，是否适宜进行沐浴。

1．护士衣帽整洁，修剪指甲，并取下手表、戒指（避免刮伤新生儿），洗手，戴口罩，穿短袖工作服或卷袖过肘。

2．评估及解释。

（二）实施操作

1．核对信息，与母亲核对新生儿信息（手腕带、床号、姓名、性别），推新生儿小车床至浴室。

2．将所需物品按顺序放置妥当，调节水温，两条大毛巾分别铺于体重秤和操作台（沐浴前区域）上，小毛巾置于洗澡架上。

3．沐浴前评估　打开包被，将新生儿抱至操作台，脱去衣服及脐部敷料，观察全身皮肤情况，脱去尿不湿（检查尿液粪便，需记出入量的新生儿应注意观察并记录）。第一次洗澡的新生儿，先用消毒棉签蘸取植物油擦去身上的胎脂。

4．洗脸　用大毛巾包裹新生儿身体（露出头面部），抱至沐浴架上，用手腕内侧试水温，以不烫为宜。左手托起新生儿头部，右手取面巾将其湿水拧干，擦拭双眼（由内眦向外眦），手套式持小毛巾按顺序抹洗额 ⟶ 鼻翼 ⟶ 嘴 ⟶ 脸颊 ⟶ 耳部。

5．洗头　用大拇指、中指分别将新生儿双耳郭折向前，防止水流入耳内，另一手涂婴儿洗头液，轻轻搓洗，以清水洗干净后，用小毛巾擦干头发。（如果新生儿头部有血迹时，先用水淋湿后再用小梳子轻轻梳理）。

6．洗身体　打开包裹新生儿的大毛巾，平铺于沐浴架，先用手掌沾水，轻拍新生儿前胸，让其先适应水温，一手横过肩膀固定新生儿腋下，用沐浴液按顺序清洗颈部 ⟶ 左腋 ⟶ 左上肢 ⟶ 右腋 ⟶ 右上肢 ⟶ 前胸 ⟶ 后背 ⟶ 腹部 ⟶ 双下肢 ⟶ 外阴及臀部边洗边冲净沐浴液（注意淋浴的水不可直接对冲新生儿，防止新生儿受到惊吓和被烫伤）。

7．擦干身体　洗浴毕，将新生儿抱出沐浴架，放在垫大毛巾的秤上称体重，然后用大毛巾包裹新生儿，并抱到穿衣操作台（沐浴后区域），擦干，垫上尿不湿。

8．局部护理　护理顺序为从头至脚：①检查眼部，用灭菌水（或其他眼部护理溶液）由内眦向外眦行眼部护理；②检查耳部，用生理盐水（或其他耳部护理液）行耳部护理；③检查口腔，用1%～4%碳酸氢钠（或其他口腔护理液）行口腔护理（顺序为：两侧颊部 ⟶ 牙龈 ⟶ 舌面 ⟶ 硬腭）；④检查脐部，用0.5%聚维酮碘溶液行脐部护理（必要时使用脐腹带）；⑤检查臀部皮肤，用5%鞣酸软膏护理臀部（女婴儿必要时用消毒石蜡油轻轻由上至下将分泌物擦净），垫好尿不湿；⑥需要时，对新生儿进行抚触，促进新生儿身心健康。

9．再次核对　穿好衣裤，再一次检查手腕带字迹是否清晰，核对新生儿信息。将新生儿抱给母亲，并告知新生儿情况。

10．整理用物，做好消毒工作。

11．洗手，记录（包括体重、全身情况、排尿排便情况等）。

五、操作流程

核对解释 ⟶ 沐浴前评估与准备 ⟶ 洗脸 ⟶ 洗头 ⟶ 洗身体 ⟶ 冲洗 ⟶ 擦干身体

—→ 局部护理 —→ 穿戴衣裤 —→ 再次核对 —→ 处理用物 —→ 洗手记录。

六、评价

1．态度和蔼，动作轻快。
2．准备齐全，严格查对。
3．操作规范，熟练有序。

七、注意事项

1．室温 26～28℃ ；调节水温 39～42℃ 。
2．沐浴于喂奶前或喂奶后 1h 进行。
3．如遇头部血肿、难产（产钳、头吸、臀牵引）者，可观察 24h 后再行洗澡，重症新生儿病情稳定后再行沐浴。
4．沐浴用物应单独清洁、消毒，做到一人一巾，每天更换衣裤。
5．严格区分沐浴前与沐浴后区域，如有感染的新生儿应放在最后处理，用物单独消毒，专用沐浴池。
6．操作者动作轻快，保证新生儿安全，处理两个新生儿之间应严格执行洗手制度，预防交叉感染。
7．沐浴时应严格按照沐浴顺序进行，并注意清洗颈前、腋下、腹股沟、臀部、手指和脚趾间。
8．冲洗时将双耳郭折向前，注意防止水溅入口鼻、耳、眼内；保持脐部干燥，防止脐带污染；冲洗头颈时用手挡住脸部，冲洗前胸时用手挡住脐部，冲洗新生儿身体时用手挡住以起缓冲作用，并可防止水温突变引起烫伤。
9．沐浴过程中，注意观察新生儿，如发现新生儿呼吸、面色等出现异常情况时，应立即停止沐浴，并积极处理。

八、健康教育

1．向新生儿母亲及家属讲解沐浴的重要性及注意事项。
2．指导新生儿母亲及家属掌握正确的沐浴方法。
3．指导新生儿母亲及家属在沐浴时要注意保证新生儿安全，防止烫伤及摔伤，并注意保暖，避免受凉，注意消毒、清洁，预防感染。

九、引导性反馈

见附件一。

十、新生儿沐浴技术考核评价标准

新生儿沐浴技术考核评价标准见表 67-1。

表 67-1　新生儿沐浴技术考核评价标准

序号	操作要点	操作技术标准	标准分	评分
1	素质要求（2分）	护士衣帽整洁，仪表端庄	2	
2	核对医嘱（2分）	核对医嘱	2	
3	评估患者 （7分）	①有效核对新生儿床号、姓名 ②新生儿身体、四肢活动情况、皮肤状况，有无感染，进食情况，是否适宜进行沐浴 ③解释目的，取得理解与配合	2 2 3	
4	洗手，戴口罩 （2分）	洗手，戴口罩，修剪指甲，并取下手表、戒指	2	
5	操作前准备 （10分）	环境准备：调节室温 26～28℃；调节水温 39～42℃，酌情关闭门窗 新生儿准备：沐浴于喂奶前或喂奶后 1h 进行，以防溢奶或呕吐 用物准备：①体重秤，记录纸、笔；沐浴装置（淋浴器、沐浴架、沐浴垫、触屏温控界面），操作台（台面清洁干燥，垫软垫及消毒垫单）；医疗垃圾桶，生活垃圾桶。②沐浴篮内：婴儿沐浴液、洗头液、面巾。③操作台上，衣物篮：婴儿包被、衣服，大毛巾 2 条，小毛巾，尿不湿；治疗盘：棉签、75% 乙醇、婴儿爽身粉、护臀霜或 5% 鞣酸软膏、石蜡油或其他植物油、小梳子等，需要时备灭菌水、0.9% NaCl 溶液、1%～4% 碳酸氢钠	2 2 6	
6	核对信息（3分）	携用物至新生儿床旁，再次进行有效核对	3	
7	放置用物 （3分）	将所需物品放置妥当，调节水温，两条大毛巾分别铺于体重秤和操作台（沐浴前区域）上，小毛巾置于洗澡架上。	3	
8	沐浴前评估 （5分）	打开包被，将新生儿抱至操作台，脱去衣服及脐部敷料，观察全身皮肤情况，脱去尿不湿（检查尿液粪便，需记出入量的新生儿应注意观察并记录）。第一次洗澡的新生儿，先用消毒棉签蘸取植物油擦去身上的胎脂。	5	
9	洗脸（10分）	用大毛巾包裹新生儿身体（露出头面部），抱至沐浴架上，用手腕内侧试水温，以不烫为宜。左手托起新生儿头部，右手取面巾将湿水拧干，擦拭双眼（由内眦向外眦），手套式持小毛巾按顺序抹洗额 → 鼻翼 → 嘴 → 脸颊 → 耳部	10	
10	洗头（10分）	用大拇指、中指分别将新生儿双耳郭折向前，防止水流入耳内，另一手涂婴儿洗头液，轻轻搓洗，以清水洗干净后，用小毛巾擦干头发	10	
11	洗身体（10分）	打开包裹新生儿的大毛巾，平铺于沐浴架，先用手掌沾水，轻拍新生儿前胸，让其先适应水温，一手横过肩膀固定新生儿腋下，用沐浴液按顺序清洗颈部 → 左腋 → 左上肢 → 右腋 → 右上肢 → 前胸 → 后背 → 腹部 → 双下肢 → 外阴及臀部边洗边冲净沐浴液	10	

序号	操作要点	操作技术标准	标准分	评分
12	冲洗 （5分）	按顺序冲洗：颈部左侧（捂耳）→ 颈部正中（挡口部）→ 颈部右侧（捂耳）→ 左腋 → 左上肢 → 右腋 → 右上肢 → 前胸（捂前胸）→ 后背 → 双下肢 → 臀部及会阴	5	
13	擦干身体 （5分）	洗浴毕，将新生儿抱出沐浴架，放在垫大毛巾的秤上称体重，然后用大毛巾包裹新生儿，并抱到穿衣操作台（沐浴后区域），擦干，垫上尿不湿。	5	
14	局部护理 （6分）	护理顺序为从头至脚：①检查眼部，用灭菌水（或其他眼部护理溶液）由内眦向外眦行眼部护理；②检查耳部，用生理盐水（或其他耳部护理液）行耳部护理；③检查口腔，用1%～4%碳酸氢钠（或其他口腔护理液）行口腔护理（顺序为：两侧颊部 → 牙龈 → 舌面 → 硬腭）；④检查脐部，用0.5%聚维酮碘溶液行脐部护理（必要时使用脐腹带）；⑤检查臀部皮肤，用5%鞣酸软膏护理臀部（女婴儿必要时用消毒石蜡油轻轻由上至下将分泌物擦净），垫好尿不湿；⑥需要时，对新生儿进行抚触，促进身心健康	6	
15	再次核对 （4分）	穿好衣裤，再次检查手腕带字迹是否清晰，核对新生儿信息。将新生儿抱给母亲，并告知新生儿情况	4	
16	处理用物 （2分）	整理用物，做好消毒工作 口述：用物分类消毒处理	2	
17	洗手（2分）	洗手	2	
18	记录（2分）	记录包括体重、全身情况、排尿排便情况等	2	
19	总体评价 （10分）	①态度和蔼，动作轻快 ②准备齐全，严格查对 ③操作规范，熟练有序	10	
成绩			100	

（石国凤　周治玉）

项目 68　婴儿抚触技术

一、教学目标

1. 正确说出婴儿抚触的注意事项。
2. 学会婴儿抚触的基本手法。

二、实验目的

1. 促进婴儿与父母的情感交流。
2. 促进神经系统的发育，提高免疫力。
3. 刺激肠蠕动，增进食欲，缓解结肠胀气。
4. 安抚情绪，减少婴儿哭闹，增加睡眠。

三、模拟情景

1. 病房情景布置　产科病房、病床单元、设备带、床帘或屏风、新生儿沐浴室、摄影设备；环境安静（或播放柔和的音乐）、房间清洁、温暖，灯光柔和，温度保持在26 ～ 28℃。

2. 角色信息

（1）护士（扮演者：教师 / 学生）　通过与"新生儿母亲"沟通、评估、决策，实施护理措施。

（2）新生儿及新生儿母亲　1个模拟婴儿卧于病床，用于操作；床旁1名教师或学生模拟新生儿及新生儿母亲，回应"护士"，根据"护士"完成任务情况推进剧情，实现情景变化。

3. 标准化新生儿及其母亲训练

（1）新生儿安静无哭闹。

（2）新生儿母亲情绪愉悦。

4. 护理措施　新生儿抚触（于洗澡后、两次喂奶之间）。

5. 用物准备　抚触操作台、大毛巾、更换的衣物、婴儿润肤油、尿不湿、包被、0.5%聚维酮碘溶液、棉签等。

四、操作步骤

（有条件者拍摄操作过程。）

（一）评估

内容：评估婴儿全身、四肢活动以及皮肤完整情况，有无感染情况，进食情况，是否适宜进行抚触。

1. 护士衣帽整洁，洗手，戴口罩。

2．评估及解释。

（二）实施操作

1．洗手，与婴儿母亲核对婴儿信息（手腕带、床号、姓名、性别），抱婴儿至抚触室。

2．将所需物品放置妥当，铺大毛巾于操作台，解开婴儿包被和衣服。

3．脱去衣服，撤去脐部敷料，观察全身情况，更换尿布，再次核对婴儿信息。

4．将润肤油倒入手中，揉搓双手，温暖后进行抚触。

5．抚触顺序　头面部 —→ 胸部 —→ 腹部 —→ 上肢 —→ 下肢 —→ 背部 —→ 臀部。动作到位，由轻到重逐渐增加推压力度，每个部位的动作重复 4～6 次。

（1）头面部抚触　①两手拇指指腹从眉间滑向两侧至发际；②从前额中心处轻柔向外平推至太阳穴；③从下颌中央沿着脸的轮廓向外上方推至耳垂处，划出一个微笑形状；④一手轻托婴儿头部，另一手指腹从婴儿一侧前额发际抚向枕后，注意避开囟门，中指停在耳后乳突部轻压一下，然后用拇指和示指从耳的最上面轻捏耳朵至耳垂处，并反复向下轻轻牵拉，再不断揉捏；换另一手，同法抚触对侧。

（2）胸部抚触　两手掌分别从胸部的外下方，靠近两侧肋下缘处向同侧或对侧外上方滑动至婴儿肩部，交替进行，避开婴儿的乳头。

（3）腹部抚触　示、中指依次从新生儿的右下腹至上腹向左下腹移动，呈顺时针方向划半圆，避开新生儿的脐部和膀胱。

（4）上肢抚触　①两手呈半圆形交替捏住婴儿胳膊，从上臂到手腕部轻轻挤捏；②将婴儿两臂左右分开，掌心向上，用手掌从肩部滑动至手指；③用手指划小圈按摩婴儿手腕部，再用拇指按摩婴儿手掌，使小手张开；用一手抓住婴儿的手指，另一手四指指腹按摩婴儿手背；用一手托住婴儿的手，另一手的拇指和示指轻轻捏住婴儿的手指，从小指开始依次转动、拉伸每个手指。

（5）下肢抚触　①用一手握住婴儿一条腿的踝部，另一手从大腿至脚踝轻轻挤捏，然后双手夹住小腿，上下搓滚；②用拇指从脚后跟按摩至脚趾，轻轻捏拿脚趾。

（6）背部抚触　①婴儿呈俯卧位，护士将两手掌平放于婴儿背部与脊柱成直角，以脊柱为中线，从颈部向下，分别向脊柱两侧滑动双手；②双手大拇指平放在婴儿脊椎两侧，其余手指并拢扶住婴儿的身体，拇指指腹分别由中央向两侧轻轻抚摸，从肩部处移至尾椎；③以脊柱为中线，两手示指与中指并拢由上至下按摩脊柱两边的肌肉。

（7）臀部抚触　双手按摩臀部。

6．抚触结束，根据情况护理婴儿脐部，用 0.5% 聚维酮碘溶液擦拭脐部及脐周。

7．再次核对　包好尿不湿，穿好衣裤，检查手腕带字迹是否清晰，再次核对婴儿信息。将婴儿抱给母亲，并告知婴儿情况。

8．清洁用物，洗手，记录。

五、操作流程

核对解释 —→ 抚触前评估与准备 —→ 抚触 —→ 观察处理 —→ 穿戴衣裤 —→ 再次核对 —→ 安置婴儿 —→ 整理观察并行健康教育 —→ 洗手记录。

六、评价

1. 态度和蔼，动作轻柔。
2. 技术熟练，婴儿舒适。
3. 准备齐全，严格查对。
4. 顺序正确，符合规范。

七、注意事项

1. 抚触室安静（或播放柔和的音乐），温暖，干净，室温 26～28℃。
2. 抚触者两手温暖、光滑、指甲短平、无倒刺，不戴首饰。
3. 最佳抚触时间 洗澡后、两次喂奶之间或者婴儿情绪稳定、清醒，没有哭闹和身体不适的时候，每次抚触 15～20 分钟，每天 1 次或 2 次为佳。也可根据婴儿自身需要决定。
4. 注意按摩力度，开始时要轻轻抚触，逐渐增加推压力度，让婴儿慢慢适应，切记不可粗暴，动作温柔，有爱心，注意与婴儿进行语言和目光的交流。
5. 脐部感染、皮肤病的婴儿不宜进行抚触，如果脐痂未脱落不要对腹部进行抚触。
6. 抚触室必须配备吸氧、吸痰装置。
7. 抚触过程中注意观察婴儿的反应，如果出现哭闹、肌张力增高、兴奋性增加、肤色改变等，应暂停抚触，反应持续 1min 以上应停止抚触。

八、健康教育

1. 向婴儿母亲及家属讲解抚触的作用及注意事项。
2. 指导婴儿母亲及家属掌握正确的抚触方法。

九、引导性反馈

见附件一。

十、婴儿抚触技术考核评分标准

婴儿抚触技术考核评分标准见表 68-1。

表 68-1　婴儿抚触技术考核评分标准

序号	操作要点	操作技术标准	标准分	评分
1	素质要求（2分）	护士衣帽整洁，仪表端庄	2	
2	核对医嘱（2分）	核对医嘱	2	
3	评估婴儿（4分）	①与母亲核对婴儿信息 ②婴儿全身、四肢活动以及皮肤完整情况，有无感染情况 ③进食情况，是否适宜进行抚触 ④解释目的，取得理解与配合	1 1 1 1	
4	洗手，戴口罩 （2分）	洗手，戴口罩	2	
5	操作前准备 （10分）	环境准备：环境安静（或播放柔和的音乐）、房间清洁、温暖，灯光柔和，温度保持在 26～28℃	3	
		新生儿准备：洗澡后、两次进食中间或者宝宝情绪稳定、宝宝清醒，没有哭闹和身体不适	2	
		用物准备：抚触操作台、大毛巾、更换的衣物、婴儿润肤油、尿不湿、包被、0.5% 聚维酮碘溶液、棉签等	5	
6	核对婴儿（2分）	洗手，与婴儿母亲核对婴儿信息	2	
7	放置物品（2分）	将所需物品放置妥当，铺大毛巾于操作台	2	
8	操作前准备 （3分）	打开包被，脱去衣服，观察全身情况，用大毛巾包裹婴儿身体，抚触者先温暖双手涂润肤油，开始抚触	3	
9	开始抚触（3分）	抚触顺序：头面部 → 胸部 → 腹部 → 上肢 → 下肢 → 背部 → 臀部，要求动作要到位，然后逐渐增加推压力度。每个部位的动作重复 4～6次	3	
10	头面部抚触 （10分）	①两手拇指指腹从眉间滑向两侧至发际；②从前额中心处轻柔向外平推至太阳穴；③从下颌中央沿着脸的轮廓向外上方推至耳垂处，划出一个微笑形状；④一手轻托婴儿头部，另一手指腹从婴儿一侧前额发际抚向枕后，注意避开囟门，中指停在耳后乳突部轻压一下，然后用拇指和示指从耳的最上面轻捏耳朵至耳垂处，并反复向下轻轻牵拉，再不断揉捏；换另一手，同法抚触对侧	10	
11	胸部抚触（6分）	两手掌分别从胸部的外下方，靠近两侧肋下缘处向同侧或对侧外上方滑动至婴儿肩部，交替进行，避开婴儿的乳头	6	
12	腹部抚触（8分）	示中指依次从新生儿的右下腹至上腹向左下腹移动，呈顺时针方向划半圆，避开新生儿的脐部和膀胱	8	
13	上肢抚触 （10分）	①两手呈半圆形交替捏住婴儿胳膊，从上臂到手腕部轻轻挤捏 ②将婴儿两臂左右分开，掌心向上，用手掌从肩部滑动至手指 ③用手指划小圈按摩婴儿手腕部，再用拇指按摩婴儿手掌，使小手张开；用一手抓住婴儿的手指，另一手四指指腹按摩婴儿手背；用一手托住婴儿的手，另一手的拇指和示指轻轻捏住婴儿的手指，从小指开始依次转动、拉伸每个手指	10	

序号	操作要点	操作技术标准	标准分	评分
14	下肢抚触 （10 分）	①用一手握住婴儿一条腿的踝部，另一手从大腿至脚踝轻轻挤捏，然后双手夹住小腿，上下搓滚；②用拇指从脚后跟按摩至脚趾，轻轻捏拿脚趾	10	
15	背部抚触 （10 分）	①婴儿呈俯卧位，两手掌平放于婴儿背部与脊柱成直角，以脊柱为中线，从颈部向下，分别向脊柱两侧滑动双手 ②双手大拇指平放在婴儿脊椎两侧，其余手指并拢扶住婴儿的身体，拇指指腹分别由中央向两侧轻轻抚摸，从肩部处移至尾椎 ③以脊柱为中线，两手示指与中指并拢由上至下按摩脊柱两边的肌肉	10	
16	臀部抚触（3 分）	双手按摩臀部，结束后根据观察情况，给予局部护理	3	
17	洗手（1 分）	洗手	1	
18	记录（2 分）	记录时间及观察情况	2	
19	总体评价 （10 分）	①态度和蔼，动作轻柔 ②技术熟练，婴儿舒适 ③准备齐全，严格查对 ④顺序正确，符合规范 时间：10min，超时酌情扣分	4 2 2 2	
成绩			100	

（石国凤　李德婕）

项目 69　更换尿布技术

一、教学目标

1. 正确说出尿不湿（或尿布）的选择。
2. 能熟练更换尿不湿（或尿布）。
3. 正确说出操作过程中的注意事项。
4. 正确进行臀部皮肤的护理。

二、实验目的

1. 保持臀部皮肤的清洁、干燥、舒适。
2. 预防尿布皮炎发生或使原有的尿布皮炎逐步痊愈。
3. 观察排便、排尿情况。

三、模拟情景

1. 病房情景布置　产科病房、病床单元、设备带、床帘或屏风、操作台、摄影设备；病室环境温度适宜（24～28℃），酌情关闭门窗，光线充足。
2. 角色信息
（1）护士（扮演者：教师/学生）　通过与"新生儿母亲"沟通、评估、决策，实施护理措施。
（2）新生儿及新生儿母亲　1个模拟婴儿卧于病床，用于操作；床旁1名教师或学生模拟新生儿及新生儿母亲，回应"护士"，根据"护士"完成任务情况推进剧情，实现情景变化。
3. 标准化新生儿训练
（1）模拟新生儿排尿后哭闹。
（2）模拟新生儿排尿后哭闹，模拟母亲流露出焦虑情绪。
4. 护理措施　更换尿布（于喂奶前或醒后更换尿布）。
5. 用物准备　一次性尿布、尿布桶、大垫单、防水小垫单、婴儿用纸面巾、婴儿用湿纸巾或温水毛巾、根据臀部皮肤情况准备治疗药物（油类、软膏等）、5%鞣酸软膏、秤、记录纸、笔、手消毒液。

四、操作步骤

（有条件者拍摄操作过程。）
（一）评估
内容：新生儿的分娩方式及时间、身体健康状况；臀部皮肤情况及粪便性状。
1. 护士衣帽整洁，洗手，戴口罩，系围裙，修剪指甲，洗手。
2. 评估及解释。

（二）实施操作

1．核对新生儿信息，向新生儿母亲解释并取得配合。

2．操作台垫垫单，抱新生儿于更换尿布的操作台。

3．解开新生儿衣物，暴露下半身，拉高新生儿的上衣，避免排泄物污染打湿。

4．臀部下垫巾，预防更换尿布过程中排尿排便污染衣物。

5．解开尿布，暴露臀部，见有粪便时，以原尿布清洁部位从前至后擦净粪便（若是纸尿裤，用柔软的纸巾轻柔地擦净粪便，不可来回擦拭），同时盖上污湿部分垫于臀下，用左手轻轻提起双足，使臀部略抬高（不可抬臀过高，以不超过 45°为宜），右手取下污尿布，放下双足。

6．用湿纸巾或温水毛巾从前向后擦洗腹股沟、会阴及臀部皮肤，注意擦净皮肤的皱褶部分（男婴儿睾丸部），如臀部皮肤发红，则用小毛巾和温水清洁，然后用软毛巾轻轻吸干。

7．将预防尿布炎或治疗尿布炎的软膏、药物涂抹于臀部及肛周，注意涂抹易于接触排泄物或皮肤发红的部位。

8．用一手轻轻提起双足，另一手将清洁尿布展开垫于腰下，后腰部要略高于前腹，前腹不可高于脐部，放下双足，兜好尿布，大小松紧适宜；如果是纸尿裤，把尿裤左右两侧粘贴打开，沿粘贴区粘好，注意粘贴条不要粘住、防止划伤皮肤。平整腹股沟的皱褶，保持脐带残端处于暴露状态。

9．再次核对新生儿信息，拉平衣服，穿好裤子，包好包被。

10．观察排泄物性状，或根据需要称量尿布。

11．安置好新生儿，告知家属臀部护理要点。

12．整理用物，洗手、记录。

五、操作流程

备齐用物 ⟶ 核对解释 ⟶ 评估 ⟶ 解开包被、暴露臀部 ⟶ 更换尿布、清洁臀部 ⟶ 局部护理 ⟶ 兜尿布 ⟶ 穿戴衣裤 ⟶ 再次核对 ⟶ 安置新生儿 ⟶ 整理观察并行健康教育 ⟶ 洗手记录。

六、评价

1．态度和蔼，关爱婴儿。

2．动作轻快，减少暴露。

3．松紧适宜，粪便不漏。

4．有效清洁，婴儿舒适。

5．准备齐全，严格查对。

七、注意事项

1．更换尿布前，应准备充分，避免操作中离开婴儿。

2．房间温度应适宜，注意保暖，操作中减少暴露。

3．不可将婴儿置于操作台边缘，禁止将婴儿单独留在操作台，操作中应随时用手扶着婴儿，避免婴儿翻滚坠落造成不必要的伤害。

4．尿布应透气性好，吸水性强，根据需要可选择一次性尿布（纸尿裤）或棉质尿布，并应做到勤更换，清洗过程中尤其注意皮肤皱褶处。

5．一般情况下，女婴排尿后背部较湿，垫尿布时背部可多垫一些，男婴排尿后前面湿得较多，因此前面则多垫一些，且要确保阴茎向下避免尿液从尿片上方漏出。

6．注意检查尿布是否包扎合适，不可过松也不可过紧，大腿和腰部不能留有明显的缝隙，以免排泄物外溢。

7．更换尿布的过程是与婴儿亲密接触的时间，通过抚触、交谈会使婴儿倍感亲切与愉快。

8．预见性地预防尿布疹，更换尿布时使用护臀软膏，防止婴儿臀部过敏和红臀。

八、健康教育

1．向新生儿母亲及家属讲解更换尿布的技巧及注意事项。

2．指导新生儿母亲及家属正确选择合适的尿不湿（或尿布）。

3．指导新生儿母亲及家属掌握正确更换尿布的方法。

4．指导新生儿母亲及家属臀部皮肤护理的一般方法。

九、引导性反馈

见附件一。

十、更换尿布技术考核评价标准

更换尿布技术考核评价标准见表 69-1。

表 69-1　更换尿布技术考核评价标准

序号	操作要点	操作技术标准	标准分	评分
1	素质要求（2分）	护士衣帽整洁，仪表端庄	2	
2	核对医嘱（2分）	核对医嘱	2	
3	评估婴儿（4分）	①新生儿的分娩方式及时间、身体健康状况	1	
		②臀部皮肤情况及粪便性状	1	
		③解释目的，取得理解与配合	2	
4	洗手，戴口罩（2分）	洗手，戴口罩	2	
5	操作前准备（10分）	环境准备：病室环境温度适宜（24～28℃），酌情关闭门窗，光线充足	2	
		新生儿准备：常在喂奶前或醒后更换尿布	2	
		用物准备：一次性尿布、尿布桶、大垫单、防水小垫单、婴儿用纸面巾、婴儿用湿纸巾或温水毛巾、根据臀部皮肤情况准备治疗药物（油类、软膏等）、5%鞣酸软膏、秤、记录纸、笔、手消毒液等	6	
6	核对信息（2分）	洗手，与婴儿母亲核对婴儿信息	2	
7	更换尿布（50分）	①操作台垫垫单，抱新生儿于更换尿布的操作台	3	
		②解开新生儿衣物，暴露下半身，拉高新生儿的上衣，避免排泄物污染打湿	3	
		③臀部下垫巾，预防更换尿布过程中排尿排便污染衣物	3	
		④解开尿布，暴露臀部，见有粪便时，以原尿布清洁部位从前至后擦净粪便（若是纸尿裤，用柔软的纸巾轻柔地擦净粪便，不可来回擦拭），同时盖上污湿部分垫于臀下，用左手轻轻提起双足，使臀部略抬高（不可抬臀过高，以不超过45°为宜），右手取下污尿布，放下双足	10	
		⑤用湿纸巾或温水毛巾从前向后擦洗腹股沟、会阴及臀部皮肤，注意擦净皮肤的皱褶部分（男婴儿睾丸部），如臀部皮肤发红，则用小毛巾和温水清洁，然后用软毛巾轻轻吸干	10	
		⑥将预防尿布炎或治疗尿布炎的软膏、药物涂抹于臀部及肛周，注意涂抹易于接触排泄物或皮肤发红的部位	8	
		⑦用一手轻轻提起双足，另一手将清洁尿布展开垫于腰下，后腰部要略高于前腹，前腹不可高于脐部，放下双足，兜好尿布，大小松紧适宜；如果是纸尿裤，把尿裤左右两侧粘贴打开，沿粘贴区粘好，注意粘贴条不要粘住、防止划伤皮肤。平整腹股沟的皱褶，保持脐带残端处于暴露状态	17	
8	核对（2分）	再次核对婴儿信息，拉平衣服，穿好裤子，包好包被	2	
9	观察（3分）	观察排泄物性状，或根据需要称量尿布	3	
10	安置（5分）	安置好新生儿告知家属臀部护理要点	5	
11	洗手（2分）	整理用物，洗手	2	
12	记录（2分）	记录时间及观察情况	2	

序号	操作要点	操作技术标准	标准分	评分
13	总体评价 （10分）	①态度和蔼，关爱婴儿	6	
		②动作轻快，减少暴露	1	
		③松紧适宜，粪便不漏	1	
		④有效清洁，婴儿舒适	1	
		⑤准备齐全，严格查对	1	
		时间：10min，超时酌情扣分		
成绩			100	

（石国凤　李德婕）

附录一：引导性反馈

某项操作引导性反馈提问要点（要求学生在回放影像资料后，书面回答）。

1．开放性问题

（1）你对这次模拟教学过程总的感觉怎么样？

（2）你觉得哪些方面是你做得好的？如果再让你做一次，你会在哪些方面进行改进？

2．临床判断

（1）评估的结果告诉你什么？

（2）在该操作中可能会出现哪些变化？如何处理？

3．教学目标

（1）你觉得在这个病例的模拟操作过程中哪些目标实现了？哪些目标还没有实现？

（2）什么原因阻碍了你实现这些目标？

参考文献

[1] 周春美，张连辉．基础护理学．北京：人民卫生出版社，2014．

[2] 黄叶莉，王建荣，宋雁宾，等．基础护理技能实训．北京：科学出版社，2014．

[3] 张连辉，周春美．基础护理学实训指导与学习指导．北京：人民卫生出版社，2014．

[4] 梁涛，郭爱敏．临床护理情景模拟教学 - 应用指南及典型病例荟萃．北京：人民卫生出版社，2014．

[5] 姜丽萍．护理综合模拟实验教程．北京：高等教育出版社，2012．

[6] 姜小鹰．护理学综合实验．北京：人民卫生出版社，2012．

[7] 蔡文智．助产技能实训．北京：人民卫生出版社，2015．

[8] 王大新，王加凤．内科护理学．北京：科学出版社，2015．

[9] 魏秀红，张彩虹．内科护理学．北京：中国医药科技出版社，2016．

[10] 郑修霞．妇产科护理学．5 版．北京：人民卫生出版社，2012．

[11] 谢幸，苟文丽．妇产科学．北京：人民卫生出版社，2013．

[12] 曹泽毅，乔杰．妇产科学．北京：人民卫生出版社，2014．

[13] 单伟颖．妇产科护理学．北京：人民卫生出版社，2012．

[14] 李京枝．妇产科护理学．北京：中国中医药出版社，2012．

[15] 崔炎．儿科护理学．5 版．北京：人民卫生出版社，2012．

[16] 邵肖梅，叶鸿瑁，丘小汕，等．实用新生儿学．4 版．北京：人民卫生出版社，2014．

[17] 江载芳，申昆玲，沈颖．诸福棠，等．实用儿科学．北京：人民卫生出版社，2015．

[18] 孙国强．实用儿科放射诊断学．北京：人民军医出版社，2011．

[19] 张展，迟玉香．健康评估．北京：人民卫生出版社，2015．

[20] 沈晓明，桂永浩．临床儿科学．2 版．北京：人民卫生出版社，2013．

[21] 王芳．护理技能综合训练．1 版．南京：南京大学出版社，2013．

[22] 李乐之，路潜．外科护理学．5 版．北京：人民卫生出版社，2012．

[23] 彭晓玲．外科护理学．2 版．北京：人民卫生出版社，2016．

[24] 李小寒，尚少梅．基础护理学．5 版．北京：人民卫生出版社，2012．

[25] 姜安丽．新编护理学基础．2 版．北京：人民卫生出版社，2012．

[26] 马小琴．护理学基础．北京：人民卫生出版社，2012．

[27] 吕淑琴．护理学基础．北京：中国中医药出版社，2012．

[28] 尤黎明，吴瑛．内科护理学．5 版．北京：人民卫生出版社，2012．

[29] 戴万亨，张永涛．诊断学．3 版．北京：中国中医药出版社，2012．

[30] 葛均波，徐永建．内科学．8 版．北京：人民卫生出版社，2013．

[31] 中华人民共和国卫生部．临床护理实践指南：(2011 版)．人民军医出版社，2011．

[32] 朱大年，王庭槐．生理学．北京：人民卫生出版社，2013．

[33] 王晓蕾，许燕玲．三种血压测量法联合应用的进展．护士进修杂志，2016，3（31）：519-522．

[34] 唐帧龙，唐群．牙齿，牙周病，口腔黏膜病：全面呵护我们的口腔．重庆：重庆出版社，2007．

[35] 周谊霞．护理综合实训．北京：中国医药科技出版社，2015．

[36] 吴玉芬，彭文涛，罗斌．静脉输液治疗学．北京：人民卫生出版社，2013．

[37] 江智霞，王万玲，张咏梅，等．护理技能实训与综合性设计性实验．北京：人民军医出版社，2010．

[38] 江智霞，张咏梅．护理临床实习指南．北京：人民军医出版社，2008．

[39] 丛玉隆，王前．实用临床实验室管理学．北京：人民卫生出版社，2011．

[40] 徐亮，李君．社区护士岗位培训教程．北京：人民卫生出版社，2013．

[41] 邢凤梅．基础护理学．北京：人民卫生出版社，2011．

[42] 顾兵，郑明华，陈兴国，等．检验与临床的沟通——案例分析200例．北京：人民卫生出版社，2011．

[43] 吴惠平，罗伟香．护理技术操作并发症预防及处理．北京：人民卫生出版社，2013．

[44] 李丹，李霞．护士必读．基础护理篇．北京：人民卫生出版社，2013．

[45] 石贞仙，张晓红．基础护理技术操作标准及流程．北京：人民卫生出版社，2011．

[46] 许虹，陈雪萍．社区常用护理技术操作流程与评分标准．北京：人民卫生出版社，2013．

[47] 邱玉梅，黄刚．护士服务沟通手册．北京：人民卫生出版社，2014．

[48] 白琴．舒缓疗护．北京：人民卫生出版社，2013．

[49] 吴惠平，罗伟香．临床护理相关仪器设备使用与维护．北京：人民卫生出版社，2010．

[50] 何凤云．护理基础技术．北京：人民卫生出版社，2010．

[51] 叶文琴．急救护理．北京：人民卫生出版社，2012．

[52] 赵庆华．危重症临床护理实用手册．北京：人民卫生出版社，2014．